急危重症患者预见性护理

主　编　王丽芹　张晓琳　张俊红

副主编　刘寒雪　陈宏吉　孟　萌

编　者（以姓氏笔画为序）

王　雪　王　蒙　王绪玲　方园园　邓　玲

甘　鹏　史照芬　付月红　刘　菲　刘寒雪

齐有环　孙思佳　李九香　李双秀　杨冬梅

杨晓红　张焕双　陈　瑜　陈宏吉　陈炳叶

陈晓芬　罗　佩　季　冰　姜亚威　徐培培

高志玲　黄　玉　寇宝晶　程　伟　程代玉

科学出版社

北　京

内 容 简 介

本书从临床护理工作人员的角度出发，分别对机械通气患者、建立人工气道患者、深静脉置管患者、镇静患者、使用约束带患者、物理降温患者、留置胃肠管患者、意识障碍患者、留置引流管患者、留置尿管患者、使用血管活性药物患者、特殊感染患者、使用输液泵患者、使用心电监护仪患者、使用 PICCO 患者、使用 CRRT 患者等可能存在的各种风险，提出有效的预见性护理措施，达到培养护士在急危重症患者护理过程中预见性思维的建立和临床应用的目的。

本书供各级医院临床护士及相关人员参考使用。

图书在版编目（CIP）数据

急危重症患者预见性护理 / 王丽芹，张晓琳，张俊红主编. —北京：科学出版社，2019.6

ISBN 978-7-03-061516-9

Ⅰ.①急… Ⅱ.①王… ②张… ③张… Ⅲ.①急性病－护理②险症－护理 Ⅳ.①R472.2

中国版本图书馆CIP数据核字（2019）第109806号

责任编辑：张利峰 郝文娜 / 责任校对：郭瑞芝

责任印制：李 彤 / 封面设计：龙 岩

科学出版社 出版

北京东黄城根北街 16 号

邮政编码：100717

http://www.sciencep.com

北京虎彩文化传播有限公司 印刷

科学出版社发行 各地新华书店经销

*

2019 年 6 月第 一 版 开本：890×1240 1/32

2023 年 3 月第 五 次印刷 印张：8 1/2

字数：241 000

定价：45.00 元

（如有印装质量问题，我社负责调换）

前　言

在临床医疗护理工作中，急危重症患者存在的危险因素较多，除疾病可能带来的各种并发症外，各种治疗所必需的有创操作也同样会给患者带来各种可能的风险。因此，对于急危重症患者的护理，护士需掌握预见性护理的专业知识，从而把患者的风险降到最低，提高急危重症患者的抢救成功率。预见性护理是指护士应用专业护理知识对患者进行全面、综合的评估与判断，预测患者可能出现的问题，确定护理重点，早期给予及时有效的护理措施，进行有针对性和个性化的护理干预，最大限度地提高患者的护理质量，有利于患者的预后。预见性护理使护理工作由被动变主动，更加责任化、系统化、规范化，使患者获得最佳治疗护理效果。实施预见性护理，前提是护理人员对患者病情、治疗、护理必须有充分认识。通过认真研究、科学分析，制订出最佳护理方案，并能有条不紊地配合、协助医生进行各种治疗和抢救，才能使患者获得最佳的治疗和护理，从而有效降低患者并发症的发生率和各种护理风险。

本书从临床护理人员的角度出发，分析评估急危重症患者可能存在的各种风险，以充分的证据培养护士运用相应的思维方法对患者的病情进行正确分析判断，进而提出有效的预见性护理措施。本书编写的指导思想：①紧扣急危重症专科护士的培养目标，强调培养护士的预见性护理能力、独立的思考能力、科学思维能力、独立发现和解决问题能力、自主学习和创新能力。②突显急危重症护理学科人文属性，反映具有急危重症护理学科特色的预见性护理知识体系、研究成果，参考国内外急危重症护理最新理论和技术进展，结合编者丰富的临床与教学经验，编写力求突出先进性、科学性、创新性和实用性。③体现临床护士的学习特点，学习内容具有拓展性、研究性，学习过程具有自主性、探讨性，内容突出“新、精、深、活”的特点。

对书中存在的疏误之处，敬请读者批评指正。

解放军总医院第八医学中心　王丽芹

2018年9月30日

目　　录

第1章
总　　论

第一节　预见性护理概述

在当代的临床医疗中，急危重症患者存在的危险因素较多，除疾病可能带来的并发症外，各种治疗所必需的有创操作也同样会给患者带来风险。因此，对于急危重症患者的护理，护士需掌握预见性护理的专业知识，从而把患者的风险降到最低，提高急危重症患者的抢救成功率。预见性护理坚持以人为本，在实施护理操作中充分运用了护理人员的护理经验，最大限度地降低护理风险，进而降低并发症出现的概率，提升治疗效果，降低治疗风险，从而改善患者的生活质量，提升治疗的依从性。预见性护理模式充分表现出护理人员的价值，调动了护理人员工作的积极性，对护理人员技术水平的提升具有明显的意义。

预见性护理属于一种前瞻性护理操作，能够有效降低护理风险，再加上实施循证护理、心理护理及舒适护理等综合性护理操作，能够为护理效果奠定坚实的基础。

一、预见性护理相关定义

（一）预见性护理

预见性护理是指护士运用护理程序对患者进行全面综合的分析与判断，提前预知存在的护理风险，从而采取及时有效的护理措施，避免护理并发症的发生，提高护理质量和患者的满意度。适用于初诊或入院患者的早期评估判断，是院内后续护理的出发点。主要指针对每种疾病的发生、发展及病情变化规律，可能出现的并发症，以及现存的和潜在的护理危险问题，对患者的身心状况、病情严重程度做出评估，从而提出预见性护理措施。

（二）预见性思维

决策者根据事物的发展特点、方向、趋势所进行的预测、推理的一种思维能力，是思维能动性的表现。该思维的核心是在质疑和探究的基础上进行的一种深化的认知过程。在观察病情、执行医嘱及科学研究等工作过程中护士均需应用预见性的思维方式，即护理工作中必须采用质疑及探究的思维方式进行，才能使护理质量得以保证。

（三）护理风险

护理风险指在临床护理中可能发生的各种各样的不安全因素，这些因素会威胁患者的生命安全，给治疗过程带来不便。护理的各个环节都存在着护理风险，如护理操作、配合抢救、护理处置等，一旦存在护理问题或发生事故，都会给患者及其家属带来痛苦，对此，必须采取预见性的护理措施，最大限度地降低患者可预见风险的发生，为患者提供优质安全的护理服务。同时，要谨慎对待潜在的或者存在的护理风险，并针对性地制订对应的应急处理措施，实行护理风险管理。

二、预见性护理的临床意义

在抢救急危重症患者时，时间非常紧急、有限，所以必须减少不必要的护理和重复的护理工作内容，从而将抢救时间缩至最短，进而有效提高抢救成功率。随着社会经济发展越来越快，人们对护理质量也提出了新的要求。在急危重症患者的整个救治过程中发挥着不可替代作用的一个环节就是护理人员，因此护理人员必须具备高度的责任心，认真评估患者的病情，同时对于已预知的风险实施有关的应对措施，从而避免患者病情恶化。所以在临床中出现了预见性护理思维这种新型的护理模式，它不仅能够有效提高患者的抢救成功率，还能将患者的抢救时间尽可能减少。有研究表明，经过预见性护理的患者，其抢救成功率和抢救时间均明显优于非预见性护理的患者。相较于传统护理方法，预见性护理模式的临床意义如下。

（一）预见性护理能够有效缩短患者的抢救时间

抢救急危重症患者的关键时间段在患者发病或伤后数分钟至 2h，所以时间对于急危重症患者非常重要。而预见性护理是提前对患者可能出现的危险进行了分析，从而有效减少了急危重症患者院内抢救所需要的时间，为抢救患者生命提供了宝贵的机会。

（二）预见性护理能够有效提高抢救成功率

医护因素、患者因素和抢救设备物资因素是决定患者抢救能否成功的关键因素。所以要安排专人来管理抢救设备和物资，每天都要对抢救物品进行清点和排查，确保抢救物品齐全，从而为第一时间合理安排抢救设备和物资提供方便；在急救过程中必不可少的一个环节就是良好的护患沟通，护理人员通过与患者进行有效的沟通才能及早预见可能发生的问题，同时采取针对性的护理措施，降低护理差错发生的可能性。除此之外，也要充分意识到护理团队管理的重要性，强调团队间成员的互相合作，做到分工有序、职责分明。不仅要实现良好的护患沟通，更要实现良好的医护沟通，护理人员要在每次抢救完成后与抢救医生进行沟通交流，互相指出不足之处并加以改进，使医护间的合作更为完善。

（三）预见性护理能够帮助护理人员提高防范意识和思维能力

预见性护理能够帮助护理人员学到更多知识，增强风险防范意识。开展预见性护理干预需要护理人员有更丰富的知识储备，在这个过程中也能使其学习分析能力得到有效提高，同时提高了护士独立思考与钻研的能力，体现其自身价值。在对患者实施预见性护理干预的过程中，不仅要培训护士的专业技能知识，也要注重培养护士超前护理的观念，提高预见性评估的能力，同时能够及时发现患者可能出现的危险因素并及时消除，使护理工作由被动变为主动，调动了护士的积极性。这种先预防后治疗的原则，保证了患者的安全，避免了护理纠纷和事故的发生；为患者提供了安全、有序、优质的个体化的最佳护理服务，可促使其早日康复，提高了患者的满意度。

第二节 预见性思维的培养

一、预见性思维培养的方法

预见性思维是认识的一种特殊表现方式，它前瞻性地揭示了未来客体的本质及发展过程，是主体实践不容忽视的一个问题。预见性思维方法的培养首先是要探索并学会应用科学的预见性病情观察方法。预见性病情观察方法是对护士预见性观察能力的反映，护理工作质量是预见性观察能力的体现，同时开展预见性病情观察的过程也是对护士预见性病情观察能力的培养。针对急危重症患者的医疗护理，预见性病情观察可以理解为提前预知最可能出现的病情变化或可能发生的严重并发症和病情急骤恶化，需要高度重视并观察其预警征象，以便及时采取预见性护理及医疗防治措施，从而提高患者抢救成功率和生存质量。如何更好地把预见性思维运用到临床护理工作中，需要掌握以下几点。

（一）对疾病的掌握

护士只有具备了丰富、全面深入的专业理论知识，充分掌握疾病的专业知识，才能更好地运用预见性护理方法对患者进行护理干预。

（二）对护理技术的掌握

新技术在临床中的广泛应用在给患者带来好处的同时也存在着一定的风险，如体外膜氧合是治疗各种原因引起的心搏呼吸骤停、急性严重心肺功能衰竭等疾病的一种方法，它实现了短期替代患者心肺功能维持人体脏器组织血供，为心肺功能恢复赢得宝贵时间的同时，也存在着出血、溶血、感染及血栓形成等风险。针对这些可能存在的风险，护士需要经过正确的判断后给予预见性的护理措施。

（三）对各种护理并发症的掌握

护士只有熟练地掌握了专业知识，才能清楚地知道将会出现哪些护理并发症，从而采取提前干预的护理措施，保证急危重患者的安全。例如，对于本书中阐述的气管切开患者，护士要清晰地了解颈部的解剖结构、气管切开的注意事项及术中配合和手术的方法，才能运用医学知识发现和查找护理问题，清晰地知道气管切开患者的早期并发症，包括出血、皮下气肿、气胸、空气栓塞及纵隔气肿等，从而采取提前干预的护理措施。

（四）护理风险的分析

护理风险是指存在护理过程中的所有不确定的危险因素，这些因素会威胁患者的生命安全，给治疗过程带来不便。护理风险贯穿于护理工作的全过程，如护理操作、配合抢救、护理处置等，一旦存在护理问题或发生事故，都会给患者及其家属带来痛苦，对此，必须采取行之有效的措施来避免护理风险的发生，为患者提供优质安全的护理服务。同时，要谨慎对待潜在的护理风险，针对性地制订对应的应急处理措施，实行护理风险管理。

（五）了解并发症和护理风险的预见性护理措施

为了最大限度地降低急危重症患者可预见风险的发生概率，一定要提高护理人员的安全意识和风险意识，对患者病情做出全面评估，急危重症患者需要连续监护和治疗管理，为患者提供连续不间断的护理干预，做好意外情况的处理预防，从而有效提高急危重症患者的安全，减少可预见性风险的发生，预防不良反应和并发症。

二、预见性思维的临床实践

预见性思维在临床运用过程中可分为定性预测和定量预测。定性预测指整体预见性观察急危重症患者，从宏观上预见性辨别病情，将患者可能发生的对其疾病及护理并发症存在的风险给予提前的干预措施，避免或减少不良风险的发生。定量预测是对症状体征预见性的识别及推理，如患者导管渗血多，定量预测要求护士警惕并识别与凝血相关的因素，判断是否会发生与脑出血一样的并发症，并及时报告医生采取预见性的护理措施，而不是仅仅认为患者就是单纯的导管渗血，导致病情恶化。护士与患者的接触最为密切，往往是现象的第一发现者，护士对现象的识别和推理，决定护士对该患者的重视程度。

在病情观察中，定性预测与定量预测应同时并重，以定性预测指导定量预测，以定量预测辅助定性预测，只有采用定量、定性相结合的方法，才能提高预见性病情观察的准确性。

总之，掌握疾病的发生、发展是预见性病情观察思维的首要条件。护士只有具备了较强的病情预见性能力和科学的预测方法，才能进行有效的预见性病情观察。预见性思维的应用、发展，使护理工作变被动为主动，先动脑后动手，同时也更加鲜明地体现了护理工作的独立性、科学性，体现了护理工作的价值。

第三节　急危重症患者的预见性护理

一、急危重症患者的风险分析

风险管理是指对患者、工作人员、探视者可能产生损害的潜在风险进行识别、评估并采取正确行动的过程，是将对护理风险事件的事后消极处理变为事前积极预防，使护理人员处于主动地位，这对于及时发现安全隐患、采取纠正措施、提高护理服务质量具有重要意义。

例如，连续性肾脏替代治疗，作为一种连续性血液净化新技术已广泛应用于多器官功能障碍综合征等急危重症患者的抢救治疗中，但在治疗过程中仍会存在连续肾脏替代疗法（continuous renal replacement therapy，CRRT）破膜的风险，影响CRRT的安全运转，需要护理人员给予预见性的护理措施。

医疗护理行业是高风险的行业，随着护理模式的转变和医院管理水平的不断提高，对护理质量、护理安全提出了新的更高的要求，如何做好急危重症患者护理安全工作、最大限度地降低患者可预见风险的发生、确保患者安全是急危重症护理工作的重要目标。医疗风险管理专家曾经明确指出，不管是什么临床活动，执行过程中势必会因为各种不确定因素而存在一些风险，这些风险不可避免，但是可以尽可能减少人为因素及系统因素造成的风险，最大限度地确保医疗质量。

随着医疗科技的发展，急危重症患者临床抢救治疗成功率明显提高，但是在护理急危重症患者时仍存在着很大的护理风险，为临床护理工作提出了更高的要求。急危重症患者的护理风险受到护士、患者、药品、仪器、感染、制度等因素影响，不同因素间有着密切的联系，影响护理风险事件的发生率。分析急危重症患者可预见性护理风险因素有以下几点。

（一）患者因素

患者维权意识在增长，患者对临床治疗和护理有着很高的期望，急危重症患者容易出现恐惧、紧张、抑郁等不良心理情绪，再加上身体的不适应会对医院的治疗和护理工作产生不信任感，甚至出现不遵医嘱行为。急危重症患者医疗费用较高，需要应用多种仪器和药品，需要临床大量的抢救和治疗工作，如果治疗效果没有取得理想效果，患者家属就会产生不理解心理。急危重症患者心理情绪、掌握疾病知识程度等也都会影响遵医行为，有时患者会发生自行拔管等行为，发生护理风险。

（二）护理因素

我国急危重症病房护士与床位数之比多为 1：(2.5 ～ 3.0)，很多医院甚至达不到这个标准，有些医院每个护士护理患者数量会达到 8 人以上，繁重的护理工作，再加上护士假期、进修、学习等情况都会使护理人员不足，使护士承受超负荷工作量，护士容易产生过度疲劳、注意力不集中，最终导致护理风险。有些护士缺乏良好的心理素质，面临压力过大的工作环境，会出现心理疾病，对患者临床护理也缺乏足够的耐心，有时还会应用不当言语与患者沟通，实施违规护理操作等，影响患者的信任感。护士流动量大，导致有些护士缺乏专业的护理技能，护理队伍结构发生断层，对专业知识、护理操作、临床观察、意外事件处理等缺乏必要的能力。有研究发现，有 46% 的医疗事故都与护士有着密切的关系。有些护士缺乏法律意识，对民事诉讼、医疗诉讼等知晓率不足一半，对自我和证据等也缺乏保护意识。

（三）仪器、药品和感染因素

药品管理难，因为急危重症病房药品用量很大，而且药品种类繁多，很多药品都是高危药品，一旦保管不当就会有药品过期或使用中发生错误的情况。急危重症病房在应用临床最新的医疗器械过程中，若护士操作不当，没有做好器械的保养和检测工作，也会有护理风险。

患者住院期间在医院内发生感染的概率很大，由于急危重症病房患者的病情严重，需要长期、大剂量使用抗生素，导致患者易产生耐药性与感染。

（四）制度管理因素

护理管理制度不完善，部分规则制度不健全、约束力不强；奖惩不分明、绩效工资分配不合理，尤其是高危科室与普通科室之间更加明显，体现不出高危科室护理人员的自身价值。由此造成部分护理人员心理不平衡、工作主动性差，出现护理风险。

二、急危重症患者的预见性护理

护理风险指在医院内患者在护理过程中有可能发生的一切不安全因素，并且护理风险是一种职业风险，即从事医疗护理服务职业，具有一定的发生频率并由该职业者承受的风险。护理工作由于其职业的特殊性、疾病的复杂性及医学技术的局限性，使得风险无处不在。同时护理模式的转变、护理职能的拓展和新技术、新业务的推广应用，也使护理风险越来越大。医院工作中临床护理是重要组成部分，良好的临床护理有助于患者的身体康复，因此对提高医疗护理风险事件的认识，培养护士防范风险的意识和能力是至关重要的。

（一）患者因素的预见性护理

1. *妥善固定*　对每根留置的导管进行风险评估、标识清楚、班班交接、妥善固定。

2. *适当镇静*　烦躁不安者遵医嘱给予镇静剂适当镇静，每日评估导管留置的必要性，尽早拔管。

3. *健康宣教*　对患者实行心理护理及健康教育。清醒患者需告知管路的重要性及拔管带来的风险，解释约束带的作用，以及约束的目的，对患者实行保护性约束。

（二）护理人员因素的预见性护理

1. *合理的人员配置*　急危重症患者的操作技术复杂、治疗方法繁多、设备更新快、工作量大，需要合理配备医护人员，在保证患者安全的前提下，确保工作人员的正常休息。

2. *加强培训* 护理急危重症患者不是被动地执行医嘱，而是根据病情，迅速分析、思考问题，并做出评估，为患者提供最快速、有效、安全的医疗护理技术，要求护理人员加强临床护理思维能力方面的培训，注重临床思维、分析判断能力的培养。

（三）仪器、药品管理的预见性护理

1. *物品的管理* 在抢救急危重患者时，患者能否抢救成功与抢救物品的状态有着很大联系。护士要充分意识到抢救物品的重要性，要有危机意识和管理理念，以及预见性的完善准备，使抢救的各项设备始终处于完好的状态，将准备设备的时间减少到最短，从而为患者赢得宝贵时间，有效提高抢救成功率。

2. *药物的管理* 在临床上，保证急危重症患者病情的稳定，需要合理使用药物。护士在执行医嘱时要根据患者的实际病情来完成。例如，可能需要建立两条以上的通路，保证晶体、胶体在规定的时间内快速输入。如果还需输入其他药物，可以重新建立其余通路，确保每个通路中的液体能够正常流通，保证血药浓度和液体剂量是充足的。

3. *预见性思维* 护士不仅要提高辨别患者症状的能力，还要根据患者的实际病情提前将量设定好。将救治该类疾病的药物准备好，做到随时用药，及时到位。在为患者用药后要密切留意患者的病情变化，一旦发现异常要立即告知医生，配合医生进行处理。

（四）制度管理因素的预见性护理

建立健全的护理制度是保证护理工作正常、有序进行的基本保障。例如，为减少交叉感染及维护正常的工作秩序，需遵守病房的管理规定；为保证急危重症患者的安全，需建立急危重患者管理制度。

预见性护理是一种新型护理模式，要求护理人员充分利用自身护理经验，预计急危重症患者治疗期间可能出现的生理、心理方面需求，并正确评估患者临床护理风险，提前采取相应护理干预措施，从而规避所遇见的护理风险，改善患者生命质量，并实现降低患者并发症发生率、提升其护理依从性和护理满意度的目标。

第2章

机械通气患者

第一节 机械通气概述

呼吸机是一种能代替、控制或改变人的正常生理呼吸，增加肺通气量，改善呼吸功能，减少呼吸功消耗的装置，基本工作原理是建立气道口与肺泡间的压力差，是完成机械通气的基本仪器。机械通气（mechanical ventilation，MV）是在呼吸机的帮助下，维持气道通畅、改善通气和氧合、防止机体缺氧和二氧化碳蓄积，为使机体有可能度过基础疾病所致的呼吸衰竭和治疗基础疾病创造条件。无论是重症呼吸衰竭的抢救，还是病情好转后的康复治疗，机械通气的共同目的是维持呼吸道通畅，改善通气和换气功能，缓解呼吸肌疲劳。护理的重点应从患者的病情出发，做好病情观察，针对不同的机械通气治疗方式做好相对应的护理。机械通气治疗是暂时性的治疗措施，护理的目的应该是帮助医生提高治疗的有效性，减少患者的痛苦，缩短机械通气时间，提高患者战胜疾病的信心，尽早撤离呼吸机。

一、机械通气的目的

（一）改善通气功能

机械通气时通过气管插管或气管切开维持呼吸道通畅，通过呼吸机正压通气维持患者足够的潮气量，保证代谢所需的肺泡通气量。

（二）改善换气功能

机械通气时使用呼气末正压（positive end expiratory pressure,

PEEP）等方法可以防止肺泡塌陷，使肺内气体分布均匀，改善通气 / 血流比例，减少肺内分流，改善氧运输，纠正低氧血症。

（三）减少呼吸功耗

使用机械通气可以减少呼吸肌做功，降低呼吸肌耗氧量，缓解呼吸疲劳。

二、机械通气的应用指征

无论何种原因，只要出现严重呼吸功能障碍，引起严重缺氧或二氧化碳潴留，均可能适用于机械通气治疗。机械通气的适应证：①各种原因所致的心搏、呼吸骤停，需行心肺复苏。②慢性阻塞性肺疾病（chronic obstructive pulmonary disease，COPD）急性发作、重症哮喘、连枷胸、淹溺等所致的严重通气不足。③严重肺部感染、急性呼吸窘迫综合征（acute respivatory distress syndrone，ARDS）等所致的严重换气功能障碍。④脑外伤、脑出血、中毒等所致的中枢性呼吸功能障碍。⑤重症肌无力、多发性神经根炎、脊髓灰质炎、高位截瘫等所致呼吸功能障碍等。

三、机械通气效果的观察

机械通气患者疾病往往较重，病情变化快，治疗期间应及时观察患者对通气、护理的反应，做好客观准确的病情记录，及时发现和解决问题，及时与医生沟通汇报，及时处理治疗过程中的问题。主要护理目标是密切观察和评价机械通气的效果，安全有效地使用呼吸机，预防机械通气相关并发症的发生。

（一）观察患者病情变化、评价通气效果

1. 观察患者神志　呼吸衰竭导致的低氧血症和二氧化碳潴留是机械通气治疗最为常见的原因。神经、精神症状和体征可以协助判断机械通气纠正低氧血症和二氧化碳潴留的效果。应观察机械通气后患者意识和精神情况，瞳孔的大小和对光反射。若治疗后患者神志有所改善，表现为安静、神态自如、瞳孔大小恢复到正常、对光反应灵敏，则提示机械通气治疗有效，通气和换气改善；若患者出现烦躁不安，呼吸急促，自主呼吸与呼吸机不同步，则提示机械通气治疗的效果差，

可能与呼吸机调节不当有关并考虑是否为机器故障。若患者病情好转后，又出现兴奋、谵语、面色潮红，甚至抽搐，应警惕通气过度引起的呼吸性或代谢性碱中毒。检测动脉血气分析的结果，或经皮血氧饱和度（SpO_2）监测，以准确判断机械通气的效果。

2. 观察患者生命体征

（1）心率、血压观察要点：机械通气开始 20 ～ 30min 可出现血压的轻度下降，心率稍增快，随着低氧血症和二氧化碳潴留的纠正，心率和血压将逐渐恢复至正常范围。若血压明显或持续下降，同时心率增快，注意严密观察病情变化并及时通知医生。代谢性酸中毒、血容量不足或通气过度，对心率和血压均有影响。严重心律失常提示有通气不足或通气过度。

（2）呼吸观察要点：观察患者呼吸频率、节律、幅度、类型，胸廓的活动度，两侧呼吸运动的对称性，辅助呼吸肌活动的情况。还应观察自主呼吸与呼吸机的通气是否同步。若一侧胸廓起伏减弱、呼吸音消失，原因可能为气管插管过深，还可能与插管固定不牢、患者躁动或翻身后滑入一侧主支气管，以及并发气胸等有关。肺部听诊每班(8h)至少 1 次，应听诊两侧呼吸音，注意呼吸音的响度和性质有无改变，有无湿啰音、哮鸣音、痰鸣音。

（3）体温观察要点：发热提示有感染、输液反应、药物热等。体温升高会使氧耗量和二氧化碳产生量增加，故应酌情调节通气参数。高热时还应适当降低湿化器的温度以改善呼吸道的散热作用。

3. 观察患者皮肤　注意皮肤的色泽、弹性、温度、湿度、完整性和皮下静脉。观察口腔黏膜和眼结膜的情况。判断皮肤潮红、多汗和浅表静脉充盈，提示二氧化碳潴留尚未改善。发绀减轻提示缺氧改善。肤色苍白、四肢末端湿冷可能是低血压、休克的表现。皮下气肿，颈静脉充盈或怒张，则可能是气胸、气管切开所致。了解皮肤黏膜的完整性，及时发现并处理压疮、口腔溃疡及继发性真菌感染等情况。球结膜充血、水肿提示二氧化碳潴留。腹部胀气及肠鸣音情况，经面罩无创正压通气（NIPPV）者，若人机配合欠佳，患者容易咽入过多的气体；气管插管或气管切开的导管气囊漏气，均可引起腹胀。肠鸣音减弱应警惕低钾血症。

4. *判断患者导管的位置*　医生刚完成插管后，护士应立即听诊两侧呼吸音是否对称，观察胸廓运动是否对称，检查是否有气体从导管内呼出，以判断导管是否在气管内。插管成功后，应在气管导管上做好标志，经常检查气管导管插入的深度，一般鼻插管后留在鼻腔外的导管有 3 ～ 4cm，口腔插管则有 5 ～ 6cm 的导管留在口腔外。应注意预防、及时发现气管导管滑出或滑入一侧支气管。神志清醒的患者，做好心理护理，防止患者自行拔管，躁动患者可用约束带固定手、脚，密切观察，加强保护措施。

5. *观察和发现血气分析、电解质、血糖的结果，记录和分析液体出入量的变化*　应准确记录出入水量，尤其是尿量的变化，因为它是反映体液平衡和心、肾功能的重要指标。机械通气治疗后，随着低氧血症和高碳酸血症的纠正，肾功能改善，尿量增多，水肿逐渐消退。尿量减少或无尿要考虑体液不足、右心功能不全、低血压和肾功能障碍等原因。尿量过多要注意电解质紊乱。

6. *痰液的观察*　仔细观察痰液的颜色、性状、量，以判断感染的情况，为肺部感染的诊断和治疗提供依据。如出现黄脓痰提示有化脓性感染，痰液恶臭提示厌氧菌感染。如吸痰时出现分泌物带血或痰中带血，需仔细判断是吸痰导致的气管黏膜损伤还是呼吸道的病变引起，针对不同的原因采取不同的处理方法。

7. *心理状态的观察*　评估患者心理状态，特别是有无焦虑、恐惧及其严重程度。机械通气患者往往被安置在重症病房或 ICU，被实施气管插管或气管切开等创伤性的治疗措施，其身旁需放置多种复杂的仪器，经常有危重患者抢救或死亡发生，上述情况皆可导致患者本人或其他患者产生焦虑、恐惧甚至绝望等心理反应。故需要仔细评估患者的应对能力，评估患者能否主动参与各种治疗与护理工作，是否能主动要求恢复自理能力或设法达到自理所需，应认真倾听患者的主诉。

（二）观察和评价呼吸机的工作状态

护士应随时注意呼吸机是否正常运转，并做好记录。比较通气模式和通气参数的调节是否与医嘱的要求一致。观察呼气潮气量的数值是否能满足患者的需要。

（三）观察和评价呼吸机及其附属连接系统

1. 保证平衡的气源　包括氧气和空气压力在适当范围，且两者平衡。

2. 保证呼吸机各管道密闭通畅　通气管路不漏气、不扭曲、不脱落或阻塞。用支撑架妥善固定好各呼吸机管道，减少气管导管的移动或牵拉，使贮水器处于管道的最低点，及时倒弃各连接处贮水器内的冷凝水，避免污染的水倒流至湿化器。

3. 检查湿化器中蒸馏水的量和温度　需经常检查和调整。湿化器中的过滤纸应及时更换，呼吸机上的滤过网应经常清洗或更换，呼吸机上的管道、接头应每隔 48h 消毒 1 次。

4. 熟悉呼吸机的特点和性能　正确理解各种报警的特点、原因和处理对策；若报警不能及时解除，则应及时用手捏简易呼吸器通气，以确保安全。

5. 做好呼吸机的消毒、保养工作　这对减少交叉感染，延长呼吸机的使用寿命有重要作用。

6. 保障管道的密闭和通畅　确保面罩、气管插管、气管切开患者呼吸道通畅和各导管功能正常，不漏气。

（四）提供心理社会支持

所有机械通气患者，无论其意识清醒与否，均应受到尊重。细致的解释、语言鼓励和精神安慰可增强患者的自信心和改善通气效果。教会患者用非语言方式（如手势、书写板等）表达需求。服务态度应和蔼，动作要稳重、轻柔，与患者交流的语调应保持正常，增加患者的安全感和自信心。多与患者家属沟通，必要时安排家属及关系密切者探访，以满足双方对安全、爱、归属等层面的需求，缓解焦虑、恐惧等心理反应。

（五）防止和处理并发症

防止和处理并发症，包括对通气过度、通气不足、低血压、气压伤、感染、消化道出血、胃肠胀气、营养不良、呼吸机依赖等的预防、判断、评估和处理。

第二节　机械通气患者的风险分析

一、呼吸机使用中的风险

（一）机械通气本身引起的并发症

1. 气压性损伤　使用呼吸机时由于压力过高或持续时间较长，可因肺泡破裂致不同程度气压伤，如间质性气肿、纵隔气肿、自发性或张力性气胸。预防办法为尽量以较低压力维持血气在正常范围，流量不要过大。

2. 高呼气末正压降低回心血量　持续的高气道压尤其高 PEEP 可影响回心血量，使心排血量减少，内脏血流量灌注减少。

3. 呼吸机相关性肺炎　气管插管本身可将上气道的正常菌群带入下气道造成感染，污染的吸痰管、器械及不清洁的手等均可将病原菌带入下呼吸道。病原菌多是耐药性和毒性非常强的杆菌、链球菌或其他革兰阴性杆菌。当发生感染时应使用抗生素。预防方面最重要的是无菌操作，预防性使用抗生素并不能降低或延缓感染的发生，反而会导致多种耐抗生素的菌株感染。

4. 喉损伤　最重要的并发症，插管超过 72h 即可发生轻度水肿，可静脉滴注或局部雾化吸入皮质激素，重者拔管困难时可行气管切开。

5. 肺 - 支气管发育不良　新生儿及婴幼儿长期使用呼吸机，特别是长期使用高浓度的氧吸入时可发生。

（二）无创正压通气常见并发症

1. 面罩压迫伤　面罩对局部的压迫而产生皮肤的压伤或破损，可在面罩与脸面部之间涂搽金霉素眼膏或瘢痕膏敷贴，对病情趋向稳定者，可间断通气；固定系带要平整。

2. 胃肠胀气　尽可能避免气体咽入胃肠道，可指导患者选择正确的通气方法，适当调整通气参数，避免反复咽气；一旦发生胃胀气，必须立即放置胃管进行胃肠减压引流；肠胀气明显者，可局部用芒硝外敷。

3. 误吸　及时清除痰液和呕吐物，防止窒息。

（三）其他风险

1. *角膜损伤* 昏迷患者常常由于眼不能闭而导致眼睛干燥、污染，异物容易进入从而有损伤角膜的风险。

2. *压力性破溃* 机械通气患者常常由于营养不足、末梢循环较差、活动不便等，容易发生压力性破溃。

（四）吸痰并发症

1. *低氧血症* 因吸痰时常需停止供氧；在负压吸除痰液的同时，也带走了部分气道和肺泡内的气体，且使气道内出现短暂的负压，故容易发生一过性低氧血症。若吸痰前、中、后未能有效充分给氧，使用的吸痰管太粗，负压过高，吸痰时间太长，吸痰过于频繁，则更容易发生。低氧血症的预防应针对以上可能的原因，给予相应处理。如吸痰前后均应将吸氧浓度提高至 100%；对严重低氧血症患者，由两人共同完成吸痰操作，对能配合的患者可指导其吸痰前深呼吸 3 ～ 4 次，吸痰时密切监测经皮 SpO_2、脉搏及低氧血症的症状和体征，当经皮 SpO_2 低于 90%时，即提示严重低氧血症，应停止吸痰，并立即给予纯氧通气。应选择粗细合适的吸痰管，严格执行操作规程。

2. *气道黏膜损伤* 因气道黏膜脆弱，若吸痰管太粗，负压过高，在一个部位吸引时间过长，吸痰时未能旋转吸痰管，均容易造成黏膜损伤，导致糜烂或出血。同样强调严格执行操作规程，对容易发生或已发生损伤的患者，可选择防静电吸痰管。

3. *下呼吸道感染* 气道开放是发生感染的主要因素，若吸痰时未严格执行无菌操作、各种物品消毒不严，则会显著增加感染的机会。

4. *支气管痉挛* 是导管本身刺激和负压吸引所致。强调严格控制操作时间和吸引负压，动作轻柔。对高危患者或曾出现过气道痉挛的患者应首选防静电吸痰管。必要时吸痰前导管内滴入利多卡因。

5. *心率减慢和低血压* 吸痰刺激迷走神经兴奋可能导致心率减慢和低血压。

二、呼吸机的转运风险

患者转运是临床各个科室的重要工作内容之一，转运的目的是使患者获得更好的诊治措施，如行 CT、MRI 检查、急诊手术、放射介入治疗、急诊胃镜检查等辅助检查和治疗；医院内因患者病情需要进行转科，如因患者病情平稳由重症监护室转运到普通病房或因病情加重转入重症监护室。但转运过程往往存在风险，在转运途中患者容易发生并发症，甚至死亡。

1. 供氧中断　危重患者在转运过程中均需不同程度的供氧，当呼吸机氧源不足时，导致患者供氧不足或中断。

2. 气道阻塞　患者转运过程中吸痰、观察不及时容易发生痰堵、管路冷凝水倒流、误吸等阻塞气道。

3. 人工气道意外滑脱　转运过程中患者躁动、暴力搬运等均可能造成气管插管或气切套管意外脱落。

4. 窒息　无创通气患者病情不稳定时有意识丧失、窒息的风险。

第三节　机械通气患者的预见性护理

一、呼吸机相关性肺炎的预见性护理

保持病室、床单位清洁，完善防止交叉感染的措施。用消毒液擦洗、消毒地面，用紫外线或臭氧灭菌灯定期消毒病室空气，还可在病室内设置空气净化器，以减少空气中病原体对开放气道的污染。保持房间空气流通，限制探望和陪护家属人数；保持床单位干净、平整、无硬物。研究发现不洁手的细菌污染是造成 ICU 患者交叉感染的主要原因，尤其是医护人员的手，因此做各项操作前后均应认真洗手。人工气道患者的所用物品做到专人专用，定期消毒。

呼吸机相关性肺炎（ventilator associated pneumonia，VAP）存在特定的危险因素和发病机制，除上述共同的预防措施外，还需要采取以下针对的预见性预防措施。

（一）误吸的预见性护理

1. 及时清除呼吸道分泌物　除非有禁忌证，推荐接受有创机械通气的患者床头抬高 30°～45°，并协助患者翻身叩背及振动排痰。机械通气患者咳痰多较困难，其主要影响因素为：呼吸肌无力；痰液黏稠；患者病情危重，咳嗽、咳痰能力下降；人工气道的建立削弱了咳嗽能力，因为人工气道的口径较气管小得多，可显著增加排痰阻力，特别是声门不能有效关闭，不能形成气道内高压；临床上机械通气的类型绝大多数为正压通气，通气量大，易导致气道分泌物干结；气管插管或气管切开导管连接着较为沉重的呼吸机管道，造成体位改变困难；患者因害怕体位变动导致呼吸机管道脱落，影响通气效果，容易发生呼吸困难；因害怕体位的变动牵拉气管内导管导致疼痛等，临床上常可观察到患者习惯采用一种不变的体位。护士应定时翻身、叩背，每 2～3 小时进行 1 次。翻身叩背前向患者和家属解释其必要性，叩背的手法为“背隆掌空”式，由下向上、由外向内对胸部和背部进行有节奏的叩击，同时鼓励神志清醒患者深呼吸及用力咳嗽。翻身时应保证安全，防止气管内导管的移位或滑脱；减少导管的移动、牵拉，以免导致患者鼻咽的疼痛；翻身时应教会患者用手扶住气管内导管的外端，减少牵拉。在病情允许的情况下，可暂时断开呼吸机进行翻身；鼓励神志清醒的患者自己翻身，以取得最舒适的体位。必要时，翻身前可先适当增加吸氧浓度，以减轻因操作时间过长可能加重低氧血症。

2. 维持正常气囊压力　在气管导管的气囊上方堆积的分泌物是建立人工气道患者误吸物的主要来源，应用装有声门下分泌物吸引管的气管导管，可降低 VAP 的发生率并缩短住 ICU 的时间，因此，推荐预测有创通气时间超过 48h 或 72h 的患者使用。气管导管气囊的充盈压应保持不低于 25cmH_2O（1cmH_2O=0.098kPa）。在气囊放气或拔出气管插管前尽可能清除气囊上方及口腔内的分泌物。

3. 防止冷凝水反流　呼吸机管道中常有冷凝液形成，细菌易在此生长繁殖，既要避免含菌冷凝液直接流入下呼吸道而引起 VAP，也要避免其反流到湿化罐，使湿化的含菌气溶胶吸至下呼吸道，冷凝液收集瓶应始终处于管道最低位置，保持直立并及时清理。湿化罐、雾化器液体应使用灭菌水，每 24 小时倾倒更换。呼吸机外部管道及配件应一人一用一消毒或灭菌，长期使用机械通气的患者，一般推荐每周更换一次呼吸机管道，但在有肉眼可见到污渍或有故障时应及时更换。

4. *防止食物反流*　对机械通气的患者尽可能给予肠内营养，早期肠内营养可促进肠道蠕动、刺激胃肠激素分泌、改善肠道血流灌注，有助于维持肠黏膜结构和屏障功能的完整性，减少致病菌定植和细菌移位，优于肠外营养。经鼻肠营养与经鼻胃内营养相比，前者可降低 VAP 的发生率，特别是对于存在误吸高风险的患者，但两者的病死率无差异。间断喂养和小残留量喂养可减少胃食管反流，降低肺炎的发生风险及其病死率，胃造瘘术也可降低 VAP 的发生率。对于接受肠内营养的无症状患者，不推荐常规监测胃残余量。进食后或通气过程中应密切观察和询问患者是否有恶心、呕吐的感觉。对自己进食不能保证足够营养或气管插管患者，应留置胃管鼻饲流质饮食。留置胃管还可以进行胃肠减压引流，缓解无创正压通气等导致的胃胀气，减轻患者的不适感和保证有效的通气量。同时可以抽取胃液进行隐血、pH 等检查，了解胃酸和上消化道出血的情况。鼻饲进食和防止吸入有较严格的要求。

（二）减少细菌定植的预见性护理

1. *做好口腔护理*　推荐机械通气患者常规进行口腔卫生护理，包括使用生理盐水、氯己定或聚维酮碘含漱液冲洗，用牙刷刷洗牙齿和舌面等，每 6 ～ 8 小时 1 次；有证据提示，应用 0.12% 的氯己定溶液 15ml，一日 2 次进行口腔护理至拔管后 24h，可降低 VAP 的发生率（10% ～ 30%）。鼓励无创通气、神志清醒、能合作的患者自己刷牙、漱口。气管切开能合作的患者也可协助其漱口、刷牙，以防止口腔炎的发生。气管插管或病情危重的患者，则需要每日进行口腔护理 2 ～ 3 次。经口腔插管时的口腔护理不易进行，可两人配合，取下牙垫，可以使用开口器，在确保固定好气管内插管的同时行口腔护理。口腔护理时，气管内插管的气囊要封闭，避免口腔清洁液和口腔内分泌物直接进入气管。发现问题应及时处理。

2. *慎用抗菌药物*　研究结果提示，在口咽部使用非吸收性抗菌药物（联合或不联合肠道外抗菌药物，清除患者口咽部及消化道可能引起继发感染的潜在病原菌）可降低 VAP 的发生率及呼吸道耐药菌的定植率，但对缩短机械通气时间、减少住 ICU 时间和病死率证据不足。药物的使用可能会增加耐药菌感染的风险，包括艰难梭菌感染，但缺乏长期风险的研究。对机械通气的患者应权衡利弊，谨慎使用药物。

3. 镀银气管插管的适当选用　镀银气管插管可降低 VAP 的发生率，但对机械通气时间、ICU 住院时间及病死率无影响，目前不常规推荐镀银气管插管。

4. 益生菌的调节　口服益生菌可降低 VAP 的发生率，但并不降低患者的病死率，对存在免疫缺陷或增加菌群移位风险的胃肠道疾病等患者，应避免使用益生菌。总体上不推荐常规给予益生菌预防 VAP。

5. 应激性溃疡的预防　预防应激性溃疡是 ICU 机械通气患者重要的治疗手段之一，临床主要应用的药物有胃黏膜保护剂、抑酸剂和质子泵抑制剂。胃黏膜保护剂对胃液 pH 的影响不大，有利于抑制胃内细菌的生长，与抑酸剂相比较可以降低 VAP 的风险，但预防消化道出血的作用较弱。目前认为使用抑酸剂预防应激性溃疡可能增加胃肠道和气道内细菌的定植，但对 VAP 的病死率没有影响，在应用时应注意掌握指征。

（三）有创机械通气的合理使用

1. 减少使用有创气道　人工气道的建立并且应用机械通气是发生 VAP 最重要的危险因素之一，研究显示气管插管使肺炎发生的风险增加 6 ～ 21 倍，特别是重复插管或插管时间较长、频繁更换呼吸机管道可进一步增加 VAP 的风险。因此，尽可能减少有创通气和缩短有创通气时间对预防 VAP 至关重要。

2. 严格按照指征使用有创气道　严格掌握气管插管或切开的适应证，对需要呼吸机辅助呼吸的患者应优先考虑无创通气；COPD 或充血性心力衰竭患者合并高碳酸血症或低氧血症时，应尽早合理应用无创正压通气，减少气管插管，进而减少 VAP 的发生率；经鼻高流量吸氧可用于各种病因导致的 I 型呼吸衰竭及部分轻度 II 型呼吸衰竭，减少气管插管和再插管率。应用上述呼吸支持治疗时均需注意避免延误插管时机而加重病情。

3. 合理使用镇静药物　有创通气时尽可能减少镇静剂的使用，使用期间应每日评估其使用的必要性，并尽早停用，应特别注意避免使用苯二氮䓬类镇静剂。符合条件者应每日唤醒并实施自主呼吸试验，评估是否具备脱机、拔管的条件，以缩短机械通气时间，降低 VAP 的风险。

（四）气道阻塞的预见性护理

人工气道的建立使患者常不能有效咳痰，为保持呼吸道通畅，减少气道阻力，防止肺不张等并发症，应特别注意加强湿化和吸痰的护理。

1. 呼吸道的湿化、温化　人工气道建立后，鼻腔对吸入气的加温、湿化功能消失，呼吸道纤毛运动减弱，分泌物排出不畅；呼吸道失水增多，容易发生气道阻塞、肺不张、肺部感染等并发症，因而需加强呼吸道的湿化。可采用的方法主要有下列几种。

（1）蒸汽加温、湿化：将水加热后产生的蒸汽混入吸入气中，达到加温和加湿作用。一般使吸入气（气道口气体）的温度维持在 35 ～ 37℃（接近体内温度），不超过 38℃。湿化器的水温常常保持在 50℃左右。吸入气温度的高低直接影响加温、湿化的效果；若温度过高，可引起体温升高、出汗、呼吸功能增强等表现，甚至造成气道烫伤；相反，温度过低则失去了加温、湿化作用。应注意观察湿化用水的温度，可通过触摸呼吸机管道检测湿化气体的温度，询问面罩机械通气患者对吸入气温度的感觉。湿化器中的液体只能用无菌蒸馏水，不能用生理盐水或加入药物，因为水蒸发后溶质将在湿化器形成沉淀。湿化器内的水量要恰当，不要超过安全高限和低限，尤其要注意防止水蒸干，因为干热的气体进入气道比冷空气的危害更大。

（2）气管内直接滴注：直接向气管内滴（注）入生理盐水，可以采用间断注入或持续滴注两种方法。间断注入，一般每隔 20 ～ 60min 注入 1 次或在吸痰时注入，每次为 3 ～ 5ml。持续滴注是指将安装好的输液装置挂在床旁，用头皮针直接穿刺进入气管导管或将输液器直接连接在导管上，其滴速为 4 ～ 6 滴 / 分。每日湿化液总量需根据病情和痰液黏稠度调整，一般在 200 ～ 400ml，以分泌物稀薄、痰液容易吸出为原则。

2.适当补充水分　在病情允许的情况下，加强水分的补充，每日保证入水量在1500ml以上，足够的水分可防止分泌物干结，有利于痰液的排出。保持环境整洁、舒适，维持适宜的室温（18～20℃）和湿度（50%～60%），以充分发挥呼吸道的自然防御功能。

3.按需吸痰　人工气道正压通气患者不能进行有效咳嗽，必须借助机械吸引来排出呼吸道内分泌物，以保持呼吸道通畅或留取痰标本进行检查。吸痰通常是指吸出人工气道内的分泌液，但完整的吸痰应包括吸除鼻腔和口腔内的分泌物。通过鼻腔吸痰时易引起疼痛，损伤鼻咽部黏膜，故操作应符合鼻咽部的解剖结构，动作轻柔，可在患者吸气时插入吸痰管。

（1）正确判断吸痰时机、采用非定时吸痰技术：原则上有痰就吸，而不需严格固定吸痰的时间，这就要求护士应首先判断患者是否需要吸痰。若发现痰液在人工气道或连接管内、口腔或鼻腔内；听到痰鸣音、干啰音；患者烦躁不安，脉率和呼吸频率加快；患者要求吸痰或气道峰压明显升高，出现高压报警；出现咳嗽，经皮 SpO_2 下降等情况时，应及时吸痰。尤其在体位改变、雾化治疗、气管导管或套管护理、更换呼吸机管道、调节呼吸机参数时应判断是否需要吸痰。采用非定时性吸痰技术可以减少定时吸痰的并发症，如黏膜的损伤、气管痉挛等，减少患者的痛苦。若患者痰液不多，指征不明显，可2～3h吸痰1次。

（2）选择合适的吸痰管：一般用一次性吸痰管，常用普通塑料导管；防静电塑料吸痰管效果更好，但价格较贵；也可用改制后的橡胶导尿管。吸痰管硬度应适中，过软易被负压吸扁而影响吸引效果；过硬易损伤气管黏膜。吸痰管的外径不超过气管导管内径的1/2，吸痰管过粗会影响通气，并使患者感到憋气；过细则吸痰困难。成人一般以10～12号吸痰管为宜。吸痰管长度为40～50cm，太短不利于气管深部痰液的吸引。

（3）吸痰注意事项：①准备：严格执行无菌操作，吸痰前洗手，戴无菌手套；吸痰前向患者解释吸痰的问题和注意事项，如吸痰时会有憋气等非常短暂的不适感，向患者讲明吸痰时需咳嗽配合，以利于下呼吸道分泌物的清除；检查吸痰装置是否完好，吸引负压不超过 400mmHg，负压过大容易损伤黏膜；吸引前应提高吸氧浓度至 100%，吸 30s 至 3min。②吸痰手法：首先阻断吸痰管的负压，将吸痰管插入气管导管，直到有阻力感或估计吸痰管接近气管导管末端时，开放负压，边吸引边鼓励患者咳嗽；然后向上提拉吸痰管，并左右旋转；吸痰动作要轻柔、迅速，每次吸痰时间不超过 15s；吸痰后高浓度吸氧 1 ～ 5min，直至心率、血压或经皮 SpO_2 恢复至吸痰前水平。③其他注意事项：痰量多时，切忌长时间吸引，吸痰 15s 后，连接呼吸机继续通气；间隔 3min 以上再吸引。分泌物黏稠者，吸痰前向气道内注入 3 ～ 5ml 生理盐水后再吸引，必要时可以重复 2 ～ 3 次。若导管套囊需要放气，应先吸引气囊以外的口咽部分泌物，然后更换新的无菌吸痰管，在放气囊的同时吸引气管内分泌物。口腔、鼻咽部或气囊上分泌物的吸引，应在气管导管内分泌物吸引后进行。应选择中间有孔的牙垫，以便于口腔分泌物的清除。密切观察吸痰过程中或吸痰后患者的反应，详细记录痰液的量和性状。每个患者的吸痰装置及其他配套用品应个人专用。橡胶吸痰管需定时煮沸消毒，以防止交叉感染。

综上所述，采取集束化护理措施可以明显减少接受机械通气患者的平均通气时间和住院天数，降低 VAP 的发生率、病死率和（或）费用。主要措施：①尽可能选用无创呼吸支持治疗技术。②每天评估有创机械通气及气管插管的必要性，尽早脱机或拔管。③对机械通气患者尽可能避免不必要的深度镇静，确需镇静者应定期唤醒并行自主呼吸训练，每天评估镇静药使用的必要性，尽早停用。④给预期机械通气时间超过 48h 或 72h 的患者使用带有声门下分泌物吸引的气管导管。⑤气管导管气囊的充盈压应保持不低于 $25cmH_2O$。⑥无禁忌证患者应抬高床头 30° ～ 45°。⑦加强口腔护理，推荐采用氯己定漱口液。⑧加强呼吸机内外管道的清洁消毒，推荐每周更换 1 次呼吸机管道，但在有肉眼可见污渍或有故障时应及时更换。⑨在进行与气道相关的操作时应严格遵守无菌技术操作规程。⑩鼓励并协助机械通气患者早期活动，尽早进行康复训练。

在落实上述核心措施的基础上，各ICU可根据自身收治患者的特点及客观条件，选择性采用下列防控措施并注意积累循证医学和预防经济学依据，如对气管插管患者早期气管切开、预防应激性溃疡、预防性使用益生菌、选用特殊材质的气管导管（如表面涂有抗菌药物、涂银或超薄聚氨酯气管导管套囊）等。封闭式气管内吸痰对VAP的发生率或患者的其他结局无影响，但对经气溶胶或空气传播的呼吸道传染的院内感染防控具有一定的意义。

二、使用呼吸机患者转运的预见性护理

（一）使用呼吸机患者的转运原则

为避免患者转运过程中出现不必要的风险，应注意以下几点原则。

1. 有经验的医护人员。
2. 必要的设备和交通工具。
3. 全面的检查和评估病情。
4. 全面监测。
5. 稳定病情。
6. 反复评估病情。
7. 不间断的监护。
8. 直接交接。
9. 病历记录和审核。
10. 转运人员应接受基本生命支持、高级生命支持、人工气道建立、机械通气、休克救治、心律失常识别与处理等专业培训，能熟练操作转运设备。

（二）供氧中断的预见性护理

危重患者在转运前应及时评估转运呼吸机工作状态，转运氧气瓶压力值，保证氧气充足（足够全程所需并富余30min以上）。为防止意外，应携带备用氧气袋、简易呼吸器、口咽通气道等物品。

（三）气道阻塞的预见性护理

患者转运过程严密观察患者气道通畅情况和病情变化。携带吸痰

机、简易呼吸器备用。

（四）人工气道意外滑脱的预见性护理

为防止患者在转运过程中发生人工气道移位，对于有气管插管或气管切开的患者，应检查人工气道的固定，必要时加固原有的固定以防运送过程中不慎将插管滑脱。转运前吸净痰液，控制烦躁，转运中抬高床头、妥善约束。

（五）窒息的预见性护理

转运前及时准确、全面评估患者病情，保证患者符合转运指征。无创通气患者若有窒息风险应待病情稳定或符合气管插管指征行气管插管后再行转运。携带心电监护仪和必要的抢救药物，通知接收科室做好接收准备。转运过程中严密观察病情变化。

第3章

建立人工气道患者

第一节　人工气道概述

当患者自身气道不能行使其正常功能时，即需建立人工气道。

在手术麻醉、复苏、危重症救治及慢性呼吸衰竭等情况下，为保证患者的肺泡通气，维持人体氧的需求，有时需要通过口、鼻或直接经气管置入导管，建立暂时或永久的气道通气。

人工气道的建立有助于保持患者呼吸道的通畅，利于呼吸道分泌物的清除及进行机械通气，因而被广泛应用于急危重症患者的抢救与管理。

一、人工气道的定义

人工气道指将导管经由上呼吸道置入气管，或者直接置入到气管所建立的气体通道，是为了确保气道通畅而在生理气道与空气或其他气源间建立的有效连接，可为气道有效引流、机械通气和治疗肺部疾病创造有利条件。

二、人工气道的分类与构造

人工气道分为简易人工气道（口咽、鼻咽通气道）、气管内插管（经口、经鼻）、气管切开置管、环甲膜切开术及环甲膜穿刺术后置管。口咽、鼻咽通气道为上人工气道置管，气管内插管和气管切开置管是下人工气道置管，也是最常用的人工气道。

（一）口咽通气道

口咽通气道是一种由弹性橡胶或塑料制成硬质扁管形人工气道，呈弯曲状，其弯曲度与舌及软腭相似，经口腔放置，适用于咽喉反射不活跃的麻醉或者昏迷患者，由翼缘、牙垫和咽弯曲组成（图 3-1）。

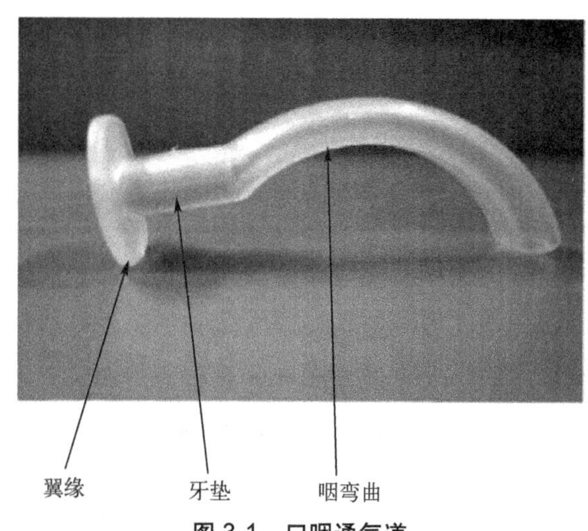

图 3-1　口咽通气道

随着口咽通气道型号的变化，其形状和长度也随之变化，以适应不同年龄、不同体型的患者。口咽通气道的长度相当于门齿到耳垂或者下颌角的距离。合适的口咽通气道，其末端位于上咽部，将舌根与咽后壁分开。安全的选择方法：宁长勿短、宁大勿小。因为口咽通气道太短不能经过舌根，起不到开放气道的作用，太小则容易误入气管。其宽度，以能接触上下颌 2 ～ 3 颗牙齿为宜。

（二）鼻咽通气道

1. 鼻咽通气道是由鼻孔置入直达咽部的人工气道，分为单鼻孔型和双鼻孔型两种。其双鼻孔型是由两个无套囊的鼻咽通气道中间通过接头连接而成，之后对其进行了改进（主要是外面加了橡胶），使其质地更加柔软，以减轻对鼻道的损伤，但临床上较少采用。

2. 目前在临床上广泛使用的鼻咽通气道主要是单鼻孔型，它通常由医用 PVC 材料制成，透明且质地接近普通气管导管，外形类似一个小型号的气管导管，长约 15cm，其导气管有一定的弧度，其咽端斜口较短且钝圆，一般不带套囊，其鼻端有一个凸出的翼缘，用来防止鼻咽通气道的鼻端掉入鼻腔（图 3-2）。

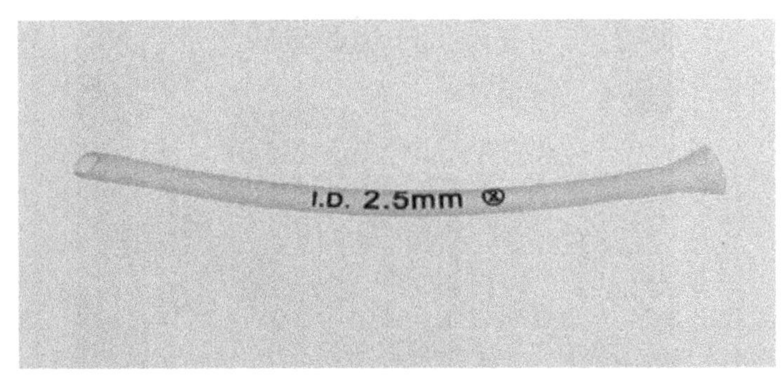

图 3-2 鼻咽通气道

3. 鼻咽通气道置入后的理想位置是从患者的鼻腔插入到咽腔后，咽端位于声门外 0.5cm 处，这样可以支撑起咽后壁，从而解除上呼吸道梗阻，保持气道通畅。

4. 由于鼻咽通气道的长度比其管道直径有更重要的意义，目前临床上指导鼻咽通气道型号选择的方法主要是依据其长度，即按照拟置入的深度来选择，通常分为两种：一种是测量从耳屏到鼻尖的长度再加上 2.5cm；另一种是测量从耳道口到鼻尖的长度。一般情况下，成年男性选用 7.5 ～ 8.5mm，成年女性选用 6.0 ～ 7.0mm，小儿则选用较细短的柔软的鼻咽通气道。

（三）气管内插管（经口、经鼻）

1. 材料　气管导管有橡胶导管、塑料导管及硅胶导管三种。橡胶导管质地硬，可塑性差，插管时易损伤鼻、声带及气管黏膜，更重要的是其组织相容性差，易导致黏膜充血、水肿、糜烂，甚至溃疡。聚氯乙烯塑料导管组织相容性好，受热后可软化，对上呼吸道的创伤性较小。硅胶导管的组织相容性更好，质地较软，但价格较贵。以往橡胶导管较常使用，但目前已很少使用，基本被塑料或硅胶导管替代。

2. 结构　气管导管为一略弯的管子，长度为 28 ～ 32cm，内径为 7.0mm、7.5mm、8.0mm 等，内径越小，阻力越大，而且分泌物易阻塞管道。内径越大，阻力越小，但插管时较难通过鼻腔和声门，创伤性较大。导管远端开口成 45° 斜面，带有单向活瓣的气囊，气囊充气后，阻塞导管与气管壁之间的间隙，可接呼吸机实施机械通气（图 3-3）。

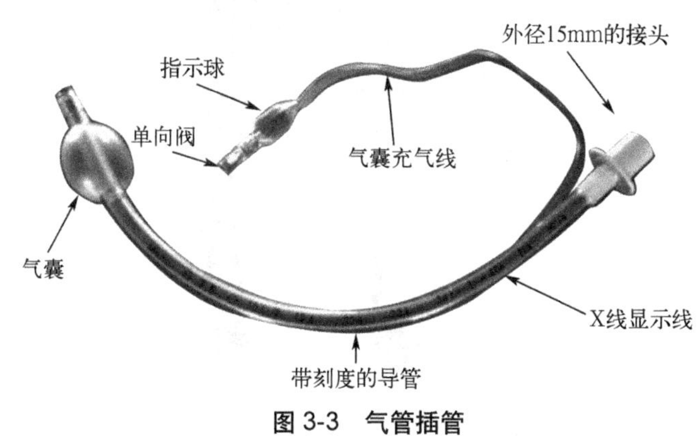

图 3-3　气管插管

3. 气管导管气囊　可分为高压低容和低压高容两种。气囊是否对气管黏膜有损伤作用，主要取决于气囊内压力及气管黏膜灌注压。高压低容气囊易导致黏膜缺血、糜烂、坏死、溃疡，目前已较少使用。低压高容气囊充气后，气囊内压较低，与气管黏膜接触面积大，对黏膜损伤较小。低压高容气囊是目前最为常用的气管导管气囊。

4. 插管途径　分为经口和经鼻气管插管两种。经口气管插管导管较粗，便于吸痰，急救时常常采用。但对于清醒患者常难以耐受，导管刺激口腔黏膜，分泌物较多，口腔护理困难，导管易移位而脱出，保留时间一般较短。经鼻气管插管比经口插管易于耐受、便于固定和进行口腔护理，导管保留时间较长。但经鼻插管对鼻腔创伤较大，易出血，采用的导管内径多偏小，而且导管弯度较大，使吸痰管插入困难，导管也易堵塞。

（四）气管切开置管

1. 材料　分为金属和塑料置管。

2. 结构

（1）金属材质的气管切开置管无气囊，由外向内分为外管、内管和管芯三部分（图 3-4）。

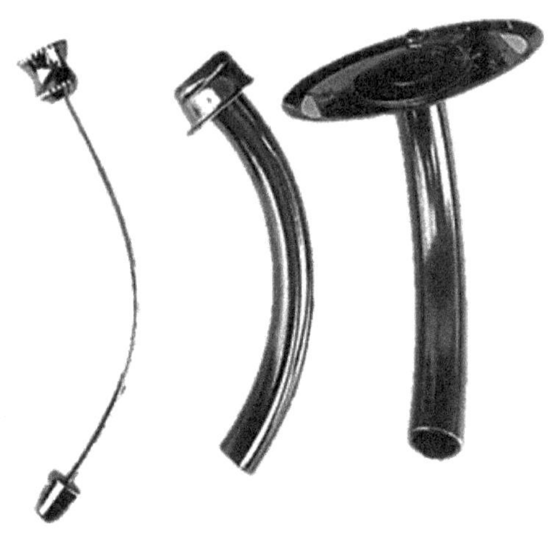

图 3-4　金属气切套管

（2）多数的塑料气管切开置管由内、外套管组成，外套管带有单向活瓣的指示气囊，而且可与呼吸机相连接。内套管便于拆卸，可清洗管内分泌物和进行消毒，以保持呼吸道通畅。但内套管会使其内径缩小，一定程度上降低患者的有效通气量，故在使用呼吸机时不建议使用内套管（图 3-5），气管切开置管通过固定带固定于颈部。

3. 气囊　亦为低压高容气囊，对气管黏膜的损伤性较小。

（五）环甲膜切开术及环甲膜穿刺术后置管

环甲膜穿刺切开是一种简便、快速建立人工气道的有效手段。

1. 环甲膜　是位于甲状软骨与环状软骨弓部之间，裸露在两侧环甲肌之间可伸缩的膜性组织，其前方为皮肤及皮下组织，此处的血管来自甲状腺上动脉的环甲动脉，神经来源于喉上神经的外支，环甲膜

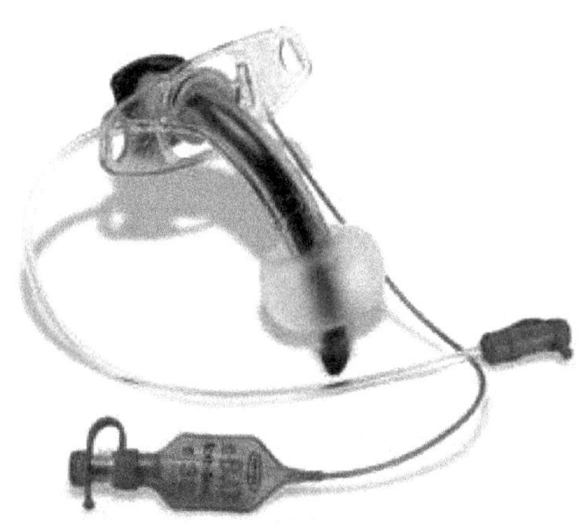

图 3-5　塑料气管切开套管

的后方为喉部的声门下区，声门下区的后壁为环状软骨板。因环甲膜位置表浅，且环甲膜是喉腔与皮肤之间最薄弱的区域，因此是手术进入声门下区及呼吸道最恒定、最安全的部位，急诊环甲膜切开术即由此进入，在严重上呼吸道梗阻中常采用环甲膜紧急穿刺切开这一简便的方法来解决患者的缺氧问题。

2. *环甲膜切开术*　是在喉梗阻病情危急的情况下，紧急采用的手术。方法是在环甲膜部做切口，切开环甲膜，然后插入血管钳或用刀柄撑开环甲膜切口。从切皮到插管进入气道只需要 30s 左右的时间。但是环甲膜切开术容易出现喉狭窄、损伤环甲动脉等，所以只能用于暂时性急救，不过也有不少学者认为这是一个值得商榷的问题。

3. *临床上的环甲膜穿刺术后置管*　多采用 16 号上颌窦穿刺针（图 3-6A），穿刺后再采用上颌窦穿刺套管针（图 3-6B）予以穿孔扩张，再将直径 4.0mm 0 号或 4.5mm 0 号带有管芯的气管套管（图 3-6C）从穿刺处插入，不但可以获得足够换气和氧气供应，而且能够很快地解除呼吸困难。

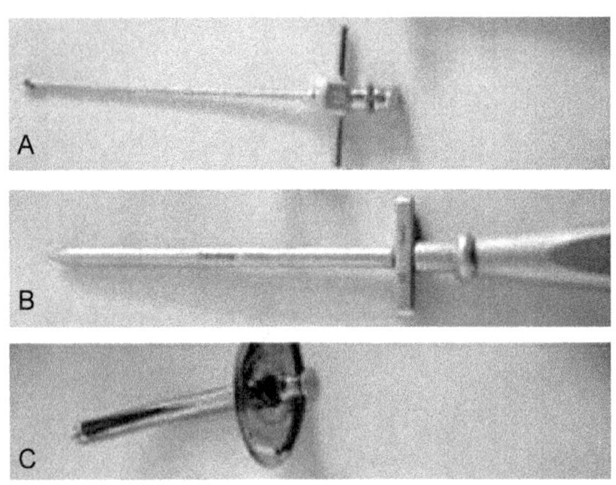

图 3-6 环甲膜穿刺术置管

第二节 建立人工气道的风险分析

建立人工气道能够保持呼吸道通畅，便于清除气道分泌物或异物，有效增加肺泡有效通气量，减少气道阻力及无效腔，提高呼吸道气体交换效率，便于应用机械通气或加压给氧，利于气道雾化湿化及气道内给药等。人工气道的建立是当前急诊抢救中最常用的方法，但因其对机体正常生理结构及屏障功能的破坏，常常会引起肺部感染等一系列并发症，严重威胁患者的预后和生命。

一、人工气道对患者的不良影响

1. 呼吸道的正常防御机制被破坏　吸入气体失去上呼吸道的湿润、加温、过滤与净化作用。

2. 抑制正常的咳嗽反射　削弱了自主清除呼吸道内异物的能力。

3. 影响患者的语言交流　人工气道的建立导致患者不能发声，引起沟通障碍。

4. 其他　降低患者的生活质量。

二、人工气道的并发症

（一）口咽通气道的并发症

1. 恶心呕吐、呛咳　咽反射明显，清醒患者难以耐受。

2. 口咽部创伤　引起悬雍垂损伤、门齿折断、咽部出血等。

3. 烦躁不安　口咽通气道压迫舌根，引起患者不适，若长时间放置，更会导致口腔疲劳感加剧，使得患者烦躁情绪上升。

4. 放置不当　可加重梗阻。

（二）鼻咽通气道的并发症

1. 局部黏膜的损伤　因鼻腔内组织较为柔软，易损伤。

2. 恶心呕吐　同口咽通气道。

3. 鼻黏膜压迫性坏死　留置时间较长，导管对鼻腔黏膜持续压迫，造成局部缺血，且长时间得不到改善。

（三）气管插管的并发症

1. 机械损伤　易导致牙齿折损、脱落，口腔黏膜、鼻腔、声带、食管损伤，插管动作粗暴尤甚。

2. 心律失常　插管时导管刺激会厌，反射性引起迷走神经及交感神经系统过度兴奋，从而出现心动过缓甚至心搏骤停。

3. 浅麻醉的插管刺激　可引起剧烈咳嗽、憋气或喉支气管痉挛。

4. 与插管导管有关的并发症

（1）气道阻塞：分泌物、痰液或异物阻塞气道。

（2）气囊过度充气：使插管前端压向气管壁。

（3）经鼻插管引起：鼻翼坏死、变形，鼻旁窦炎。

（四）气管切开的并发症

1. 早期并发症（24h）

（1）出血：是气管切开过程中和术后早期常见并发症之一，多由手术止血不充分引起。术中伤口少量出血，可经压迫止血或填入明胶海绵压迫止血，若出血较多，多因损伤颈前静脉系统或甲状腺峡部所致，应检查伤口，结扎出血点。

（2）皮下气肿：是术后最常见的并发症，与气管前软组织分离过多，气管切口外短内长或皮肤切口缝合过紧有关。自气管套管周围逸出的气体可沿切口进入皮下组织间隙，沿皮下组织蔓延，气肿可达头面、胸腹，但一般多限于颈部。大多数于数日后可自行吸收，不需要特殊处理。

（3）气胸：手术过程中，暴露气管时，向下分离过多、过深，损伤胸膜后，可引起气胸。右侧胸膜顶位置较高，儿童尤甚，故损伤机会较左侧多。轻者无明显症状，严重者可引起窒息。如发现患者气管切开后，呼吸困难缓解或消失，而不久再次出现呼吸困难时，则应考虑气胸，X 线摄片可确诊。此时应行胸膜腔穿刺，抽除气体。严重者可行闭式引流术。

（4）纵隔气肿：小儿较常见。多因剥离气管前筋膜过多所致。对纵隔积气较多者，可于胸骨上方沿气管前壁向下分离，使空气向上逸出。

2. 后期并发症

（1）切口感染：主要由于手术时消毒不严或术后痰液污染，切口感染最大的危险是大量细菌自感染伤口入侵肺部引起下呼吸道感染，尤其是铜绿假单胞菌、金黄色葡萄球菌、真菌或其他可能导致重症肺炎造成死亡的耐药菌。

（2）出血：多发生于术后 6 ～ 10d，亦有发生于术后一个月至数月者。少量出血多由创口感染、肉芽组织增生所致。但有时少量出血也可能是致命性大出血的先兆。致命性大出血多数是由于气管套管远端压迫损伤气管前壁及无名动脉壁，加之感染致无名动脉糜烂破溃。

（3）气道梗阻：痰痂或者异物堵塞气道最为常见，导管开口位置偏高也可引起气道梗阻。

（4）吞咽障碍：与气管切开有关的主要吞咽问题是误吸。

机械因素和神经生理学因素都可以造成不正常吞咽。机械因素包括：①喉提升能力减弱。②气管插管套囊压迫并阻塞食管，使食管的内容物溢入气道。神经生理学因素：①喉的敏感性下降导致保护性反射消失。②慢性上呼吸道气体分流引起喉关闭失调。

（5）气管食管瘘 (tracheoesophageal fistula，TEF)：是建立人工气

道患者中较少见却极为凶险的并发症，可导致患者血氧饱和度无法维持和严重肺部感染而死亡。形成原因：①插管时间长：气管套管过粗或套管气囊持续充气而长期压迫气管内膜，引起局部气管扩张，气管内膜受力不均匀，受力大的地方易导致该处黏膜缺血、坏死、溃破而致瘘的形成。②气管内膜机械性损伤：气管切开术时操作不谨慎，损伤了气管后壁和食管前壁，感染后形成瘘管；当患者头颈部过度屈曲或肥胖患者头颈粗短，气管套管易指向后方，其尖端与气管后壁反复摩擦，引起溃疡坏死；气管套管系带固定过松，患者躁动、呼吸、咳嗽或体位变动时，使导管上下移动，造成气管后壁慢性损伤；气道湿化不足、吸痰压力过大、长时间在同一部位反复吸痰，均可引起气管后壁黏膜损伤。③气管套管置管位置不合适：气管内插管套囊长期压迫内膜，取放内套管消毒时动作粗暴，使外套管移位，在这种情况下套管金属管端口直接压迫、反复摩擦气管后壁引起局部黏膜的缺血而导致溃破及感染，时间较长因气管食管紧贴相连以至造成气管食管瘘。④全身营养状况差：气管切开的患者由于长期卧床，营养摄入不足，肌体白蛋白合成不理想，虽然给予血浆白蛋白支持疗法，最终往往会出现低蛋白血症及贫血状态，以致气管、食管黏膜破溃后不易修复，继而形成气管食管瘘。⑤反复感染：气管切开使呼吸道失去密闭和相对无菌的环境，同时伴有多种耐药菌感染或低血压引起局部低灌注，易造成气管局部黏膜组织感染、缺血、坏死而导致气管黏膜破溃。

(6) 拔管困难：手术时，若切开部位过高，损伤环状软骨，术后可引起声门下狭窄；气管切口太小，置入气管套管时将管壁压入气管；术后感染，肉芽组织增生均可造成气管狭窄，造成拔管困难。此外，插入的气管套管型号偏大，亦不能顺利拔管。有个别带管时间较长的患者，害怕拔管后出现呼吸困难，当堵管时可能自觉呼吸不畅，应逐步更换小号套管，最后堵管无呼吸困难时再行拔管。对拔管困难者，应认真分析原因，行X线或CT检查、气管镜或纤维气管镜检查，根据不同原因，酌情处理。

（五）环甲膜切开的并发症

1. 出血　常见并发症，术中若损伤环甲动脉，易导致较剧烈的出血情况发生。

2. 喉狭窄 因环甲间隙较小，急诊手术切开时常易损伤环状软骨，引起软骨膜炎而造成喉狭窄。

3. 声音嘶哑 损伤声带所致。

4. 永久性声音改变 易损伤喉弹力圆锥，导致永久性声音改变。

三、人工气道维护中的风险

（一）人工气道堵管

1. 定义 人工气道堵管是指置入人工气道的患者因各种原因导致气道分泌物无法顺利排出，从而使患者出现脉氧下降、呼吸急促、大汗淋漓、心率加快或呼吸机出现气道压高、排除管路脱开的潮气量低报警、气道内吸出固体痰痂等。

2. 原因

（1）分泌物干结形成痰痂附着于人工气道内口，是最常见的原因。

（2）气管插管打折、咬闭。

（3）呼吸机管道受压扭曲。

（4）插入的吸痰管过细，吸痰困难，易引起阻塞。

（5）食管内呕吐物误吸。

（6）气管黏膜剥脱和血块封堵。

（7）气管导管滑出管道开口于皮下。

（8）拔管后再梗阻。

（二）非计划拔管

1. 定义 非计划拔管（unplanned extubation，UE）是指插管意外脱落或未经医护人员同意，患者将插管拔出，也包括医护人员操作不当所致的拔管。非计划拔管的发生不仅增加护理人员的工作量，同时也给患者带来躯体不适、经济负担，甚至会影响到患者的生命安全。

2. 原因

（1）舒适度改变：是发生非计划拔管的主要原因。插管多在患者镇静状态或者昏迷时进行，患者鼻腔或口腔异物感随着病情变化逐渐明显，加上导管对咽喉壁的压迫和局部刺激，导致患者难以忍受而自行拔管。

（2）插管途径：有研究表明，人工气道最易发生非计划拔管的插管方式为经口气管插管。经口气管插管压迫舌根部易引起患者不适，另外经口插管不易固定，因长时间放置牙垫使口腔疲劳感加剧，导致患者情绪烦躁，易引起非计划拔管。

（3）高危人群：多见于老龄和小儿患者。

（4）气囊问题：气管插管或者气管切开置管充气气囊漏气、充气不足或处于放气间歇期时，因患者活动等外力因素下易发生非计划拔管。

（5）管路固定不到位或者对患者未做到有效约束。

（三）感染

1. 下呼吸道感染　人工气道的建立使气道直接与外界开放，失去了正常的免疫保护作用，可造成气囊上滞留物下流，加之吸痰、呼吸道管道污染等引起下呼吸道感染和呼吸机相关性肺炎。

2. 切口感染　切口感染是指术后切口及其周围组织或器官发生的感染。多见于气管切开、环甲膜切开和环甲膜穿刺术后患者，因气管切开术口较大，且留置时间长，故气管切开患者最为常见。

（1）原因：主要是手术时消毒不严、术后痰液污染及切口周围皮肤细菌污染引起。

（2）主要临床表现：切口有脓性分泌物渗出，局部皮肤红肿，可伴不同程度的局部疼痛和发热。

第三节　建立人工气道患者的预见性护理

在救治危重患者过程中，保持呼吸道通畅是救治取得成功的关键所在，而人工气道的建立能有效维持呼吸道通畅，方便清除分泌物，保持足够的通气和充分的气体交换，迅速改善患者缺氧状态，是抢救的重要手段，所以，有效、细致的气道维护保证了人工气道建立后的安全性及有效性，是治疗疾病、预防并发症的关键因素。

一、人工气道堵管的预见性护理

（一）提高吸痰技术，规范吸痰手法

1. 清除呼吸道分泌物的意义

（1）气道分泌物的吸引：指患者因咳嗽能力降低而不能有效排除气道内的痰液、血液、误吸的胃内容物及其他异物，需在外界吸引下排除，以保持气道的通畅。

（2）人工气道的建立致使上气道原有功能丧失，尤其是大量镇静剂的使用，显著降低了患者的咳嗽能力。因此，在咳嗽能力差，尤其是建立人工气道的患者中，气道分泌物的清除是医务工作者必须掌握的常规技术之一。

2. 正确的吸痰方法

（1）吸痰指征：①当患者出现氧饱和度下降、压力控制模式下潮气量下降或容量控制模式下气道峰压升高、呼气末二氧化碳分压升高等临床症状恶化，怀疑是气道分泌物增多引起时。②人工气道出现可见的痰液。③双肺听诊出现大量的湿啰音，怀疑是气道分泌物增多所致时。④呼吸机监测面板上出现锯齿样流速和压力波形，排除管路积水和抖动引起时，才进行吸引。

（2）吸痰管的选择：管径不宜超过人工气道内径的 50%（当吸痰管的管径超过人工气道内径的 50% 时，将显著降低气道内压力和呼气末肺容积），有侧孔的吸痰管效果优于无侧孔的吸痰管，并且侧孔越大效果越好。

（3）吸痰负压的选择：目前关于吸痰负压值的选择仍存在争议。我国第 6 版《基础护理学》教材推荐的成人吸痰负压为 300 ～ 400mmHg、儿童＜ 300mmHg，研究认为 150mmHg 是较为安全有效的成人吸痰负压，可供临床参考。应在充分清除分泌物的基础上选用尽可能小的负压。

（4）吸痰时间：吸痰时间越长，吸痰导致的肺塌陷和低氧也越严重。吸痰时间宜限制在 15s 以内。

（二）做好人工气道的湿化

1. 气道湿化　应用湿化器将溶液或水，分散成极细微粒，以增加

吸入气体的湿度。呼吸道和肺吸入含足够水分的气体，可湿润气道黏膜，稀释痰液，保持黏膜纤毛的正常运动功能。

2. 人工气道湿化 气道管理的重要组成部分，有效的人工气道湿化可以降低呼吸机相关性肺炎的发生率，缩短机械通气时间和住院时间。

3. 常用加湿方法 冷气泡加湿器（氧气湿化器、文丘里面罩）；热湿交换器（人工鼻）；加热加湿器（机械通气湿化罐）；超声雾化；气道内持续滴注湿化液；提高环境湿度，可以用加温加湿器，保证相对湿度达到 50% ～ 70%。

4. 湿化效果的判定

（1）湿化不足：分泌物黏稠（有结痂或黏液块咯出），吸引困难，可有突然的呼吸困难，发绀加重。

（2）湿化过度：分泌物过分稀薄，咳嗽频繁，需要不断吸引，发绀加重。

（3）湿化满意：分泌物稀薄，能顺利通过吸引管，导管内没有结痂，患者安静，呼吸道通畅。

二、非计划拔管的预见性护理

1. 采用正确的固定方法。

（1）经口气管插管的固定：包括胶布固定法、绳带固定法、弹力固定带固定法、支架固定法。需双人操作，从门齿测量插管外露长度并做好标记。

（2）经鼻气管插管的固定：多采用胶布固定法，同样需双人操作，经外鼻孔测量插管外露长度，并做好标记。

（3）气管切开置管的固定：双人操作，用两条带子从导管两侧固定于颈部。带子一定要打成死结，松紧度以能通过一横指为宜。过松易导致脱管，甚至意外拔管；过紧易导致患者不适。

2. 采取必要且有效的措施，妥善固定，标识清楚，班班交接。

（1）适当镇静：使得患者 Ramsay 镇静评分维持在 3 ～ 4 分，即患者对指令反应、敏捷，或者嗜睡，但可迅速唤醒。

（2）有效约束：联合使用约束带和约束手套固定患者双手。

（3）体位变化（如翻身）时，由专人看护人工气道，防止发生牵拉，造成人工气道移位等不良后果。

三、感染的预见性护理

（一）病室环境

温度 22 ～ 24℃，湿度 50% ～ 70%，定时通风换气，床单位整洁。

（二）患者体位

半卧位，并抬高床头 30° ～ 45°，尤其是鼻饲患者，对于防止胃液反流引起的误吸具有重要意义。

（三）各项操作严格遵守无菌原则

1. *规范置管* 人工气道尤其是下人工气道置管的建立，需严格遵守无菌操作原则，紧急状况下的环甲膜穿刺置管和环甲膜切开术后置管可适当降低要求。

2. *严格执行手卫生制度* 使用正确七步洗手法，切断病原菌的传播途径，减少感染的发生。

3. *规范吸痰* 吸痰作为一项侵入性操作，与呼吸机相关性肺炎发生密切相关。在整个吸痰过程中，需佩戴口罩等防护用品，遵循一次、一管、一部位的操作程序。

（四）口腔护理

1. *口腔护理的必要性* 人工气道尤其是经口气管插管的患者有并发肺部感染的风险，有研究表示，患者口腔的卫生状况、口咽部定植菌数量与肺部感染的发生息息相关。由此可见，做好人工气道患者的口腔护理是预防肺部感染的关键。

2. *口腔护理方法*

（1）传统的口腔护理方法：使用棉球、海绵棒、口腔拭棒或牙刷来清洁牙齿和口腔，并局部使用抗生素或消毒剂减少感染。但对于经口气管插管的患者来说，上述物品的摩擦力度不够，不易擦除牙间隙的食物残渣及牙龈槽内的污垢，达不到彻底有效清洁口腔的目的，擦拭力度也会让患者感到不适。故口腔感染发生率较高。患者一旦发生口腔感染，会增加呼吸机相关性肺炎的发生概率，延长患者住院天数，增加患者住院费用，增加患者死亡风险。

(2) 0.02% 醋酸氯己定溶液冲洗式口腔护理：双人操作，一人固定患者头部及气管插管，另一人用注射器抽取 0.02% 醋酸氯己定溶液 20ml 连接至冲吸一体式牙刷的冲洗腔，同时连接负压吸引器（压力＜ 150mmHg）至冲吸一体式牙刷的吸引腔。操作时，一边刷洗一边推动注射器冲洗，同时利用吸引器将冲洗液吸出。2 ～ 4 次 / 日，清洁口腔效果显著。

有效的口腔护理可以有效预防口腔炎、口腔溃疡、黏膜出血及口腔定植菌迁移引起的呼吸道感染，提高患者的生活质量。

（五）做好气管切开处的换药

1. *切口换药的重要性*　气管切开术后患者容易继发肺部感染和切口感染，因此预防继发感染是护理工作的重点。气管切开造口置管，导致呼吸道无菌状态遭受严重破坏，下呼吸道痰液从切口溢出，切口周围皮肤的细菌又容易下移至下呼吸道，进而继发肺部感染，所以做好切口换药是预防感染的关键。

2. *选择合适的敷料*

(1) 无菌开口纱：9cm × 9cm 无菌纱布四层，适用于缺口情况良好，无红肿，且痰液分泌物较少的伤口。

(2) 泡沫辅料：10cm × 10cm 康惠尔渗液吸收贴，用无菌剪刀从中间剪 5cm 的小口，将聚氨酯泡沫垫一面贴于皮肤。适用于切口红肿、痰液分泌物较多或有渗血的伤口。

（六）营养支持

1. 营养不良时机体免疫力下降，炎性反应期延迟，伤口易感染，营养素缺乏，组织增生受抑制，伤口增殖期停滞，因而营养因素影响伤口愈合全过程。

2. 肠内营养 (enteral nutrition，EN) 是经胃肠道提供代谢需要的营养物质及其他各种营养素的营养支持方式。较胃肠外营养 (parenteral nutrition，PN) 支持，肠内营养的优越性除体现在营养素直接经肠吸收、利用，更符合生理，给药方便，费用低廉外，更有维持肠黏膜结构和屏障功能完整性的优点。早期进行肠道内营养支持可最大限度地减少细菌通过肠黏膜向肝脏和血液移行，并可维持肠道菌群平衡，提高机体免疫功能，防止胃肠道细菌移位。

四、气囊的管理

（一）气囊的作用

1. 机械通气时，保证潮气量。

2. 协助气管导管的固定。

3. 防止口腔分泌物及胃内容物的误吸。

（二）气囊压力

1. 人工气道的气囊应适当充气，充气过度可造成气囊压力过高而引起支气管黏膜缺血坏死、糜烂而形成溃疡，也可损伤血管而出血，甚至发生气管食管瘘和无名动脉破裂致死亡；充气不足则可发生机械通气时的漏气而难以维持有效通气，气囊上滞留物下行，致呼吸机相关性肺炎发生率上升。

2. 定量充气法是机械通气患者在选用大容量、低压型的气囊导管时选用，气囊充气一般 5 ～ 10ml，因而患者个体及气管导管型号不同气囊充气量不一，亦不能精确气囊压力的大小。

3. 气囊放气。以往认为，气囊常规放气 - 充气，其主要目的是防止气囊压迫导致气管黏膜损伤。目前认为，气囊定时放气是不需要的。其原因有以下三点。

（1）气囊放气后，1h 内气囊压迫区的黏膜毛细血管血流也难以恢复，气囊放气 5min 就不可能恢复局部血流。

（2）常规的定时放气 - 充气往往使医务人员忽视充气容积或压力的调整，反而易出现充气过多或过高的情况。

（3）对于机械通气时的危重患者，气囊放气将导致肺泡通气不足，引起循环波动。因此危重患者往往不能耐受气囊放气。

4. 气囊放气主要应用于以下情况。

（1）气道峰压力是影响气管最大内径的主要因素。当气道峰压力明显增高或减低时，为避免气道压力过高或过低，应将气囊放气，重新充气。

（2）清除囊上滞留物时。

第4章 深静脉置管患者

第一节 深静脉置管方法

深静脉置管术指经皮、经颈内静脉或锁骨下静脉穿刺入上腔静脉，或经皮穿刺入股静脉，是急危重症、大型手术及慢性消耗性疾病患者进行中心静脉压（central venous pressure，CVP）测量、输液、输血、血液透析、化疗和实施完全胃肠外营养最有效的途径之一。由于深静脉置管术具有保留时间长、输液种类广泛、导管弹性好等优点，在临床上得到广泛的应用。深静脉置管常用的穿刺部位有颈内静脉、锁骨下静脉、股静脉。

（一）深静脉置管的适应证

1\. *用于重症抢救、大手术及静脉营养支持* 深静脉置管具有留置时间长、输注速度快、减少静脉炎发生等优点，适应于急危重症患者的长时间输液、多种药物治疗、快速补液等。采用深静脉置管直接注入大量液体进入血液循环，可满足急危重症患者长期静脉输液、静脉高营养治疗的需求。

2\. *用于血液透析* 深静脉置管可用于血液透析，血流量充分，方便取材，血流动力学稳定，同时不易发生堵管、血肿及感染，且拔管后易止血。

3\. *用于癌症患者的化疗* 癌症患者化疗过程中，由于多种化疗药物的毒性大、刺激性强，给患者的血管带来损害。化疗患者由于长期的静脉输注，血管弹性变差，脆性增加，容易出现静脉炎、血管硬化等问题。如果化疗药液外漏还可引起血管周围软组织炎、粘连，严重者可出现组织坏死和溃烂，故临床需要采用深静脉穿刺置管，不仅可以提高置管成功率，还可以促进疾病恢复，改善预后。

4. *静脉营养支持* 对于一些重症患者，受到疾病的影响无法正常进食。为改善患者的营养状况，可选择通过深静脉置管为患者提供营养支持，以达到补充白蛋白、纠正电解质紊乱等效果。置管后，管道可长时间留置，输注速度快，可以为患者提供快速、持续的营养供给，进而更好地改善患者的营养状态，促进其恢复。

5. *血流动力学监测* 临床对危重症患者进行治疗的时候，需要监测其血流动力学指标，及时观察治疗效果。应用深静脉置管，对患者实施动态血流监测，其包括动脉压、脉压、中心静脉压等，从而为临床治疗提供参考依据。

（二）深静脉置管的禁忌证

1. 穿刺常用部位局部有外伤或感染。

2. 严重凝血功能障碍者。

3. 患者兴奋、躁动、极为不合作者。

第二节　深静脉置管患者的风险分析

深静脉置管患者的风险见于深静脉置管并发症和导管相关因素的风险。对深静脉置管输液的患者，操作前均应进行充分评估，预见在穿刺前、穿刺中、穿刺后留置使用及导管维护中可能出现的风险并进行识别，使风险防患于未然。深静脉置管患者常见的风险因素有以下几种。

一、深静脉置管的并发症

深静脉置管虽然具有一定的临床应用价值，但也可能会导致一些并发症的发生。深静脉置管的并发症可分为穿刺并发症和置管后并发症，穿刺并发症包括气胸、心律失常、动脉损伤等，置管后并发症包括感染、静脉炎、导管堵塞等。深静脉置管的相关并发症如下。

（一）穿刺并发症

1. 气胸　最为常见的并发症，多发生于经锁骨下静脉穿刺置管，往往因穿刺损伤胸膜顶和肺所致。穿刺后患者出现呼吸困难、同侧呼吸音减低，可考虑此并发症的可能。如肺压缩小于 30%，无呼吸困难，可随访观察；如肺压缩大于 30%，伴呼吸困难，可行胸腔抽气减压或胸腔闭式引流排气。

2. 心律失常　在深静脉穿刺中，心律失常较为常见，但无明显后果。通常由于导引钢丝进入血管过深，钢丝远端刺激心房、三尖瓣环、心室所致，表现为房性期前收缩、室性期前收缩、短阵房性心动过速、短阵室性心动过速，回抽钢丝后心律失常可自行消失。

3. 动脉损伤　由于锁骨下静脉、颈内静脉、股静脉均有动脉伴行，在解剖不熟悉或患者体型、体位特殊时，容易误穿动脉。文献显示误穿动脉的概率为 0.5% ～ 26.7%，误穿动脉时表现为血液有节奏地从穿刺针涌向针管，颜色鲜红。

4. 异常出血　穿刺点异常出血多见于反复穿刺、误穿动脉、皮下扩张管进入过深、扩到静脉壁和存在凝血功能下降的患者。主要见于服用华法林抗凝的患者。

5. 其他　文献显示穿刺过程中可损伤喉返神经、假性动脉瘤压迫交感神经致 Horner 综合征、压迫臂丛神经等并发症，多为局部解剖不熟悉，误穿神经或误穿动脉导致局部血肿所致。

（二）置管后并发症

1. 感染　深静脉导管感染较为常见，有文献显示深静脉感染占院内感染的 60% 以上。在深静脉置管输液时容易发生，留置时间越长，感染的可能性越大。深静脉感染分为局部感染和导管相关性感染，局部感染表现为导管周围局部皮肤或组织发生红斑、触痛、硬结或脓点脓肿；导管相关的血流感染常表现为寒战、高热、血白细胞升高，可以引起严重后果，如心内膜炎、骨髓炎及化脓性血栓性静脉炎。对深静脉置管的患者，临床上有感染表现而无其他感染因素时，应高度怀疑静脉导管感染，应行血培养，拔出静脉导管，并留置导管头尖端行细菌培养及药敏试验，以利于其后抗生素的选择。

2. 静脉炎　一般出现在深静脉置管后的 3 ～ 5d，发生率约为 30%，其致病机制多为静脉血管内血流速度变慢、血流处于高凝状态、静脉缺氧、静脉壁受损所致。通常情况下病变部位会呈现出红肿、发硬、结节、痉挛性疼痛，伴或不伴全身不适、体温升高，而具体的静脉炎类型则包括化学性静脉炎、细菌性静脉炎、血栓性静脉炎三种。

（1）化学性静脉炎：深静脉置管期间输注的药物 pH 过高或过低，高渗性液体及刺激性药物对静脉壁造成不同程度的损伤所致；目前大多数研究中采用的是美国静脉输液护理学会 2003 年版《输液治疗护理实践标准》，将静脉炎分为 0 ～ 4 级；0 级：没有症状；1 级：穿刺部位有红斑，伴有或不伴有疼痛；2 级：穿刺部位疼痛，伴有发红或水肿；3 级：穿刺部位疼痛、发红，可触摸到条索物；4 级：穿刺部位疼痛、发红，静脉条索形成，长度≥ 2.5cm，可有脓液流出。

（2）细菌性静脉炎：因局部消毒不严格，使得空气中的致病菌沿着穿刺孔侵入患者静脉血管，诱发急性无菌性炎症反应所致。

（3）血栓性静脉炎：深静脉置管型号与血管粗细不匹配，或者是冲 - 封管方法不当，导致静脉壁承受的压力骤减，超出机体最大承受范围所致。

3. 导管堵塞　导管堵塞和形成血栓堵塞导管是深静脉置管的主要并发症。发生导管堵塞的原因分为 4 类：①患者活动不当导致导管打折和扭曲。②在长时间留置导管的情况下，多由于封管不妥当、血凝块堵塞而导致血栓形成与栓塞。③输入甘露醇等药物可能会产生结晶堵塞管道。④静脉输入高营养液时，部分营养物质黏附于管腔内壁所致的堵塞。

4. 导管松动脱落　主要原因为导管的固定不善，患者长期卧床、反复翻身，肢体活动过度和外力的牵拉。

5. 空气栓塞　空气栓塞是一种严重的并发症，可致患者死亡。

6. 血肿

（1）操作因素：反复多次穿刺后动、静脉均有瘘，局部血肿因动脉压力高，将血液挤压至静脉内所致，形成血肿。

（2）患者因素：由于患者存在凝血功能障碍，穿刺时会导致局部出血，形成血肿。

7. 迷走神经反射　拔出导管时，部分患者可出现迷走神经反射，表现为烦躁、大汗淋漓、胸闷、气促，血压及心率下降，考虑与拔管时疼痛及按压过重有关。

二、深静脉置管相关因素存在的风险

深静脉置管在危重病救治中得到广泛应用，在重症患者治疗中起着重要作用。实施有效的导管维护，有利于临床规避风险，确保深静脉导管的安全使用，减轻患者的经济负担及痛苦，提高护理质量。深静脉置管存在的相关风险因素有以下几种。

1. 非计划拔管

（1）躁动不安或者有精神症状的患者，往往昼轻夜重，由于夜间迷走神经兴奋，肺泡通气不足，中枢神经敏感性降低，患者易出现神志恍惚、躁动，夜间发生率高。

（2）镇静、约束不当。

（3）未能满足患者舒适度的需求。

2. 导管留置时间　有关文献比较深静脉置管不同留置时间的感染率，置管时间≥ 20d，其感染概率达 66.7%，随着深静脉置管时间延长，其感染概率明显上升。

3. 穿刺部位选择　股静脉置管相关性血流感染的发生率远高于颈内静脉和锁骨下静脉，股静脉和颈内静脉导管置入点细菌定植的发生较锁骨下静脉更早，增加导管相关性血流感染（CRBSI）的风险，股静脉接近会阴部，皮肤易被污染，细菌容易入侵。颈部被毛发覆盖，细菌密度较高，特别是在气管插管的情况下，带菌痰液易污染穿刺点及导管，使 CRBSI 的发生率增高。

4. 贴膜更换频繁　贴膜更换频繁增加深静脉导管在空气中暴露的时间，同时加大感染的机会。

第三节 深静脉置管患者的预见性护理

预见性护理是护理人员采用护理程序，对患者的全面情况进行综合分析，预见护理中可能存在的风险，从而采取及时有效的措施，避免可能风险的发生。预见性护理的原则是先预防、后治疗，从而保障患者的安全，提高患者的护理满意度，减少护理事故的发生，减少护理纠纷。深静脉置管成功后，除了给予常规护理措施外，为减少并发症的发生，还需要采取以下针对性的预见性护理。

一、深静脉导管维护中的预见性护理

（一）穿刺并发症的预见性护理

1. 规范操作　置管操作应规范化，进行统一培训，组成专门的导管管理技术人员，熟悉置管周围的解剖部位，有条件的可在超声引导下进行置管，直观显示穿刺针走行情况，减少并发症，提高穿刺成功率，减轻患者痛苦。

2. 加强技能　置管操作中要动作轻柔、谨慎小心，避免损伤动脉血管形成血肿。

3. 密切观察　密切观察患者的生命体征，避免气胸的发生，以便采取积极有效的措施。

（二）置管后并发症的预见性护理

1. 静脉炎的预见性护理　静脉炎主要发生在静脉置管后 3 ～ 5d，发生率约为 30%，其病理机制多为静脉血管内血流速度变慢、血流处于高凝状态、静脉缺氧、静脉壁受损所致。通常情况下病变部位以红、肿、热、痛为首发症状，主要诱因：导管材料过硬，穿刺技术不良、操作不当，损伤静脉内壁，血管选择不当，输注药物具有强刺激性或浓度过高，输注过程药物渗漏等。导管感染的判定为局部皮肤红肿及脓性分泌物，或者全身发热、寒战等症状，收集导管处血流及拔管后取导管端进行培养呈阳性。因此，在置管操作中应注意以下几点。

（1）合理选择导管：导管材料、型号及固定方式均会对深静脉置管后机械性静脉炎的发生率产生影响。目前，临床上使用的导管材料主要有聚氨酯、硅胶两种。聚氨酯导管壁薄、内径大，生物相容性好；硅胶导管壁厚，较柔软。导管外径大，对血管内膜的损伤越大。同等内径的导管，相较于硅胶，热敏聚氨酯导管外径更小。由于导管粗、血管细，导管不能在血管内漂浮，因而导管外壁和血管内壁直接摩擦，损伤血管内膜，造成机械性静脉炎。

（2）规范固定方法：深静脉导管固定不当，会导致导管在血管内反复滑行，造成对血管内膜的刺激，引起机械性静脉炎。

（3）有效的预防措施：有关文献显示，给予深静脉置管的患者红外线照射 + 湿热敷预防性护理，静脉炎的发生率为 7.5%。①湿热敷：50% 硫酸镁溶液利用加温器对其进行加热至 40℃，将纱布块浸泡于该溶液中，充分浸湿后稍稍拧干，以不滴水为宜。随后覆盖于深静脉置管穿刺口上方 2.5cm 处，再于其表面覆盖一层塑料薄膜，当温度降低后可利用热水袋按压以加强保温，0.5h 后取下，连续使用 7d。原因在于 50% 硫酸镁溶液属于一种高渗溶液，在湿热敷过程中能够将镁离子透入患者静脉血管，改善组织间隙及纠正细胞内渗透压，继而实现吸收局部组织渗出液、消肿镇痛的目的。②红外线照射：采用频谱保健治疗仪，患者皮肤与该仪器距离控制在 20 ～ 30cm, 取坐位或卧位，充分暴露疑似静脉炎部位后对其进行照射。原因在于红外线照射可明显改善机体微循环，增强血液中吞噬细胞的吞噬功能，继而提高机体免疫能力。

2. 导管堵塞的预见性护理

（1）高纤维素饮食：长期卧床的患者，肠蠕动减少，易发生便秘，患者排便时用力可使上腔静脉压力增高，血液反流导致血栓形成堵塞导管。应从饮食方面指导患者多进食蔬菜、水果等富含纤维的食物，指导其学会腹部按摩，以促进肠蠕动，必要时遵医嘱给予缓泻剂或灌肠，嘱患者避免用力排便，导致血液回流形成血栓堵住血管。

（2）掌握常用药物的配伍禁忌：熟练掌握各种药物的用药知识，合理安排输入药液的顺序，不同药液之间用生理盐水冲洗管腔，以防因药物之间有配伍禁忌而导致沉淀结晶物堵塞导管。

（3）正确的冲 - 封管：每次静脉输液前要先用注射器缓慢抽吸回血，以确认导管在血管内，同时可检查管腔有无堵塞。如回血中有血凝块应弃去带有血凝块的血，确认无血凝块后，再用生理盐水 20ml 冲管腔后再行输液。每次输液完毕后，先用 20ml 生理盐水冲洗管腔，冲管时应采用快、慢交替有规律的“脉冲式”动作，即冲洗液在管腔内产生“湍流”以清洁和漂净管壁，再用 5ml 肝素盐水稀释液（50 ～ 100U/ml）正压封管，并每隔 12h 重复封管 1 次。

（4）勤观察：每班护理人员要对深静脉置管患者勤观察，观察管路是否扭曲、是否打折受压。

3. 导管松动脱落的预见性护理　导管滑脱主要由敷贴潮湿松动、导管固定不当、患者过度活动、患者意识不清而自行拔出。为避免导管滑脱给患者带来的伤害，应需注意以下几点。

（1）有效的导管宣教：患者置管后应做好相关的宣教指导工作，向患者及家属说明术后注意事项，如导管要妥善固定，避免过度活动，变换体位时注意保护好导管，防止导管扭曲、打折等。

（2）加强巡视：观察导管及敷贴的情况，无菌敷贴一旦出现松动、卷边或敷贴下有气泡、水珠等应及时更换。更换敷贴时要小心固定导管，以防将导管拉出，同时注意观察固定缝线有无松脱，必要时重新固定。

（3）班班交接：深静脉置管的患者必须有防管道滑脱标识，导管标识注明 CVC 或 PICC 置管长度、置管时间、更换敷料的时间，加强巡视，建立巡视卡，要求护士交接班时先察看管道标注或刻度，然后在巡视单上记录长度或“打钩”，以便接班后管道的管理，避免脱管风险。

4. 空气栓塞的预见性护理

（1）加强巡视：在输液过程中，护士做好交接班记录，加强各班次的巡视。

（2）及时更换液体：严格控制输液速度，及时更换输液瓶液体；连接输液导管时，排尽输液管内的空气，严禁在连接导管时将空气输入，仔细检查输液管是否与导管衔接严密，始终保持导管的连接性和完整性。

（3）妥善固定：检查各连接管并妥善固定使之不漏气、不脱落。如出现少量空气进入，嘱患者取左侧卧位，用导管将气泡从右心室抽出，并密切观察患者体征，出现异常及时抢救。

5. 血肿的预见性护理

（1）病情评估：有严重凝血功能障碍的患者要暂缓深静脉置管。

（2）及时止血：如穿刺点出血较多，可在穿刺点上方 5cm 处用弹力绷带给予加压包扎止血，但在加压过程中注意观察局部皮肤温度和颜色，定时放松绷带，防止因缺血导致肢体坏死；重度渗血时选用止血药止血。

6. 迷走神经反射的预见性护理

（1）交代注意事项：给患者交代拔管过程中的注意事项。

（2）监测生命体征：拔管时，注意观察患者的表情，多询问患者的感受。

（3）做好抢救准备：当患者出现阳性反应时要将患者置于平卧位，如出现心率、血压不恢复，立即进行抢救。

（三）深静脉置管相关因素的预见性护理

1. 有效的肢体约束　部分危重患者容易出现烦躁、行为动作失常等症状，如果没有对患者进行有效的肢体约束，可能造成非计划拔管的发生。

2. 有效镇静　①因为患者自身的情况，对药物耐受，药物剂量小，不能对患者进行有效镇静，患者易出现躁动，可能造成非计划拔管。②当镇静剂剂量不足时，在危重患者机械通气时，易造成患者通气不足，二氧化碳的潴留对患者的精神造成影响，也是意外拔管发生的原因。

3. 有效的导管固定　在固定导管时，先除去贴下空气，使皮肤、导管、敷贴三者紧密结合，体外导管呈“S”形或“U”形固定，使得导管在受一定外力作用下也可有回旋的余地，不致直接脱出。

4. 有效的导管宣教　让患者及家属认识到导管的目的和重要性，

以使患者及家属知晓并积极配合。

5. *严密监测*　制订相关的置管时间规范，缩短导管放置时间，对置管患者采取严格的监测，严格控制导管留置时间。

6. *合理选择部位*　首选锁骨下静脉置管。

7. *有效维护*　透明贴膜正常情况下一周更换一次，如出现卷边、脱开、渗液等问题，应及时更换贴膜，避免不必要的暴露。

二、导管相关性血流感染的预见性护理

导管相关性血流感染（catheter related blood stream infection, CRBSI）是指带有血管类导管或者拔出血管内导管 48h 内的患者出现菌血症或真菌血症，并伴有发热（> 38℃）、寒战或低血压等感染表现，除血管导管内没有其他明确的感染源。实验室微生物学检查显示，外周静脉血培养细菌或真菌阳性，或者从导管段和外周血培养出相同种类、相同药敏结果的致病菌。深静脉置管是救治急危重症患者、实施特殊用药和治疗的医疗操作技术，广泛应用于临床。同时，深静脉 CRBSI 的发生率日益增高，成为医院内的常见感染之一。CRBSI 不仅导致患者的病情加重，影响预后，严重者可危及生命；同时 CRBSI 的发生导致广谱抗菌药物大量使用，也使耐药菌株增加，带来严重的社会问题。因此，分析各种导致 CRBSI 的危险因素，同时采取积极的干预措施，对于提高危重症患者的救治成功率具有重要的理论与实际意义。

（一）置管时的预见性护理

1. *置管指征*　严格掌握患者的置管指征。

2. *无菌操作*　① 置管时，应当遵守最大限度的无菌屏障要求。② 置管部位应当铺无菌巾。③ 置管人员应当戴帽子、口罩、无菌手套，穿无菌手术衣。

3. *合理选择穿刺部位*　成人中心静脉置管时，应当首选锁骨下静脉。

（二）置管后的预见性护理

1. *敷料选择*　宜选择无菌透明、透气性好的敷料覆盖穿刺点，对于高热、出汗、穿刺点出血、渗血的患者应当用无菌纱布覆盖穿

刺部位。

2. 勤观察　置管 2h 内要注意观察局部有无肿胀、皮下气肿等异常情况，置管处术后第一天常规用无菌小纱布加压后，再用 3M 无菌敷料贴膜粘贴；3M 敷料贴膜定时更换，换药时沿导管方向由下向上揭去透明敷料；置管处用 2.5% 的安尔碘以穿刺点为中心由里向外消毒皮肤 3 遍，消毒范围要宽于敷料，再贴 3M 敷料贴膜；以后每 3 ～ 7 天换药 1 次，并做好记录；三通接头及肝素帽常规消毒后每周更换 1 次，肝素帽或三通管有血迹或高分子颗粒残留时应及时更换。

3. 加强置管护理　置管后加强皮肤消毒护理，消毒范围以皮肤穿刺点为中心，大于敷料覆盖面积，应用乙醇、碘酒先后消毒，乙醇消毒时尽量不要接触导管，等完全干燥后用无菌透明贴膜妥善固定导管。透明贴膜 7d 更换 1 次，如出现卷边、脱开、渗液等问题，应及时更换贴膜；如在夏季因出汗，导管置入处需彻底消毒，然后再用 1 块无菌小纱布覆盖贴膜固定，以便减少汗液刺激。

4. 缩短留置深静脉导管的时间　有研究显示：CRBSI 发生于置管 7d 内占 16.9%，发生于置管 7d 后占 83.1%。导管置入后血中的纤维蛋白逐渐在导管表面沉积形成纤维膜，这层纤维膜成为细菌生长繁殖的良好培养基，所以随着血管内导管留置时间的延长，感染发生率也随之增加，建议每隔 72 ～ 96h 更换导管并改变穿刺部位。

5. 严格导管评估

（1）每日评估留置导管，尽早拔出。

（2）每班仔细观察穿刺部位的皮肤情况，交接导管外露长度及敷料情况，观察有无局部感染症状，如红斑、脓肿、硬结等，做好记录。

（3）感染监测：监测患者体温、血常规、降钙素原、C 反应蛋白等感染指标，发现异常并怀疑感染时，采外周静脉血和中心静脉血标本分别做需氧和厌氧培养，留取导管尖端 5cm 做细菌培养。确定为导管感染，对症治疗。

6. 正确的冲 - 封管

（1）输液前进行正确冲管，在连续输血、血制品、化学性药物时及时更换输液管道，必要时用生理盐水冲管。治疗前都要抽回血，如果感到阻力大、无回血、不能强行推注。冲 - 封管都应该采用正压脉冲式手法冲管以保持导管通畅。导管发生堵塞要及时溶栓处理，尿激酶能有效溶解血栓，恢复管道通畅。

（2）治疗结束后封管，要边退针边推封管液直至针头退出。有关文献显示：采用庆大霉素与肝素联合使用的封管及护理措施，CRBSI的发生率仅为 9.09%，将 8 万 U 庆大霉素与 12 500U 肝素混合后，注入导管内封管。

7. 确保输入液体无菌　配制药液时必须严格执行无菌操作技术，所有药液应现配现用，如果将受污染的药液经深静脉导管输入，细菌就会滞留在导管内生长繁殖，增加 CRBSI 的风险。

第5章

镇静患者

第一节　镇静概述

镇静治疗目前在临床上得到了广泛应用，特别是应用于急危重症躁动、不能配合的患者。应用镇静药物可减少患者因身体不适导致的疼痛、焦虑或恐惧等，对于机械通气的患者亦可消除人机对抗，从而保证治疗的顺利进行。同时镇静药物可减少不良刺激给患者带来的痛苦及患者交感神经的过度兴奋，可降低患者的代谢和氧耗，为器官功能的恢复赢得时间。但不合理应用镇静药物，会给患者带来不必要的不良反应和并发症，如镇静药物用量过大时可引起患者苏醒时间延长，增加治疗时间；而剂量过少时会引发患者疼痛、烦躁、焦虑、恐惧等；镇静药物选择不当或使用不合理也可导致呼吸抑制、血压下降、尿潴留等并发症，所以我们在应用镇静药物的同时要了解各类镇静药物的作用及副作用，采取预见性护理减少临床使用风险。

一、镇静的概念及优缺点

（一）镇静的概念

镇静是通过药物作用于中枢神经系统对人的精神活动产生抑制效应来缓解患者的痛苦，增进舒适。镇静对重症患者具有重要的意义：不仅能减轻或消除患者焦虑、躁动，防止意外拔管，改善患者的睡眠，保证危重患者能够耐受各种有创监测、治疗过程；而且具有免疫调节，降低代谢速率，保护器官的功能。镇静治疗的重要性逐渐上升到一个新高度，受到越来越多的重症医护工作者的关注。

（二）镇静的优点

1. *减轻痛苦*　应用药物消除患者疼痛，减轻患者焦虑和躁动，催眠并诱导顺行性遗忘的治疗。

2. *消除人机对抗*　对于机械通气的患者，镇静剂的使用可消除人机对抗、减轻或消除疼痛及躯体不适感，减少焦虑、躁动，保证机械通气等治疗的顺利进行。

3. *降低氧耗*　合理使用镇静剂可减少不良刺激给患者带来的痛苦及患者交感神经的过度兴奋，可降低患者的代谢和氧耗，为器官功能的恢复赢得时间。

4. *改善睡眠*　合理使用镇静剂可减少危重患者对疾病带来的不良痛苦感受，同时改善睡眠。

（三）镇静的缺点

1. *记忆损害*　长期使用镇静剂容易产生耐受性及成瘾性，药物残留在体内时，会对记忆产生损害。

2. *意识改变*　长期或大剂量使用镇静剂可引起意识障碍、判断力损害、嗜睡和运动障碍。

3. *其他*　镇静剂的使用可对胃肠道产生影响及引发其他并发症，如低血压、尿潴留等。

二、镇静的方法

急危重症患者在治疗期间常发生精神异常、焦虑、谵妄、躁动、惊厥，妨碍临床诊断。各种各样的病因，包括疼痛在内，都可以导致患者的急性躁动，镇痛镇静干预是通过使用药物及非药物的方法，使患者达到合理的镇静状态，使患者在精神和肉体上感觉舒适，并有利于缓解各种心理问题和躯体上的不适。因此，合理的镇痛镇静是必需的。目前急危重症患者常用的镇静方式有非药物治疗与药物治疗。

（一）非药物治疗

非药物治疗能降低患者疼痛的评分及其所需镇静药的剂量。常用方法如下。

1. 改善环境 非药物治疗下，应改善患者的诊治环境，做到：说话轻、走路轻、操作轻、关门轻等，给患者创造一个安静的诊疗环境。

2. 选择体位 注意患者的体位、姿势的变化，尽量给予舒适体位。

3. 导管固定 各种导管的固定及合理安置，防止牵拉所致的不适及疼痛。

4. 心理护理 与患者交谈，安抚其情绪。

5. 规律作息 保持昼夜节律，防止患者出现昼夜颠倒的情况。

（二）药物治疗

镇静药物的应用可减轻危重患者的应激反应，改善患者的紧张、焦虑及躁动等不安稳情绪，从而使患者获得良好的睡眠。理想的镇静药物应具备以下特点：起效快，剂量效应可预测；半衰期短，无蓄积；对呼吸循环抑制最小；代谢方式不依赖肝肾功能；抗焦虑与遗忘作用同样可预测；停药后能迅速恢复；价格低廉等。但目前尚无药物能符合以上所有要求，所以要根据患者的不同镇静需求，合理使用镇静药物，从而达到镇静效果。目前最常用的镇静药物为苯二氮䓬类、丙泊酚及中枢 α_2 受体激动药。

1. 苯二氮䓬类

（1）地西泮：具有抗焦虑和抗惊厥作用，可用于急性躁动患者的治疗。其作用强度与剂量相关，依给药途径而异。大剂量使用可引起一过性的呼吸抑制和血压下降，静脉注射可引起注射部位疼痛。

（2）咪达唑仑：作用强度是地西泮的 2 ～ 3 倍，它起效快，持续时间短，停药后苏醒相对较快，适用于治疗急性躁动患者。但注射过快或剂量过大时可引起呼吸抑制、血压下降、低血容量等。

（3）氯羟安定：是急危重症患者长期镇静治疗的首选药物。由于其起效较慢，半衰期长（半衰期 12 ～ 15h），故不适于治疗急性躁动患者。其对血压、心率和外周阻力无明显影响，对呼吸无抑制作用。但其易于在体内蓄积，苏醒慢。

2. 丙泊酚 是最常用的静脉镇静药物。其特点是起效快，作用时间短，停药后迅速清醒，且镇静深度容易控制。丙泊酚亦可产生遗忘作用和抗惊厥作用。丙泊酚单次注射时可出现暂时性呼吸抑制和血压下降、心动过缓，对血压的影响与剂量相关，尤其见于心脏储备功能差、低血容量的患者。对于老年患者丙泊酚用量应减少。同时，丙泊酚使用时可出现外周静脉注射痛，因此临床多采用持续缓慢静脉输注方式。另外，部分患者长期使用后可能出现诱导耐药。

3. 中枢 α_2 受体激动药　右美托咪定是中枢 α_2 肾上腺素受体激动药，通过抑制交感神经兴奋产生镇静、催眠、抗焦虑作用，其特点在于维持自然非快速动眼睡眠，可随时唤醒，能使患者合作性更好。其半衰期较短（2h），可单独应用，也可与阿片类或苯二氮䓬类药物合用。对短时间或长时间（＞ 24h）的镇静均有较好效果。使用右美托咪定引起的心动过缓和低血压，应予以警惕。

（三）镇静药物的选择与给药方式

1. 镇静药物的选择　急性躁动产生于各种各样的病因，包括疼痛。因此镇静应在给予患者充分镇痛的基础上实施，镇静药物应根据患者的病情和镇静所需的时间不同进行选择。使用过程中不断进行镇静评估，如无特殊病情需要，应维持清醒镇静为目标。对未气管插管的患者要谨慎使用镇静药，因为有呼吸抑制的危险。

2. 镇静药物的给药方式　镇静药物给药方式包括口服、肌内注射、皮下注射等，对于危重患者镇静药物的给药方式应以持续静脉注射为主，首先应给予负荷剂量以尽快达到镇静的目标，常用药物剂量见表 5-1。

表 5-1　常用镇静药物的负荷剂量与维持剂量参考

药物名称	维持剂量	负荷剂量
咪达唑仑	0.04 ～ 0.2mg/(kg・h)	0.03 ～ 0.3mg/kg
劳拉西泮	0.01 ～ 0.1mg/(kg・h)	0.02 ～ 0.06mg/kg
地西泮	0.02 ～ 0.1mg/kg	
丙泊酚	0.5 ～ 4mg/(kg・h)	1 ～ 3mg/kg
右美托咪定	0.2 ～ 0.7μg/(kg・h)	

三、镇静的原则

1. 没有气管插管的患者要谨慎使用镇静药物，不推荐持续静脉注射。

2. 为避免过度镇静，调整镇静药物用量达到预设的镇静深度后，逐渐减量或每天停药一段时间，以减少药效延长。

3. 长期使用苯二氮䓬类药物超过一周，不推荐使用氟马西尼拮抗（氟马西尼可致焦虑、头痛、眩晕、恶心、呕吐等不良反应，可能引起急性戒断状态，对苯二氮䓬类药物曾出现过戒断状态、对其药物身体依赖者、癫痫患者和颅内压较高者禁用）。停药时不应快速中断，而是有计划地逐渐减量。

4. 每日评估，为每例患者制订镇静的目标或终点，并规律地进行再评价。

5. 为避免药物蓄积和药效延长，可在镇静过程中实施每日唤醒计划。

第二节　镇静患者的风险分析

一、镇静的目的和意义

在镇静治疗之前，应尽量明确引起患者产生疼痛及焦虑躁动等症状的原因，尽可能采用非药物手段祛除或减轻一切可能的影响因素，在此基础上开始镇静治疗。镇静的目的包括以下几点。

1. 降低交感神经系统的过度兴奋。

2. 减轻或消除患者的痛苦记忆，帮助改善睡眠，诱导遗忘。

3. 减轻或消除患者的焦虑、躁动或谵妄，防止患者的无意识行为（如挣扎）干预治疗，保证患者的生命安全。

4. 镇静可减少炎性损伤，可减轻或消除患者对疼痛及躯体的不适感，减少对患者的伤害性刺激并抑制不良刺激性损伤，减轻器官损害，调节免疫功能。

5. 降低患者的代谢率，减少氧耗氧需，使危重患者机体组织在一定程度上，能够接受或承受目前的氧输送状态，并减轻各器官的代谢负担。

二、镇静效果的评估

保持患者安静，解除患者焦虑、不适及疼痛状态，但不过度抑制正常生理反射是急危重症患者的镇静目标。自 1974 年 Ramsay 提出 Ramsay 镇静深度评分系统以来，目前已有 4 种相关评分系统用于临床判断急危重症患者的镇静程度，分别是 Ramsay 镇静深度评分、Riker 镇静躁动评分(sedation-agitation scale,SAS)、运动反应估价评分(motor activity assessment scale,MAAS)、Richmond 躁动镇静评分（Richmond agitation-sedation scale，RASS）（表 5-2 ～表 5-5）。

表 5-2 Ramsay 镇静深度评分

分值	状态	临床状态
1	清醒	焦虑和易激惹，或不安，或两者都有
2	清醒	能合作，定位感好，平静
3	清醒	只对指令应答
4	睡眠	对眉间轻叩或大的听觉刺激反应轻快
5	睡眠	对眉间轻叩或大的听觉刺激反应迟缓
6	睡眠	对眉间轻叩或大的条件刺激无反应

注：Ramsay 评分系统是最早、也是应用较为广泛的镇静深度评分系统。共分为六级，大多数文献报道以维持患者 2 ～ 4 分镇静深度为宜。但该评分系统略简单。

表 5-3 Riker 镇静躁动评分

分值	状态	临床症状
1	不能唤醒	对伤害性刺激无反应或有轻微反应，无法交流或能对指令应答
2	非常镇静	对身体的刺激能唤醒，但无法交流或对指令回答，能自发移动
3	镇静	能被呼喊或轻微唤醒，但随后又入睡，单指令应答

续表

分值	状态	临床症状
4	安静合作	安静、易醒、能对指令应答
5	激惹	紧张、中度激惹、试图坐起、口头提醒能使其平静
6	非常激惹	尽管口头提醒仍不能平静，咬气管导管，需要固定患者肢体
7	危险激惹	患者试图拔出气管导管或输液器，攀越床栏，攻击医护人员，不停翻滚，对伤害刺激无反应

注：SAS 评价系统更注重患者存在过激反应，对镇静目的指示性更强。其理想分值为 4 分，高于 4 分需加大镇静剂用量，低于 4 分可减少用药，但临床上常常会出现“非常镇静”和“激惹”状态相交替现象。无刺激时患者表现为非常镇静，但患者可因轻微的刺激而出现激惹的表现。其原因与镇静剂的选择有关。因此，该评分系统对评价不同镇静剂镇静效果时存在缺陷。

表 5-4　运动反应估价评分

分值	状态	临床症状
0	无反应	对伤害性刺激无反应
1	只对伤害性刺激有反应	对伤害性刺激睁眼、皱眉，向刺激方向转头或移动肢体
2	对唤名或触摸有反应	睁眼、皱眉、向刺激方向转头，大声唤名或被触摸时能移动肢体
3	安静和合作	无须外界刺激，患者能自发活动和有目的地调整被单和衣服，能对指令应答
4	静息和合作	无须外界刺激，患者能自发活动和寻找被单或导管或不盖被服，能对指令应答
5	激惹	无须外界刺激，患者试图坐起或肢体移出床外，做出错误指令应答
6	非常激惹	无须外界刺激，患者试图拔出气管导管、输液管，不停翻滚、攻击医护人员或试图攀越床栏，不能按指令平静

注：MAAS 评价系统并未在上述两种评分系统的基础上有所突破，其设计主要针对外科 ICU 患者的特点，增加了患者目的性运动评价。

表 5-5 Richmond 躁动镇静评分

评分	命名	描述
+4	攻击性	明显的攻击性或暴力行为，对医护人员有直接危险
+3	非常躁动	拔、拽各种插管，或对医护人员有过激行为
+2	躁动	频繁的无目的动作或人机对抗
+1	不安	焦虑或紧张但动作无攻击性或表现精力过剩
0	警觉但安静	
－1	嗜睡	不完全警觉，但对呼唤有超过 10s 持续清醒，能凝视
－2	轻度镇静	对呼唤有短暂（少于 10s）清醒，伴眨眼
－3	中度镇静	对呼唤有一些活动（但无眨眼）
－4	深度镇静	对呼唤无反应但对躯体刺激有一些活动
－5	不易觉醒	对呼唤或躯体刺激无反应

注：实施方法①观察患者，是否警觉但安静（评分为 0），是否符合持续躁动或兴奋（使用表中描述的标准评分 +1 ～ +4）。②如果患者不警觉，大声呼唤患者名字和要求患者睁眼看讲话者，必要时重复一次可促使患者继续看讲话者。a. 患者有睁眼和目光交流，可持续超过 10s（评分为－1）。b. 患者有睁眼和目光交流，持续不超过 10s（评分为－2）。c. 患者对呼唤有一些活动，但没有睁眼和目光交流（评分为－3）。③如果患者对呼唤无反应，摇肩膀观察，如对摇肩膀等生理刺激仍无反应则按压胸骨。a. 患者对生理刺激有一些活动（评分为－4）。b. 患者对呼唤或生理刺激无反应（评分为－5）。

第三节 镇静患者的预见性护理

镇静的患者对外界刺激及感知能力等相对减弱，无法对外界刺激自行做出相应反应或对外界刺激反应较弱，从而可能导致不可逆性后果，因此护士面对镇静患者应及时准确并且要有预见性地做出正确的决策。

一、镇静不足的预见性护理

对于危重患者，镇静不足时患者可能出现呼吸浅促、潮气量减少、氧饱和度降低，影响通气效果，导致有（无）机械通气障碍，会引起患者焦虑、狂躁，成人甚至诱发心肌梗死，危及生命。一方面疼痛会使患者产生心理和生理的应激反应，导致耗氧增加、应激性溃疡、高凝状态等，对重症患者的恢复极为不利。对此预见性护理我们应做到以下几点。

（一）减轻痛苦

应结合镇静状态进行评估，及时调整治疗方案。必要时采用镇痛、镇静相结合的方式，减轻患者疼痛及躯体不适感。

（二）密切观察

观察患者呼吸的频率、节律、心率、声响等。定时查血气，了解有无缺氧和二氧化碳潴留，有气管插管的患者应做好气管插管位置的固定，避免移位或脱出。

（三）及时处理

患者出现人机对抗时，及时调整呼吸机模式及参数，及时观察病情变化，防止突发心肌梗死，对症治疗，做好抢救准备。

二、过度镇静的预见性护理

过度镇静可导致患者苏醒时间延长，增加治疗时间，其中呼吸抑制是最严重的副作用，可抑制脑干呼吸中枢的活动，产生剂量依赖性呼吸抑制，表现为呼吸频率减缓、幅度减小，缺氧和（或）二氧化碳潴留等，大剂量甚至可导致呼吸停止。对此预见性护理应做到以下几点。

（一）去除诱因

应结合镇痛镇静状态进行评估，及时调整治疗方案。避免发生不良事件，实施无创通气患者尤其应该加强监测。

（二）合理用药

遵医嘱给予镇静治疗，遵医嘱按时给药，并且根据病情评估，对于可能产生较严重疼痛的患者，应预防性地使用镇静药，并且应该在镇静药物作用未完全消失时重复给药。

（三）效果评估

在采取了镇静措施后，根据镇静效果不断调整用药剂量，应及时观察、评估镇痛镇静效果，并根据疗效制订下一步的治疗护理措施，以达到满意效果。

（四）每日唤醒

每日定时或暂时停止所有镇静药物输注，防止患者过度镇静，减少机械通气时间，减少镇静药物的用量，避免药物不良反应。严密观察患者的意识、表情、瞳孔大小、对光反射及肢体活动情况。观察有无头痛、呕吐、烦躁不安、昏迷及观察呼唤患者姓名有无反应。

（五）尽早撤机

使用机械通气患者，长期或过度使用镇静药物，也可导致呼吸机相关性肺炎的发生，日常的间断机械通气或试脱呼吸机，有助于减少患者对机械通气的依赖。可进行每日唤醒，及时、准确地评估患者是否有条件可以撤离机械辅助通气。

三、其他风险的预见性护理

（一）非计划拔管的预见性护理

1. 及时评估　急危重症镇静患者，需根据患者的意识、管道固定情况、耐受及不同部位置管对其影响进行评估。

2. 有效固定导管　镇静患者极易发生导管滑脱的风险，对此应选择合适的胶布，正确的固定流程，做到有效固定管道，每班检查并及时更换胶布，保证固定有效。

3. 有效肢体约束　镇静不足时，加重了患者拔管及坠床的风险，为预防拔管及坠床的发生，应合理使用约束带并经常检查约束带有无松散，防止自行解开，注意有无皮肤破损的发生。

4. 适当给药　对烦躁患者按医嘱适量给予镇静药物，使患者保持适当的镇静程度。

（二）并发症的预见性护理

1. 呼吸抑制　镇静药物可以抑制大脑的呼吸中枢，当呼吸中枢被抑制时，机体的呼吸作用就会受到抑制。可能表现为呼吸频率减慢，幅度小，缺氧，二氧化碳蓄积。故应定时查血气，严格观察生命体征，尤其是呼吸、血压、瞳孔、神志的变化。加强呼吸道的湿化，及时清除口鼻腔分泌物，听诊双肺呼吸音，按需吸痰。

2. *肺部感染* 镇静患者，咳痰和排痰能力减弱，影响呼吸功能恢复和气道分泌物清除，增加肺部感染的机会，为此应给患者定时翻身、叩背，防止坠积性肺炎的发生。机械通气患者可依据患者病情，酌情减少或停用镇静药物的使用，试脱呼吸机，给予持续雾化吸入或吸氧治疗，尽可能脱机拔管；效果不佳者，可考虑气管切开，减缓肺部感染严重度。

3. *尿潴留* 研究表明，镇痛镇静药物联合使用时，会增加尿潴留的发生，长期使用镇痛镇静药物的患者应安排合理的排尿时间、空间，诱导自行排尿，必要时留置尿管。

4. *低血压* 镇静药物注射的速度和剂量是导致低血压的重要因素。镇静治疗期间应严密监测血压、中心静脉压、心率、心律，一旦出现低血压，立即查明原因，对症处理。

5. *恶心、呕吐* 多发生于镇静药使用初期，大多4～7d缓解，根据轻、中、重对症用药。

6. *便秘* 可持续存在于阿片类镇痛药治疗的全过程。应鼓励患者多饮水，食用富含纤维素的食物，使用适量缓泻剂，重度便秘可使用强效泻药或给予灌肠。

（三）静脉炎的预见性护理

地西泮静脉注射或肌内注射时易形成静脉血栓。咪达唑仑静脉注射采用微量泵注射，尽可能使用单独静脉通道，不可与甘露醇一起输入，以防析出结晶或短时间内大剂量的镇静药物进入体内。故输注这些药物时需专用的静脉内导管或经中心静脉给药，防止静脉炎的发生。

（四）压疮的预见性护理

镇静患者应尽可能地避免不必要的刺激，应用压力移动式气垫，分散患者体重，减轻局部受压，为防止剪切力，尽可能把床置于水平位，如需抬高床头，一般以30°为宜。必要时使用敷料保护骨隆突处。定时翻身，建立翻身卡。保持床铺的清洁、干燥，预防感染。

（五）不良心理反应的预见性护理

1. *心理疏导* 患者清醒时加强护患沟通，进行心理干预，了解患者心理想法，及时疏导。

2. *加强宣教* 向患者讲解各种插管、仪器、检查的作用及重要性，介绍病情以增加患者战胜疾病的信心。提高患者的安全感，使患者能够积极主动地配合。告诉患者或家属使用镇静药，有利于患者的治疗，同时能缓解或消除疼痛等不适。

3. *提高睡眠质量* 提高患者的睡眠质量，减少刺激、光线调暗、音量放小，操作尽可能集中进行，给患者营造一个安静、舒适、整洁的病房环境，减轻或消除患者的焦虑、紧张等不适。

（六）深静脉血栓的预见性护理

引起下肢深静脉血栓最重要的三个因素，一是下肢静脉血液淤滞，二是静脉受到损伤，三是高凝状态，任何原因导致这三种情况出现，都有可能形成下肢静脉血栓。镇静患者需长期卧床，因此易导致血液淤滞而造成下肢深静脉血栓。对此预见性护理应做到以下几点。

1. *气压式血液循环驱动器治疗* 气压式血液循环驱动器能够促进肢体的血液循环，防止静脉血栓的形成。

2. *肢体的主动活动与被动活动* 卧床期间定时进行下肢的主动活动或被动活动，护士进行指导，协助并检查患者的活动情况。定时更换体位。尽早下床活动是预防下肢深静脉血栓形成的最有效措施。因此，停用镇静药的患者，在病情允许的情况下，可适当地下床活动。

3. *静脉穿刺部位的选择* 长期输液或经静脉给药者，避免在同一部位、同一静脉处反复穿刺，尤其是使用刺激性药物更要谨慎。并且严禁下肢静脉输液。

4. *密切观察* 注意患者双下肢有无色泽改变、水肿、浅静脉怒张和肌肉有无深压痛，如有改变应及时通知医生。

第 6 章

使用约束带患者

第一节　约束带概述

在健康护理范畴中，约束包括化学约束、物理约束和精神约束，狭义的约束指物理约束，又称为身体约束。2001 年美国医疗机构评审联合委员会（Joint Commission on Accreditation of Healthcare Organizations，JCAHO）将其定义为：物理或机械装置附加于或贴近患者的身体，限制患者自由移动或正常接触自己身体的行为。急危重症患者，病情复杂，变化快，常伴有神志不清、躁动不安、谵妄、不配合治疗等潜在安全隐患的发生，甚至发生自伤行为。为了保证患者安全及治疗、护理的顺利进行，对急危重症患者采取必要的身体约束。

一、使用约束带的目的

约束带是临床科室，特别是急重症患者常用的护理措施，它能够有效地预防脱管、坠床、自伤等护理意外事件的发生。使用约束带的目的为：

1. 控制患者危险性行为的发生（如自杀、自伤、极度兴奋冲动，有明显攻击行为），避免患者伤害他人或自伤。

2. 防止患者术后意外拔管，影响治疗结果。

3. 防止患者谵妄、昏迷、躁动及急危重症患者因虚弱、意识不清或其他原因而发生坠床、撞伤、抓伤等意外或是意外拔管等，确保患者安全及治疗、护理的顺利进行。

二、使用约束带的适应证

（一）美国老年病学会提出身体约束的适应证

1. 有严重的认知障碍和（或）有身体功能障碍的患者。

2. 使用了医疗仪器设备，如监护仪、血管内留置针等存在认知障碍的患者。

3. 有跌倒危险的患者或诊断为精神障碍的患者。

（二）国内学者认为身体约束的适应证

1. 各种原因引起的谵妄状态，一时不能用药物控制其症状者。

2. 癫痫行为者，酒精中毒所致精神障碍，一时不能控制者；各种原因引起的精神症状明显的患者。

3. 治疗需要时，如输液、肌内注射或其他治疗不合作者。

4. 极度兴奋、烦躁不安，伴有躯体疾病及用药物一时难以控制其躁动者。

5. 有自伤、自杀、伤人、毁物、外逃等暴力倾向、冲动行为者。

6. 留置特殊管道的患者，如静脉留置针、胃管、尿管、各种引流管、气管插管、呼吸机管道等。

7. 外伤后疼痛期患者。

8. 处于麻醉清醒期的患者。

9. 其他特殊情况，如老年患者，药物不良反应引起患者步态不稳，防止跌倒致伤残等确实需要暂时保护者。

三、约束带的选择

（一）约束工具的选择

约束带主要用于保护躁动的患者，限制患者肢体或约束失控的肢体活动，防止患者自伤或坠床及意外拔管的发生。根据约束部位的不同，约束带可分为肩部约束带(图 6-1)、手肘约束带(图 6-2)或肘部保护装置、约束手套（图 6-3）、约束衣（图 6-4）、膝部约束带（图 6-5）等。

（二）约束方式的选择

1. 约束方式包括双上肢约束、双下肢约束、手部约束、肩部约束、

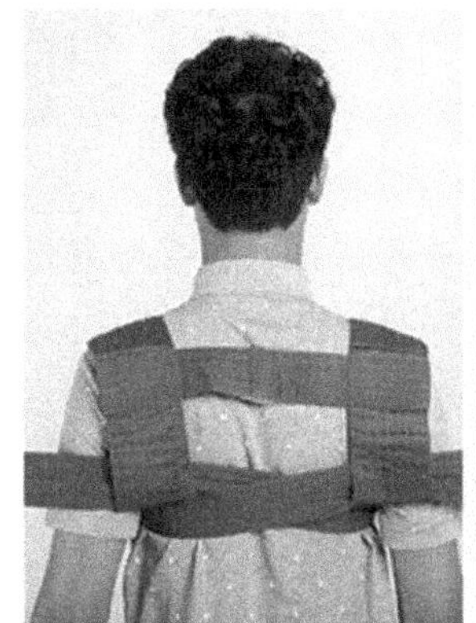
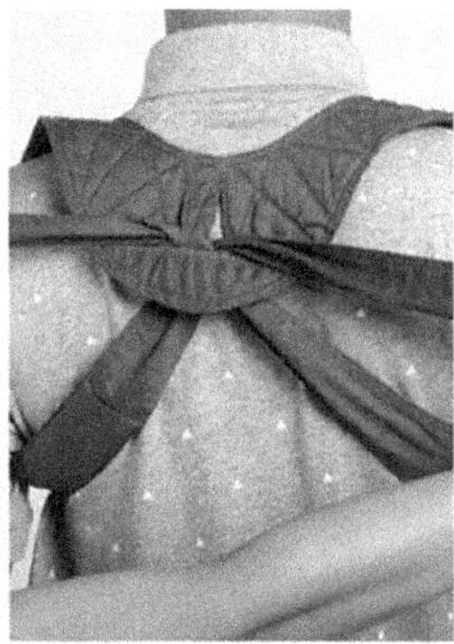

图 6-1　肩部约束带

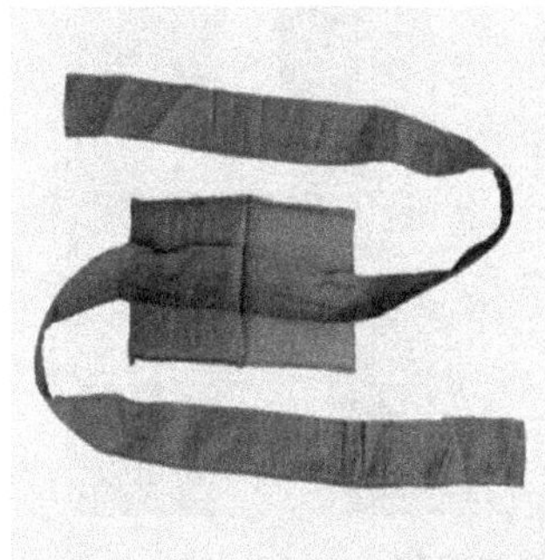
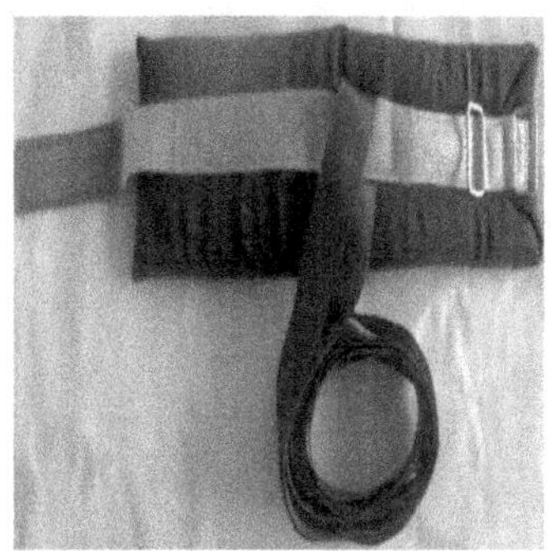

图 6-2　手肘约束带

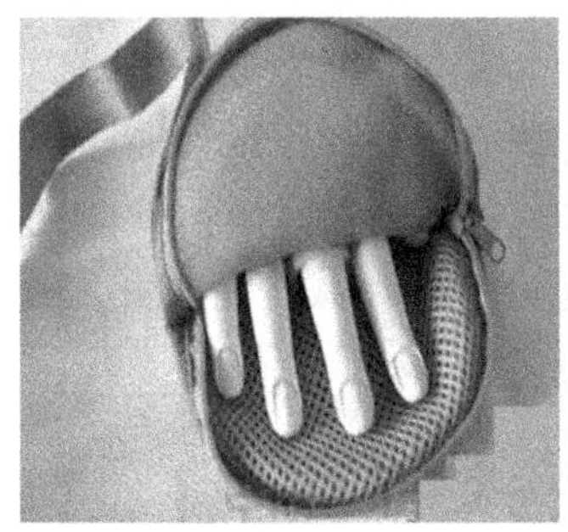
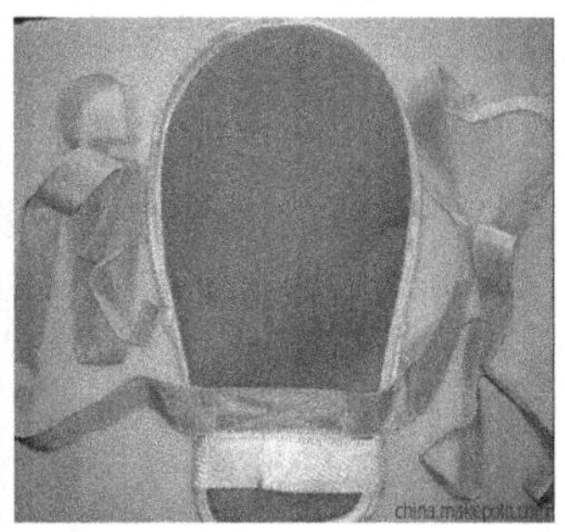

图 6-3　约束手套

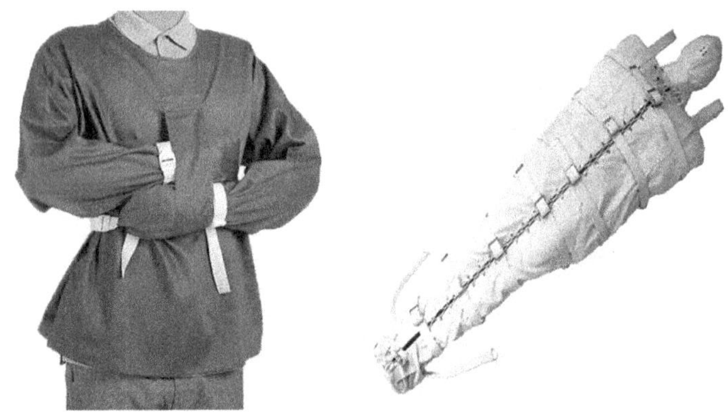

图 6-4 约束衣

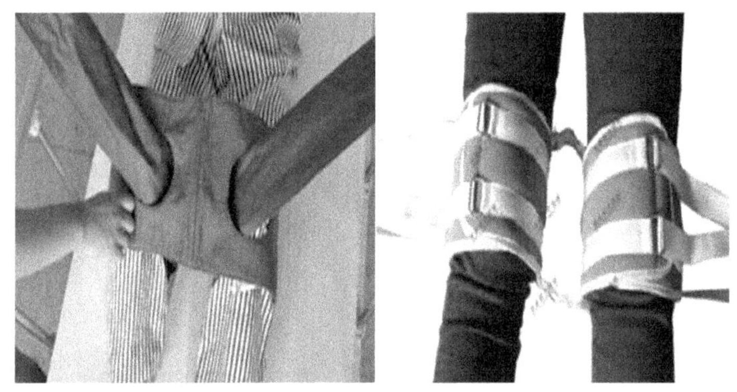

图 6-5 膝部约束带

胸部约束等。其中以双上肢约束尤其是双腕部约束最为常见。

2. 约束工具和约束方式的选择与约束的目的密切相关，即主要用来预防患者对治疗的干扰，特别是非计划拔管。近年来，国内外诸多研究者热衷于约束工具的创新研究，主要是对肢体约束带和约束手套的改良，目的在于降低患者非计划拔管率和减少约束并发症的发生，这也从侧面反映了护理工作对身体约束的认可与依赖。

四、使用约束带的方法

保护性约束必须在医嘱下执行，护士无权擅自约束及松解患者。

无约束医嘱，一旦发生医疗纠纷，均视为违法情况。但在紧急情况下(如患者出现自伤、伤人行为，甚至危及自身或他人生命时）护士可先执行约束，后请示医生，并督促医生及时补开医嘱。

（一）约束前的评估及心理护理

1. 评估患者病情、意识状态、肢体活动度、约束部位皮肤色泽、温度及完整性等。

2. 评估患者需要使用保护具的种类和时间。

3. 向患者和家属解释约束的必要性，约束带的作用及使用方法，取得配合。

（二）合理选择约束部位

1. 根据想要达到的约束目的，考虑患者各种管道的位置，以及患者意识状态的情况，选择合适的约束部位。

2. 对于放置的头部引流管、胃管等肩部以上的引流管，选择进行上肢约束保护，确定患者在活动时不会对引流管造成太大影响。

（三）约束带的使用方法

1. *肢体约束法*　暴露患者腕部或者踝部，用棉垫包裹腕部或者踝部，将约束带打成双套结套在棉垫外，稍拉紧，使之不松脱，将约束带系于两侧床缘。

2. *肩部约束法*　暴露患者双肩，将患者双侧腋下垫棉垫，约束带置于患者双肩下，双侧分别穿过患者腋下，在背部交叉后分别固定于床头。

3. *全身约束法*　多用于患儿的约束。具体方法：将大单折成自患儿肩部至踝部的长度，将患儿放于中间，用靠近护士一侧的大单紧紧包裹同侧患儿的手足至对侧，自患儿腋窝下掖于身下，再将大单的另一侧包裹手臂及身体后，紧掖于靠护士一侧身下，如患儿过分活动，可用绷带系好。

4. *双膝约束法*　用于固定膝部，限制患者下肢活动。操作时两膝衬棉垫，将约束带横放两膝上，宽带下的两头带固定一侧膝关节，然后将宽带两端系于床缘上，也可以用大单代替。

（四）使用约束带的注意事项

1. *做好安全教育* 告知患者及家属实施约束的目的、方法、持续时间，使患者和家属理解使用约束带的重要性、安全性，征得同意方可使用。

2. *约束带的固定* 约束带固定于床上的结头要隐蔽，以患者看不到、摸不到为宜；肩部约束时腋下垫棉垫，打固定节，避免其松动而损伤臂丛神经。

3. *保持功能位* 指导患者和家属在约束期间保证肢体处于功能位，保持适当的活动度，禁止将患者上肢翻至头部方向。

4. *准确记录并交接班* 包括约束的原因、时间、约束带的数目、约束部位、约束部位皮肤状况、解除约束时间等。

5. *密切观察皮肤情况* 观察约束部位皮肤有无损伤、皮肤颜色、温度、约束肢体末梢循环状况，定时松解。每隔 15 ～ 30min 观察约束部位的末梢循环情况及约束带的松紧程度（以能伸进一、二手指为原则），定时更换约束肢体，每 2 小时活动肢体或放松一次，发现异常及时处理，必要时进行局部按摩，促进血液循环。

6. *保证患者营养支持* 对兴奋、躁动不安者，定时喂水喂饭，保证机体需要量，对不能进食者要采取措施给予鼻饲或静脉补液。

7. *做好基础护理* 保持床单位的清洁干燥、舒适，防止压力性损伤的发生；约束带要定期清洗消毒，保持清洁。

第二节 使用约束带患者的风险分析

一、约束带使用的知情同意

在约束带的使用过程中，应注重使用前充分告知，使患者及家属知情，解释使用约束带的作用，同时签署保护性约束带使用知情同意签字书（以下简称“知情同意书”）并加强全程沟通，避免发生约束带使用相关的医疗护理纠纷。

（一）充分告知使用约束带的重要性

约束带是为了防止意外脱管等安全隐患而设的特殊保护措施，它不同于其他治疗手段，家属最关心的是患者的安全问题，不充分的告知及不恰当的使用极易引起纠纷，因此护理人员应做到详尽告知。告知前加强与医生沟通、交流意见，保证医护告知信息的一致性。在告知过程中要始终坚持做到实事求是，不故意夸大或随意缩小其风险，更不能故意隐瞒。

（二）知情同意书的知情部分

该部分由目的、并发症、患者及家属注意事项等内容组成。

1. *目的*　预防患者自行拔出治疗的管道、预防坠床、预防自伤及其他意外损伤等。

2. *并发症*　局部皮肤擦伤、关节脱位或骨折，其他不可预知的意外情况等。

3. *患者及家属注意事项*　未经医护人员同意患者及家属不可自行取下约束带。针对使用过程中可能发生的相关情况，医务人员应将进行保护性约束的目的、并发症、患者及家属注意事项详细告知，签字人认真阅读并理解以上内容，无论是否同意使用，应在知情同意书下方签署意见。

（三）知情同意书的签字部分

履行知情同意的顺序：如果患者完全清醒，其本人同意是先决条件，如果患者为非完全清醒者，由其监护人或委托人签字。

（四）签署后表格病历存档

将签署后的表格存入患者病历，放在知情同意相关文件中（表 6-1）。

表 6-1　住院患者保护性约束带使用知情同意书

科室_____床号_____姓名_____性别_____年龄_____岁　诊断_____

患者存在或潜在的情况	□患者目前存在意识障碍 □患者癫痫发作 □患者烦躁明显 □患者智能障碍 □有气管插管、呼吸机辅助呼吸、各种管道、静脉输液等患者不能配合，存在导管滑脱风险

续表

需告知的内容	为保证患者安全，避免患者拔管等安全隐患，必要时约束患者，约束过程中可能发生的风险： □ 皮肤擦伤 □ 骨折 □ 神经损伤 □ 其他不可预见的损伤
患者或家属意见	医生已向我告知约束相关风险，为保证患者安全，同意使用上述安全预防措施，患者本人或家属对约束表示理解。 患者（家属）签名：　　　　与患者关系： 联系方式： 日　　期：　　　　年　月　日
医护签名	医生签名： 护士签名： 日　　期：　　　　年　月　日

第　　页

二、约束带使用的并发症

约束带的使用可保证患者安全，防止意外事件的发生，同时防止自伤或伤人，保证治疗、护理顺利进行，但是在使用约束带的过程中可能会出现相应的并发症，主要表现为以下几点：

（一）皮肤擦伤

约束部位（尤其是手腕、脚踝、腋下等部位）皮肤出现发红、破皮等情况。

（二）关节脱位或骨折

出现受伤关节或肢体疼痛、肿胀、活动障碍等情况。

（三）神经受损

出现肘关节屈曲受限，不能伸腕、伸指等情况，具体表现为以下几点。

1. 肌皮神经受损　肱二头肌萎缩，肘关节屈曲受限。

2. 肘正中神经损伤　前臂不能旋前，屈腕力减弱，拇指、示指及中指不能屈，拇指不能做对掌运动；拇指、示指、中指远节感觉障碍最明显；鱼际肌萎缩，手掌变平坦，形成“猿手”。

3. 尺神经受损　屈腕力弱，环指和小指的远节不能屈；小鱼际肌萎缩变平坦，拇指不能内收；骨间肌萎缩，掌骨间出现深沟，各指不能相互靠拢；各掌指关节过伸，第4、5指的指间关节弯曲，形成“爪形手”；手掌、手背内侧缘感觉丧失。

4. 桡神经损伤　前臂伸肌瘫痪，不能伸腕、伸指，抬前臂时呈“垂腕征”；感觉障碍以第1、2掌骨间隙背面的“虎口区”皮肤最为明显。

5. 腋神经损伤　三角肌瘫痪，肩关节外展幅度变小或不能外展，三角肌区皮肤感觉障碍；若三角肌萎缩，肩部失去圆隆外观，肩峰突出，形成“方肩”畸形。

6. 胸长神经受损　前锯肌瘫痪，表现为“翼状肩”，上肢上举困难，不能做梳头动作。

7. 胸背神经受损　不能做背手动作。

（四）肢体血液回流障碍

约束部位以下出现皮肤青紫、肿胀，感觉麻木、疼痛，严重者发生坏死等情况。

（五）压力性损伤

受压部位皮肤发红、压痕、疼痛甚至破溃等情况。

（六）疼痛

患者自觉约束部位或制动肢体疼痛，甚至感觉全身疼痛，松解后不能自如活动。

（七）患者及家属情绪紧张、焦虑

1. 患者极不配合，吵闹反抗，拒绝约束。

2. 家属对使用约束带的认识程度不够，心疼患者，自行松解约束。

第三节　使用约束带患者的预见性护理

预见性护理是一种新型的护理模式，要求医护人员具有细致的观察力，高度的责任意识，能够在患者出现病症和风险前，制订出科学、系统的预见性护理计划并实施，从而达到更优的护理效果。约束带是保护认知或功能障碍的患者、限制肢体活动、防止患者伤害自己或他人，从而达到维护患者安全与保证治疗效果的用物。但是在使用约束带的过程中，也存在着很多风险，如皮肤擦伤、关节脱位或骨折等，不仅给患者带来躯体上、精神上的痛苦，也有可能造成住院时间延长，不利于患者恢复。作为护理人员，做好预见性护理，正确评估风险，采取相应措施尤为重要。

一、皮肤擦伤的预见性护理

皮肤擦伤是约束带使用中最常见、最易发生的，主因患者的不配合，在约束的情况下乱抓乱挠，不断挣脱，约束带的松紧度不适合及护理人员观察患者皮肤情况不到位等造成。为了减轻患者的痛苦，尽量避免皮肤擦伤的出现，这就要求医护人员做好相应的预见性护理，提前做好防范措施，主要需注意以下几点。

（一）及时评估

根据患者病情、意识状态及配合情况，松解约束。

（二）局部保护

在约束部位垫大棉垫、多层软棉布或是使用一些保护性泡沫敷料，以保护约束部位的皮肤，缓解约束带对约束部位的受力情况。

（三）保持功能位

约束带的松紧度适宜，以能放入一指或二指为宜。尽量减少被约束肢体的活动度，维持功能位。

（四）其他

如果患者出现皮肤擦伤，要及时给予处理，用0.5%碘伏消毒，保持局部的清洁干燥。若发生溃烂、破损等，立即报告医生，遵医嘱给予相应的处置。

二、机械性损伤的预见性护理

由于操作者实施约束时操作不够规范、用力不当或者患者约束时间过长，可能有增加骨折、肌力丧失、关节萎缩等风险。应对患者做好如下预见性护理。

（一）约束前评估

评估患者的合作程度，对情绪特别激动、反抗强烈者可暂缓执行约束，并邀请患者信赖的人给予解释，尽量稳定患者情绪，争取患者的配合。

（二）约束保护

掌握正确的约束方法，避免用力过猛。

（三）约束中评估

及时评估约束部位的关节及肢体活动。

三、神经受损的预见性护理

约束患者肢体的位置不当，手可能会卡在气垫、床档之间，造成患者神经受损问题的发生。为了避免神经受损的发生，应注意以下几点。

（一）约束前评估

约束前向患者告知，尽量争取患者配合。

（二）约束方法

掌握正确的约束方法，避免用力过猛，避免用力挣扎牵拉，肢体约束于功能位。

（三）约束过程评估

评估患者病情，及时松解约束，尽量避免长时间约束患者，如需长时间约束者，需定期松解、活动肢体。

（四）神经受损的处置

1. 理疗，如电刺激疗法、红外线、磁疗等。

2. 功能锻炼，并可配合针灸、按摩、推拿等。

3. 应用神经营养药物，如维生素 B_1、维生素 B_6、维生素 B_{12}、复合维生素 B 等。

4. 及时观察患者病情变化，记录功能恢复情况。

5. 不断评价治疗与护理的效果，为进一步治疗提供依据。

四、肢体血液回流障碍的预见性护理

保护性约束过程中应加强巡视，防止约束过度，产生不良的反应。因此，需要采取相应的干预措施。

（一）约束保护

约束时应内放衬垫，松紧适宜，以穿过 1 ～ 2 个手指为宜，15 ～ 30min 巡查一次，进行严格的床旁交接班，密切观察患者局部皮肤及血液循环情况。

（二）功能位保持

患者肢体应保持功能位，避免不必要的暴露。抬高下肢，摇高床尾，促进静脉回流。

（三）约束观察

对被约束的患者约束部位应重点观察、重点护理。

（四）预防血栓

指导患者家属给予向心性按摩，注意保暖、促进血液循环，防止血栓形成。

（五）肢体血液回流障碍的处理措施

1. 立即松解约束，活动肢体，以促进血液回流。
2. 用 50%硫酸镁溶液湿热敷肿胀部位。
3. 局部按摩、理疗等。
4. 发生局部组织坏死者请外科医生协助处理。
5. 密切观察，记录病变部位皮肤情况。
6. 不断评价治疗与护理的效果，为进一步处置提供依据。

（六）其他

误吸导致吸入性肺炎。

五、压力性损伤的预见性护理

患者自身营养状况差，如果约束时间过长，局部皮肤容易损伤，甚至影响血液循环，易导致约束部位发生压力性损伤，同时患者一直处于被动体位，易导致受压部位尤其是骨隆突处发生压力性损伤。为了预防压力性损伤的发生，需提前做好预防措施。

（一）约束保护

约束时使用多层软棉布衬垫。

（二）约束中评估

评估患者病情，及时松解约束，避免长时间约束患者。如需长时间约束者，定期松解、活动肢体，变换约束体位与约束方法，并按摩受压部位。在不松解约束带的情况下，定时给予翻身，使用海绵三角垫协助患者变换体位。

（三）其他

使用防压疮气垫床，保持皮肤及床单位清洁干燥。

六、疼痛的预见性护理

约束带是采用强制的方式进行护理，在约束中容易造成患者受伤，如约束部位的疼痛，尤其是躁动、不配合治疗的患者，不断挣脱约束带的束缚，不恰当的约束方法，约束带会随着患者肢体的活动越来越紧，使患者疼痛加剧。为了减轻疼痛的发生，需采取相应的护理措施。

（一）约束前评估

做好解释与安抚工作，使患者从心理上接受约束这一保护性的干预措施。

（二）约束保护

约束部位垫棉垫，避免约束过紧及长时间约束患者。

（三）疼痛评估

是否存在关节脱位或骨折等严重并发症，如有关节脱位或骨折，则暂停活动。

（四）解除约束

在工作人员保护下慢慢活动肢体，以免产生剧烈疼痛。

七、患者及家属情绪紧张、焦虑的预见性护理

约束性措施既是一种保护性护理行为，也是一种强制性护理方法。有时保护性约束在临床使用中却遭到部分家属的不理解，他们认为患

者本身就很痛苦，还要对他们进行约束，是对患者的惩罚及对患者人身安全的威胁。同时，他们担心会加重患者的病情，造成严重的后果。所以在对患者进行保护性约束时，应该对家属的心理反应采取必要的干预措施。

（一）心理评估

评估患者及家属的心理状态与合作程度，及时予以解释，争取患者及家属的理解与配合。

（二）解除评估

评估患者病情，及时松解约束。患者约束后要及时做好患者及家属的安抚工作。

（三）医护配合

由医生协助解释工作或护士遵医嘱使用药物以稳定患者情绪。

（四）加强心理护理

满足患者的合理需求，及时了解患者的心理感受，给予恰当的解释、安慰、疏导，消除其对约束的偏见。在约束期间为患者提供人性化的服务，有利于患者的康复。

八、约束带使用过程中的其他风险的预见性护理

在约束带的使用中，除了出现以上并发症外，可能还存在以下风险，需要做好相应的预见性护理。

（一）约束不到位

在使用约束带之前已经充分向家属讲解了约束带在使用过程中的注意事项，家属表示理解并已签署知情同意书，但往往在约束带的使用过程中，在患者的要求下，心疼患者，认为自己一直在患者身边看护，不会有意外情况的发生，擅自松解约束带，造成意外事件的发生。为了杜绝此情况的发生，需采取以下措施。

1. 做好约束前的充分告知，解释使用约束带的重要性。

2. 专人看护，如需更换看护人员要做好交接。

（二）约束过度

有的家属对使用约束带的认知程度不够，以为捆绑得越紧越安全，

增加了并发症的发生。对此采取的预见性护理措施主要是加强宣教。

1. **口头强调**　口头反复强调使用约束带的注意事项。

2. **宣传图板**　制作相关知识的展板，悬挂在病区走廊内。

3. **制作宣传图册**　发给患者及家属，让其了解相关内容，意识到有效约束的重要性。

（三）观察不到位

观察不到位包括患者家属及护理人员两方面的因素。护理人员在人力资源不足的情况下，年轻护士占主导位置，缺乏预见性护理思维，巡视患者不及时，缺乏对约束部位的观察意识，出现并发症时不能被及时发现。为了改变这种缺乏主动观察发现问题的能力，可以采用强制的方法，定制使用约束记录单，每 15 ～ 30 分钟观察患者一次，每 2 小时记录相关内容，并签字，班班交接。患者约束具使用评估表（表 6-2）、保护性约束观察巡视记录单（表 6-3）如下。

约束带是实施身体约束时的用物，能够限制患者的肢体活动，临床上常用于神志不清、自控能力较差、遵医行为差、有脱管风险的患者，约束带的正确使用可以有效保证患者安全，保证治疗及护理工作的顺利进行，同时在使用过程中也存在一定的风险，因此在使用约束带时，护士要勤于思考，采取预见性措施，从而规避、减少风险发生。

表 6-2　患者约束具使用评估表

病区____ 床号____ 姓名_____ 性别___ 住院号_____ 年龄___ 入院诊断_____

项目	评估内容	班次	评估日期与结果						
使用指征	A. 有拔管可能　B. 有抓伤可能　C. 有撞伤可能　D. 有跌倒、坠床可能　E. 躁动　F. 认知障碍　G. 精神错乱　H. 消极、自杀可能　I. 无禁忌证	白							
		晚							
		夜							
约束工具	A. 床栏　B. 约束带　C. 约束手套	白							
		晚							
		夜							

续表

项目	评估内容	班次	评估日期与结果						
约束部位	A. 左手腕　B. 右手腕　C. 左足踝　D. 右足踝　E. 胸部　F. 膝部　G. 肩部	白							
		晚							
		夜							
局部皮肤	A. 正常　B. 擦伤　C. 青紫	白							
		晚							
		夜							
末梢循环	A. 正常　B. 苍白　C. 感觉异常　D. 肿胀	白							
		晚							
		夜							
肢体活动	A. 正常　B. 异常	白							
		晚							
		夜							
护理措施	A. 告知患者及家属使用约束具的目的、注意事项，取得同意配合 B. 约束带松紧 2 指为宜 C. 密切观察约束部位皮肤颜色、完整性，肢体末梢循环、活动能力 D. 至少每 2 小时访视一次 E. 保持卧位舒适，肢体功能位置，每 2 小时协助患者更换卧位 F. 有陪护人员检查其约束情况 G. 做好患者基础和生活护理 H. 维持患者自尊，保持患者隐私 I. 停止使用约束具	白							
		晚							
		夜							
护士签名									

表 6-3 保护性约束观察巡视记录单

姓名______ 科室______ 病区______ 床号______ 住院号______

日期	时间	约束原因	约束带数	约束部位	松紧度	肢体血运	皮肤情况	体位	意识	行为表现	生活护理	其他	当班签名
备注		1. 冲动 2. 自伤自杀 3. 外走 4. 不合作 5. 行为紊乱 6. 意识障碍 7. 自我要求 8. 其他		1. 双肩 2. 双手 3. 双腿 4. 其他	1. 松 2. 正常 3. 紧	1. 红润 2. 淤紫 3. 肿胀 4. 其他	1. 完整 2. 擦伤 3. 破损 4. 其他	1. 平卧 2. 坐位 3. 左卧位 4. 右卧位	1. 清醒 2. 嗜睡 3. 昏睡 4. 昏迷 5. 其他	1. 安静 2. 兴奋 3. 抑制 4. 其他	1. 洗脸 2. 口护 3. 喂水 4. 喂食 5. 如厕 6. 擦浴 7. 其他		

第 7 章

物理降温患者

第一节　物理降温的作用和方法

体温是人体一项重要的生命体征，其相对稳定是保证机体新陈代谢和生命活动正常进行的必要条件。物理降温是通过促进皮肤散热来达到降低机体温度的方法，是目前临床最简便的降温方法，临床高热患者使用广泛。

一、物理降温的作用

物理降温可通过冷敷与热敷达到降温的目的。两种是临床上常用的物理治疗方法。冷敷可使局部血管和毛细血管收缩，减轻局部充血或出血，控制炎症扩散；可抑制细胞活动，使末梢神经的敏感性降低，从而减轻疼痛；冷敷直接接触皮肤，通过物理作用降低体温。热敷可使局部血管扩张，改善血液循环，促进炎症的消散或局限；温热能降低痛觉神经的兴奋性，有解除疼痛作用；还可使局部血管扩张，减轻深部组织充血，使患者舒适。有效的散热取决于快速地将热量从核心传递到皮肤，并从皮肤传递到外部环境。

二、物理降温的方法

（一）降温贴降温

降温贴是解热镇痛成分制成的一种高分子凝胶贴剂，通过高分子亲水凝胶使薄荷、冰片等植物提取液溶于凝胶，以无纺布为基料；透过皮肤毛孔吸收，通过水汽化吸热的物理变化达到降温效果。

（二）温水擦浴

临床上采用高于 32 ～ 34℃温水对于高热患者擦浴优于传统擦浴。传统擦浴时，患者会出现皮肤苍白、寒战等不良反应，是 32 ～ 34℃水温对于高热危重患者仍属冷刺激，血管、肌肉受刺激收缩痉挛所致。水蒸发带走体表热量，血管肌肉收缩使体内大量热无法散出，降温效果不明显或降温后体温很快回升。而采用高于体温 1℃水行物理降温，降温效果、持续时间及不良反应程度均优于传统水温，泡浴优于擦浴。

（三）酒精擦浴

经过研究和临床应用证明，应用 30% ～ 50% 的温热酒精及高于正常体温 3℃以内，进行物理降温可以减轻患者的不适，促进了患者血管的扩张，从而达到较好的散热效果。

（四）冰袋降温

临床上常规采用生理盐水冰袋进行降温，但冰袋内加入 40%乙醇，降温持续时间长，冰袋内为霜水状，与体表面积接触大，易于固定，效果明显。此法就地取材，且其冰点低呈霜水状也大大增加了舒适度。可根据患者的年龄、病情及使用部位选择大小、形状适宜的冰袋。

（五）静脉降温

静脉降温是通过静脉将药物输入体内的一种降温方法。具体方法：将患者需常规输入的液体置于冰箱，待温度降为 0 ～ 10℃时取出用棉套保温，以 30 ～ 40 滴 / 分的速度输入患者体内。低温液体的输入可吸收体内大量的热量，从而使体温下降。因静脉降温效果强烈，降温 15min 后即测量体温变化，根据体温下降程度控制输液速度与输液量。体温下降至 38.5℃左右时停止输入低温液体，防止体温降得过低。适合中枢性高热和超高热患者快速降温，也适合院外急救中的低温神经保护。

（六）降温毯降温

通过主机工作与冰毯内的水进行循环交换，促使毯面接触皮肤进行散热，达到降温目的。通过在护理中应用降温毯的效果证明，因为降温毯可以采用数字化控制，在发挥其降温功能的基础上，也减少了劳动量，从而克服了过去其他降温法工作程序复杂、降温效果反复不稳的问题。该降温方法发挥功效的时间较长，少反复，是较之其他物理降温方法而言相对理想的方法。

第二节 物理降温患者的风险分析

护理风险是与护理有关的可能发生的风险，物理降温在临床上应用广泛，大大减轻了患者的痛苦，但也存在一定风险，需要引起重视。

一、局部冻伤

（一）末梢循环不良

在物理降温过程中会导致末梢循环不良，末梢循环不良是在低温下维持血供的小动脉容易发生痉挛，造成局部组织缺血、坏死。

（二）冰敷用冷时间过长

物理降温过程中冰袋温度低，持续冰敷用冷时间过长，使局部营养、生理功能及细胞代谢均发生障碍，严重者会发生组织坏死。

（三）局部冻伤

局部冻伤可表现为局部皮肤颜色变青紫，感觉麻木，局部僵硬，变黑，甚至组织坏死。

1. **生理调节阶段** 冻伤之初，人体为了调节产热与散热之间的动态平衡，主要表现为产热增加和散热减少。

（1）产热增加：主要表现为肌肉紧张度增加，随之出现寒战，使代谢增高。如寒冷继续增加，肝脏代谢活动也增强。

（2）散热减少：主要表现为皮肤血管收缩，使血流减少，皮肤温度降低，以减少散热。如果寒冷持续时间较长，皮肤血管往往出现短暂的扩张，使局部血流增快，皮温回升，循环暂时得以改善。但人体为了避免热量散失，血管又随之收缩。此种血管的收缩与扩张，均为人体抵御寒冷的保持反应。当然，最后人体为了保持中心体温，皮肤和肢端血管持续收缩。

2. **组织冻结阶段** 当组织温度降至冰点（皮肤冻结温度为

－ 50℃）以下时，就会开始发生冻结。

总之，在受冻之初，各项生理功能均趋亢进，如代谢增加、心率加快、血管的舒缩交替等。如寒冷持续过久，势必出现抑制，从而代谢降低、心率减慢，导致中心体温降低。此后皮肤及肢端血管出现持续性收缩，皮肤和肢体末端组织就可能发生冻结。

二、全身反应

在物理降温过程中冰敷是降温散热的方法，但冰敷持续时间过长会导致温度过低、全身寒战、面色苍白、体温降低。多见于年老体弱患者及婴幼儿。

三、冻伤导致压力性损伤

物理降温过程中患者翻身不慎将冰块、冰袋压在身下，而冰块、冰袋硬度高、有棱角，与体表面积接触少，受压时间过长，可引起局部压力性损伤，因长期压迫局部出现压痕，感觉疼痛不适。

四、化学制冷袋药液外渗

物理降温过程中也会选择化学冰袋进行降温，降温过程中各种因素导致冰袋内液体外渗、皮肤接触时间过长，会导致皮肤潮红或水疱形成。

第三节　物理降温的预见性护理

预见性护理是将一项超前的护理工作，采取有效的措施进行引导和干预，是一种防患于未然的治疗和护理模式。物理降温过程中细节护理是护理人员对患者优质护理的体现，能够极大提升护理的实际效果。

一、局部冻伤的预见性护理

局部冻伤是物理降温冷敷中会出现的反应，多由观察不及时、部位不准确、时间把控不精准所导致，现将预见性护理总结如下。

1. 控制时间　冷敷时间不能过长，每 3 ～ 4 小时冷敷一次，每次 20 ～ 30min。

2. 护理时机　对进行冷敷的患者要经常巡视，一般一级护理的患者 15 ～ 30min 巡视一次，二级护理的患者 30 ～ 60min 巡视一次。

3. 观察局部皮肤情况　观察皮肤，到患者床旁观察患者皮肤的颜色，触及患者皮肤如肤色变青紫、感觉麻木，静脉血淤积，必须停止冷敷，及时报告医生处理，以防组织坏死。

4. 特殊患者　刺激、过敏或末梢血管功能有异常（如雷诺病）时，应禁止使用冷敷。

5. 冷敷部位　一般选择在头、颈、腋窝、腹股沟、胸（避开心前区）、腹或四肢，一般不选择手、足、枕后、耳郭、阴囊等处。

6. 对症处理　一旦发现冻伤，立即停止冷敷，轻者给予保暖可逐渐恢复，重者按医嘱对症治疗。

二、全身反应的预见性护理

在物理降温过程中，全身反应临床上也是不可避免的，需引起重视。

1. 定时巡视　按护理要求定时进行巡视，并询问冷敷患者，如有不适及时处理。一旦出现全身反应，立即停止冷敷，给予保暖等处理。

2. 特殊患者　对感染性休克、末梢循环不良患者改用不同方法进行降温治疗，尤其对老幼患者控制炎症扩散更应慎用。

三、冻伤导致压力性损伤的预见性护理

临床上降温期因其原因导致局部压力性损伤屡见不鲜，需提前进行干预。

1. 优化方法：注意避免将冰块冰袋压在身体下，可将冰袋垫起，使其底部接触所敷部位，以减轻压力。

2. 时间把控：缩短冰敷时间，经常更换冰敷部位。

3. 改用化学冰袋或盐水冰袋。

4. 发现局部压力性损伤，立即移除冰袋。

5. 及时评估：评估压力性损伤级别，按压力性损伤护理常规处理，必要时可请院内压力性损伤学组进行会诊，并制订方案。

四、化学冰袋药液外渗损伤皮肤的预见性护理

化学冰袋药液外渗在临床上并不少见，需做好以下工作。

1. 使用前确保制冷袋完好无渗漏。

2. 使用过程中注意观察，如嗅到氨味立即更换。

3. 发现皮肤损伤立即撤除化学冰袋。

4. 清除皮肤表面残留的化学制剂。

5. 皮肤潮红处用食醋外敷。

6. 出现水疱者在水疱基底部用70%乙醇消毒后，无菌注射器抽空水疱渗出液，加盖无菌纱块或按外科换药处理。

五、各种降温方法的预见性护理

（一）降温贴的预见性护理

降温贴的原理是利用国际当前流行的透皮给药系统（TDDS），通过高分子亲水凝胶的高度保水优势使药物溶于凝胶中，最终逐渐透过皮肤毛孔吸收，使药物到达患处，并和水汽化吸热一同起到退热效果，从而降低体温。使用时注意事项包括以下几点。

1. 做好宣教：用后60min测得体温较用后30min、45min测得体温更能反映降温效果，这一点应在使用前向患者家属做好解释工作。

2. 尽快使用：开封后要尽快使用，以免降低冷却效果。

3. 特殊情况：皮肤有异常（伤口、湿疹、斑疹等）及眼睛四周红肿，请勿使用。使用中或使用后，皮肤出现肿胀、发炎等异常现象，应立即停止使用，并遵循医生医嘱对症处理。

4. 避免误食：幼儿及孩童需在成人监督下，方可使用，避免误食及贴在口上。

5. 皮肤有湿疹、发红、创伤及过敏者请勿使用。

6. 外用贴剂，请勿误食。

（二）温水擦浴的预见性护理

温水擦浴法是通过全身擦浴，逐渐增加体温，使得全身皮肤毛细血管扩张、血流加速、体表散热面积增大，散热效果明显。

1. 调节水温　进行该操作时，注意身旁应有人陪护，调节水温时应缓慢，用手试好水温后再进行擦浴。在为患者操作时禁止直接加水，防止烫伤患者。

2. 防止跌倒　擦浴时水位不可过满，避免因水外溢导致地面湿滑引起患者及家属跌倒，擦浴结束后及时拖地，保持地面干燥。

3. 特殊患者　高血压、心脏病患者，调节温度不可过快、过高，擦浴时间不可过长；有伤口者慎行此方法。

（三）酒精擦浴的预见性护理

酒精擦浴虽然是临床上最简便、有效、安全的降温方法，但应掌握正确的方法与适应证，及时做好观察及护理。

1. 过敏反应　皮肤红、肿、痛、痒、湿疹、荨麻疹，头晕、恶心、呕吐、腹泻等少数人会发生过敏性休克。

（1）询问过敏史：酒精擦浴前先询问过敏史。

（2）心理护理：擦浴前要做好心理护理，以取得患者及家属的理解配合。

（3）注意事项：酒精擦浴主要实施于表浅大血管处，如颈部、腋下、腹股沟、腘窝、肘窝等处，配以局部按摩效果更佳。①擦拭中要避开头面部、腹部、脚底及胸前心脏部位。②禁止擦胸、腹、背部及足底等，因这些部位对冷的刺激较敏感，可引起不良反应。③掌握好酒精的温度及浓度，防止烫伤和出现酒精中毒。④尤其是给婴幼儿酒精擦浴时动作应轻柔，防止擦破皮肤。⑤酒精擦浴不适于血液病患者，因其凝血机制不好，易出现出血点。也不可用于新生儿，因其皮肤薄，毛细血管丰富，大脑发育不完善，神经鞘未完全形成，易出现酒精中毒、惊厥加重甚至死亡。⑥因酒精为挥发性液体，可蒸发掉大量热量，有扩张血管的作用，散热较强，对于年老体弱、有心血管疾病的高热患者禁用酒精擦浴，否则会使患者大量出汗，引起虚脱或并发心律失常，甚至休克。

(4) 过敏反应处理：一旦出现过敏反应立即停止擦浴，用干毛巾拭去皮肤表面残留液体。观察患者生命体征，出现异常及时报告医生对症处理。

2. *双硫仑样反应* 又称双硫醒样反应或酒醉貌反应，指双硫仑抑制乙醛脱氢酶，阻挠酒精的正常代谢，致使饮用少量酒精也可引起乙醛中毒的反应。输入头孢类抗生素患者慎用酒精擦浴，以免出现无力、眩晕、嗜睡、幻觉、全身潮红、头痛、恶心、呕吐、血压下降甚至休克等反应。

(1) 轻症观察：对于一般较轻的反应，不需治疗可自行恢复，注意观察即可。

(2) 重症抢救：若出现剧烈反应，如呼吸抑制、虚脱、惊厥、心功能失常时应采取相应措施救治。包括：①患者卧床休息，休克者采取中凹体位。②保持呼吸道通畅，给予氧气吸入 4 ～ 6L/min，改善组织缺氧。③建立静脉通道，遵医嘱给予地塞米松 5 ～ 10mg 加入葡萄糖溶液中静脉滴注或静脉注射，补液及利尿，并根据病情给予血管活性药物治疗。④对症处理：如恶心、呕吐者可给予甲氧氯普胺 10mg 肌内注射；如嗜睡、意识不清，可以给予纳洛酮对抗治疗。⑤备齐急救器械及药品，如除颤仪、吸痰器、气管切开包及静脉切开包、呼吸兴奋剂、利尿剂等。⑥观察患者神志、体温、脉搏、呼吸、心率、心律、血压、尿量及其他临床变化，并做好病情动态的护理记录。

(四) 静脉降温的预见性护理

静脉降温时通过快速输注大量冷却液体（晶体或白蛋白）来达到降低核心体温的目的。优点：降温快速有效；改善周围循环衰竭，增加机体重要脏器及全身的散热功能，有助于细胞代谢产物的排泄。但该降温方法必须加快输注速度，缓慢输入则达不到降温效果。

1. *详细询问病史* 温度下降过快易引起心血管功能紊乱，出现心律失常，严重时可出现心室颤动或死亡。输注低温液体前详细询问病史，是否患有心脏疾病及糖尿病、高血压病等，以利正确选择低温液体的种类、输入量和滴速，防止并发症。

2. *床旁心电监护* 监测生命体征每 15 分钟测体温一次，按体温下降速度调节滴速与输入总量。体温下降至38.5℃左右时停止输入低温液体，防止体温降得过低。

3. 特殊患者降温　热射患者体温调节中枢处于失控状态，输注低温液体致降温有效，但大量快速输注低温液体对机体是个寒冷刺激。使用持续肾脏替代治疗，利用大量的低温滤液与人体血液进行交换，可快速降低机体核心温度和氧耗，起到传统物理降温所无法比拟的理想降温效果，并能去除患者体内的促炎因子，维持内环境稳定，有利于脏器功能的恢复。

（五）降温毯的预见性护理

降温毯是非常重要的物理降温工具，现已被广泛应用于各种原因引起的高热患者的降温治疗，同时也可实现对颅脑损伤患者进行亚低温脑保护。它采用的是压缩机制冷方式，由温控系统控制水循环系统内的水温，水经循环系统后充毯子，低温的毯子与患者身体充分接触便可实现降温效果。单纯降温法适用于高热及其他降温效果不佳的患者。

1. 注意病情　①观察降温仪的工作情况，保持降温仪处于正常运转状态。②使用降温毯期间如发生寒战、面色苍白和呼吸、脉搏、血压变化时应立即停止使用。③如出现皮肤发绀等，表示静脉血淤积、血运不良，每30分钟翻身、按摩1次，以减轻皮肤受压，改善低温下的血液循环，防止局部冻伤及压疮的发生。

2. 加强全身各系统观察与护理　防止因免疫功能抑制而引起的败血症、呼吸系统及泌尿系统的感染等。

（1）呼吸系统：及时观察生命体征，尤其是呼吸情况，亚低温治疗时应用肌松剂的同时需要呼吸机辅助呼吸。

（2）神经系统：注意颅内压情况，在条件许可下应放置颅内压监护装置，动态观察颅内压变化，防止脑灌流不足，维持脑压在20mmHg以下，脑灌注压在60mmHg以上。

（3）肝肾功能：定期复查肝、肾等脏器功能，防止脏器功能衰竭。

（4）凝血系统：定时检测凝血功能，防止凝血功能障碍而引起的出血倾向。

（5）对症处理：①患者出现寒战时可加用冬眠药物，防止肌肉收缩影响降温效果，清醒患者不宜将温度调得过低。②观察、记录降温的时间、肌松程度及肌松剂滴入速度，根据肛温随时调节肌松剂的滴速。必要时用肛表测肛温进行重新校对，及时调整机温上、下限。③复温时注意观察呼吸、体温及电解质的变化，定期检测血电解质，防止电解质紊乱、出现反跳性的高热及高血钾。

物理降温不仅要注重效果，整个过程还应贯穿安全、舒适、以人为本的护理理念，因此，在临床上护理中应根据患者的病情、年龄、机体状况等综合衡量，选择正确、安全、有效的物理降温方法，以提供优质的身心整体护理。

第8章

留置胃肠管患者

近年来，临床营养支持成为一种主要的治疗方法，临床营养支持的方法（包括肠内与肠外途径）有了迅速的发展。随着临床营养支持的深入发展，肠内营养逐渐代替肠外营养成为营养支持的主要途径。实施肠内营养必不可少地要经过留置胃肠管来建立适当的管饲途径，各种置管方法有其各自的特点，而管路维护和使用过程中的护理尤为重要。

第一节　胃肠管概述

目前肠内营养的管饲途径分为两大类：一是无创置管技术，主要指经鼻胃途径放置导管，根据病情需要，导管远端可放置在胃、十二指肠或空肠中；二是有创置管技术，根据创伤大小，再分为微创（内镜协助，如PEG、PEJ）和外科手术下的各类造瘘技术。

一、胃肠管的分类

胃肠管分为鼻胃管、鼻肠管、经皮内镜下胃肠造瘘管。根据英国临床资源效率支援组（the Clinical Resource Efficiency Team）对鼻肠管的描述，鼻肠管主要用于肠内营养，可以是任何经过食管及幽门的鼻饲管道，同时通过这个管道的末端所在位置进行命名，如果末端在十二指肠，称作鼻十二指肠管，如果在空肠，称作鼻空肠管。

二、胃肠管的使用

（一）鼻胃管的作用

1. 经胃肠减压管引流出胃肠内容物　适应证：急性胃扩张、上消化道穿孔或胃肠道有梗阻、急腹症有明显胀气或较大的腹部手术前等、服毒自杀或误食中毒需洗胃患者。

2. 用于短期（时间小于 30d）的肠内营养　对不能经口进食的患者，从胃管灌入流质食物，保证患者摄入足够的营养、水分和药物，以利早日康复。

（二）鼻肠管的作用

美国危重症医学会（Society of Critical Care Medicine，SCCM）和美国肠外肠内营养学会（American Society for Parenteral and Enteral Nutrition，ASPEN）的营养指南推荐，当患者不耐受鼻胃管营养但方便置入鼻肠管时，采用鼻肠管喂养。我国的肠内营养指南也推荐鼻肠管运用于鼻饲不耐受、胃潴留、胃排空延迟、相关性肺炎高风险及近端胃肠道吻合术的患者。鼻肠管在危重患者、重症胰腺炎患者、神经系统疾病患者、老年患者中应用广泛。

1. 应用于危重患者　危重患者由于全身炎症反应，导致接近 50% 的患者均存在胃排空障碍，鼻肠管在危重患者的肠内营养中，热量、各主要营养素的摄入显著高于鼻胃管。研究显示，鼻肠管对提高患者细胞免疫有积极效果，并能减少相关并发症，缩短入住 ICU 时间，鼻肠管在呼吸机相关性肺炎、肺炎发生率这两个指标上要优于鼻胃管。在机械通气重症患者中，留置鼻肠管患者反流率、呼吸机相关性肺炎发生率均低于留置鼻胃管患者，机械通气时间及 ICU 入住时间均短于留置鼻胃管患者。对危重患者采用肠内营养方式，鼻肠管是较为理想的方式。

2. 应用于重症胰腺炎患者　采用鼻肠管给重症胰腺炎患者进行肠内营养，能有效提高营养指标，缩短肠道功能恢复时间、降低腹痛发生率及减少住院时间。

3. 应用于神经系统疾病患者　国内神经外科患者中使用鼻肠管的

患者在营养指标（血清总蛋白、血清白蛋白、血红蛋白）上要优于鼻胃管组；在相关并发症中鼻肠管组并发症降低，其中反流减少显著，且能有效缩短 ICU 入住日。

4. *应用于老年患者* 对于老年人，欧洲肠外肠内营养学会（the European Society for Parenteral and Enteral Nutrition，ESPEN）指南提出，神经系统疾病导致的吞咽困难及疾病末期，如老年痴呆末期，要尽快开始肠内营养治疗，不要等到严重营养不良时才开始。国内对高龄患者（83 ～ 103 岁）的研究发现，使用鼻肠管进行肠内营养，能降低呕吐、反流、误吸、腹泻、腹胀、肺部感染发生率。

（三）胃造瘘管和空肠造瘘管的使用

经皮内镜下胃造瘘术（percutaneous endoscopic gastrostomy,PEG）及经皮内镜下空肠造瘘术（percutaneous endoscopic jejunostomy,PEJ）是一项经胃镜在胃与腹壁之间放置胃造瘘管的微创技术，无须全身麻醉及外科手术，具有安全、简便、效果佳、微创、经济等优点。早期主要作管饲通道应用于肠内营养，近年来随着临床应用的增多，其适应证也不断拓展，除营养供给外，PEG 及 PEJ 还可应用于消化道瘘、胃肠梗阻、胆道梗阻、胃扭转、顽固性腹水及中枢神经系统病变等异常的处理。

三、胃肠管使用的优缺点

（一）鼻胃管

鼻胃管喂养是通过鼻腔、咽喉，将胃管留置在胃内进行的喂养，是最常用的肠内营养管饲途径。其具有无创、简便易行、经济、早期即可使用等优点；缺点是对新生儿来说容易引起反流、误吸，导致吸入性肺炎以致诱发呼吸暂停或窒息，影响肺功能，也易造成胃内潴留，影响营养吸收，增加鼻窦炎及上呼吸道感染的概率，长期置管易压迫鼻咽、食管、胃黏膜，引起糜烂、坏死、溃疡、出血等。鼻胃管喂养主要适用于无法经口进食或经口进食不足，需要短期进行肠内营养支持的患者，禁忌证为胃肠道功能衰竭、肠梗阻、代谢性昏迷、食管出血、急腹症等。

（二）鼻肠管

鼻肠管喂养适用于肠道功能基本正常而胃功能受损或吸入风险增高的患者。患有食管静脉曲张、食管出血、肠衰竭、严重肠道吸收障碍、肠梗阻及急腹症者不能使用鼻肠管喂养。导管材料多为聚氨酯的硅胶管，管腔软，不易打折，损伤小。鼻肠管喂养可以减少误吸、反流、胃潴留的发生，患者对肠内营养的耐受性增加。其缺点包括容易刺激鼻咽部黏膜、出血，容易脱管、堵管及难以保证管端准确到达小肠内。

（三）胃造瘘管、空肠造瘘管

常见的有 PEG、PEJ，其操作简单更安全，且不需要外科手术及全身麻醉，手术时间短，术后并发症发生率及病死率明显下降。而 PEJ 是在 PEG 不能顺利建立或不适应时，可考虑 PEJ 代替 PEG 实施肠内营养供给，PEG、PEJ 比鼻胃管喂养更简单，更容易耐受，对肠内营养持续性支持效果更好，可减少胃食管反流和吸入性肺炎的发生，是解决不能经口摄食而胃肠功能良好的患者营养问题的一种有效的肠内营养方法。中华医学会肠内营养管饲途径指南建议，PEG 主要适用于中枢神经系统疾病导致的吞咽障碍，有正常吞咽功能但摄入不足的患者，部分慢性疾病和胃扭转患者；禁忌证是严重心肺疾病、内镜不能通过、腐蚀性食管损伤早期、肝大或有其他导致胃前壁与腹壁较难靠近疾病（如肥胖、腹水和腹壁广泛损伤）、食管静脉曲张。PEG 术后常见的并发症有造瘘口周围感染、切口血肿、出血、导管移位、造瘘口旁渗漏、导管堵塞、腹膜炎和胃瘫等，而 PEG 后较严重的并发症是“包埋”综合征。PEJ 的并发症与 PEG 大致相同。如果护理得当，PEG、PEJ 管可用 10 年以上。

第二节　留置胃肠管患者的风险分析

胃肠管的运用在使患者受益的同时，也存在着风险，这个风险可能来自置管，也可能来自使用过程中的并发症。因此，为了减少胃肠管使用中的相关风险，更好地护理留置胃肠管患者，分析胃肠管留置的风险和鼻饲的风险十分重要。

一、胃肠管留置的并发症

（一）误插入气管

有些患者咽喉部及气管反应性降低，如果不按常规操作进行、在匆忙中、患者未合作或强行插入，易误插入气管。

（二）诱发心律失常

老年患者的调节功能较差，有心脏疾病的老年患者插管时易诱发心律失常，常见为心房颤动、期前收缩，甚至短暂性心搏骤停等情况。

（三）血压骤升

老年患者血压调节机制不稳定，多患有高血压，在应激状态下易发生血压骤升，诱发高血压脑病、心力衰竭，甚至脑血管意外。

（四）鼻腔出血

老年患者多伴有血管硬化，血压偏高，鼻腔黏膜萎缩、脆弱，插管时不注意则会损伤鼻腔黏膜而出血。如出血量大，不但耽误治疗，也给患者带来痛苦。

（五）呕吐

昏迷或神志清楚的患者均应防止呕吐。老年患者咽部组织较松弛，对刺激反应迟钝。当插胃管时，传统的液状石蜡涂擦胃肠管导致的胃肠管的机械刺激、药物的化学刺激及冷激共同作用于咽后壁的感受器而引起冲动，经内脏传入神经至延髓网状结构中的呕吐中枢，通过一系列复杂而协调的肌肉运动，引起恶心、呕吐现象。

二、胃肠管维护的风险

（一）非计划拔管的风险

非计划拔管（unplanned extubation，UE）又称意外拔管（accidental extubation，AE），包括未经医护人员同意患者自行将导管拔出，各种原因导致的导管滑脱及因导管质量问题或导管堵塞等提前拔出导管的情况。胃肠管引起的鼻咽部不适最难以忍受，致使留置鼻胃肠管非计划拔管发生率偏高。导致胃肠管非计划拔管的影响因素主要与健康教育、患者不适、管道固定不妥、患者意识状态差等有关。非计划拔管不仅影响疗效，给患者增加生理上的痛苦及经济上的负担，甚至可造成患者病情骤变，严重时可危及患者生命，因此降低经鼻胃肠管非计划拔管发生率非常重要。

（二）胃肠管移位

由于患者活动、胃肠蠕动、长期喂养及固定不牢等原因，胃肠管的位置可能发生改变，此外，咳嗽、呕吐等也可使导管尖端偏移原来的位置。

（三）管路阻塞

堵管的常见原因：外露段扭曲折叠、肠内段反折、胃肠管内径小、营养液过于黏稠、输入速度过慢、经管给予不适当的药物、膳食残渣和粉碎不全的药片碎片黏附于管腔内或药物膳食不相容造成混合液凝固、导管固定不牢或移位、未按时冲管、营养液温度过低、宣教不到位、未及时巡视、缺少临床经验等。

（四）错位输注

危重症患者置有各种各样的导管，其中可能有腹腔双套管、静脉输液管、动脉测压管、肠内营养管等，存在液体通道接错的风险。错位输注肠内营养会造成极其严重的并发症。

（五）消化道黏膜损伤及感染

长时间留置胃肠管对鼻咽部黏膜的压迫、牵拉、摩擦刺激，易引起黏膜糜烂、感染。

三、鼻饲的风险

鼻饲是临床常用的护理技术，鼻饲法是将胃管经鼻腔插入胃内，从管内注入流质食物、水分和药物的方法，常用于昏迷、病情危重及不能经口进食的患者。鼻饲的优越性日渐显著，但误吸、应激性溃疡、腹泻等鼻饲并发症的发生，又严重影响到患者的治疗和康复。

（一）误吸与反流

因患者处于昏睡、昏迷状态或吞咽困难，食管反流征阳性，咽喉失去吞咽感觉，咽部感觉迟钝，将反流至口腔的胃肠液误吸入气道，造成吸入性肺炎。这是危重症患者肠内营养时最严重的并发症。

（二）腹泻

腹泻与肠内营养液的类型、营养液的温度、浓度、速度、伴同用药、营养液污染及患者低蛋白血症等因素有关。

（三）便秘

现今临床工作中肠内营养制剂多为少渣、少纤维、易消化吸收物质，如混合稀释的水量不足则很容易导致便秘的发生。

（四）胃潴留

胃潴留是指以胃排空障碍为主要征象的胃动力紊乱综合征，系胃张力减退、蠕动消失所致，表现为上腹饱胀、反酸嗳气、呕吐胆汁及食物等。当患者遭受创伤、手术、严重感染等打击以后，胃肠道首先受累，其蠕动减慢，排空延迟，消化吸收功能障碍，容易导致胃潴留，胃潴留后易引起反流、误吸致吸入性肺炎而加重病情。因此，早期肠内营养胃潴留的观察和预防是肠内营养顺利实施的保证。

（五）高血糖

鼻饲患者由于吸收不均衡等可导致血糖波动，高血糖及血糖差异度过大与病死率密切相关，合理的鼻饲、给予肠内营养支持结合血糖调控已成为改善肠内营养患者预后、提高生活质量的一个重要环节。

（六）消化道出血

消化道出血主要有以下几个原因：

1. 鼻饲前抽吸过于用力，使胃黏膜局部充血，微血管破裂。

2. 患者躁动不安，体位不断变化，胃管反复刺激引起胃黏膜损伤。

3. 重型颅脑损伤患者由于脑干、自主神经功能障碍、胃肠血管痉挛，黏膜坏死，发生神经源性溃疡致消化道出血。

第三节　留置胃肠管患者的预见性护理

一、留置胃肠管并发症的预见性护理

（一）误插入气管的预见性护理

误插入气管会引起患者各种不适，严重者可引起窒息，是留置胃肠管最严重的并发症，因此，预防误入气管的护理尤为重要。

1. 卧位准备　能配合者取半坐卧位或者坐位，无法坐起者取右侧卧位，昏迷患者取去枕平卧位，头向后仰。

2. 避免强行插管　对于反应能力低下的患者，插管过程若遇阻，则不应强行插入。

3. 插管方式　当插入胃肠管 10 ～ 15cm（咽喉部）时，根据患者具体情况进行插管。

（1）对于清醒的患者嘱其做吞咽动作，顺势将胃肠管向前推进至预定长度。

（2）对于昏迷患者，左手将患者头托起，使下颌靠近胸骨柄，缓缓插入胃肠管至预定长度。

4. 位置确定　判断胃管是否在胃中，可置管于一杯清水中，观察有无气泡排出，或于胃管内注入空气，听诊上腹部有无气过水声；确认鼻肠管位置最可靠的方法是 X 线摄片。

5. 误入气管的处理　胃肠管进入气管，患者有呛咳、声嘶和呼吸困难、挣扎等，应立刻拔出管路。

（二）心律失常的预见性护理

1. 胃管的选择　宜选用较细、质软的胃管插管。

2. 插管动作　动作要轻柔、缓慢。

3. 减少刺激　注意提高插管一次成功率，减少不必要的刺激及并发症的发生。

（三）血压升高的预见性护理

1. 安全宣教　对于清醒患者要做好插胃管的解释工作及心理护理，告知患者相关操作流程及配合工作，减轻患者恐惧、焦虑及紧张状态，这样更利于提高一次性插管成功率。尽量不要强行插管。

2. 保暖　在寒冷季节插胃管时应注意病室的温度，不要过多暴露患者以免寒冷刺激引起突发寒战，诱发血压升高或心律失常。

3. 稳定情绪　注意言语举止，减少恶性刺激。

（四）鼻腔出血的预见性护理

1. 评估患者　插管前观察患者鼻腔有无息肉、肿瘤，了解患者有无出血性疾病。

2. 局部麻醉　戴无菌手套插管法及插管时使用 2% 利多卡因注射液局部麻醉鼻黏膜，可以增加患者对刺激的耐受性，减少反复插管致鼻黏膜充血、水肿的发生，又可减轻不良反应及并发症的发生。

3. 动作轻柔　插管动作要轻柔，如鼻腔小或鼻中隔畸形，则改口腔插管。

4. 出血的处理　少量出血，可不处理；如出血量大应立即拔出胃肠管，给予纱布压迫止血或用冰生理盐水清洗止血。

5. 黏膜水肿的护理　对于消化道黏膜严重水肿的患者，根据医嘱给予一定的药物治疗。

（五）呕吐的预见性护理

1. 禁食　留置鼻肠管患者需禁食 4h。

2. 吸气锻炼　嘱患者进行深吸气后屏气的锻炼，提高血液中的二氧化碳分压，抑制横膈膜的活动。

3. 动作轻柔　为患者选择合适的胃管，动作要轻柔、规范，正确把握留置的时间。

4. 口服液状石蜡　清醒患者置管前 3min，抬高床头或指导患者取半卧位，护士协助患者缓慢口服 10ml 的液状石蜡，让其充分的润滑咽喉、食管及胃壁，增加润滑度，以减轻对黏膜的损伤和刺激，再按操作流程操作。液状石蜡的润滑作用，能够充分润滑食管，使得食管的顺应性大大增加，将胃肠管与食管间的摩擦作用显著减轻，避免胃肠管在鼻咽部、食管内发生打折盘曲等，并且降低了胃肠管对鼻咽部、食管上段的机械性刺激，提高患者对食管的异物耐受性。

5. 胃肠管加温　对液状石蜡敏感患者，用开水浸泡胃管，使管的温度相宜，没有液状石蜡的化学刺激性，仅有胃管的机械刺激，相对来说刺激性较小，可以减少呕吐的发生。

6. 预防性用药　咽痛患者适当应用激素进行预防。

7. 分散注意力　教会患者分散注意力的方法，给予其有规律的按摩、嘱患者深呼吸等，进行肌肉放松，或者应用镇静剂，帮助患者缓解痛苦。

二、胃肠管维护的预见性护理

（一）非计划拔管的预见性护理

1. *高危风险评估*　填写导管滑脱风险评估单，将评分＞ 12 分的患者定为高危人群；评分 8 ～ 12 分为中危人群；评分＜ 8 分为低危人群。对评分＞ 12 分的患者，在床单元醒目处悬挂防高危导管脱落警示牌，填写防范患者导管滑脱记录单挂于床尾，每班做好床旁交接工作及记录。

2. *妥善固定胃肠管*　采用抗过敏胶布以分叉交织法固定胃肠管，以增加胶布和导管的接触面积，同时抗过敏透气胶布具有致敏性低、透气性好、弹性好等优点，使患者感觉舒适，从而减少患者因局部不适而自行拔管。

3. *合理约束患者*　适当肢体约束，遵医嘱合理使用镇静、镇痛药。评估患者意识状态，早期发现谵妄前驱症状及准确疼痛评估。针对此类患者遵医嘱合理镇静、镇痛并采取适当的约束，使用时应向患者及家属解释约束的目的及必要性，经常查看约束是否有效及约束部位的皮肤，避免无效约束非计划拔管的发生或约束部位皮肤损伤。

4. *做好安全宣教*　做好患者及陪人宣教工作，使其认识到胃肠管的重要性。置管前，责任护士向患者及家属详细讲解胃肠管留置的目的、方法、注意事项及可能留置的时间。置管后向患者及家属再次强调留置胃肠管的重要性，讲解并示范管道的保护方法及非计划拔管可能造成的后果。评估患者及家属对胃肠管知识掌握情况，并根据反馈情况进行个性化指导，进一步提高患者对胃肠管置管的认知程度和依从性，避免患者自行拔管。

5. *加强护理人员相关知识培训*　国外文献报道，非计划拔管的第一步是通过提高护理人员的个人能力以降低非计划拔管的发生率。因此需加强护理人员相关方面的能力。

（1）规范的各项护理操作及不断更新的标准化流程。

（2）高危患者的识别及非计划拔管的应急处理预案。

（3）加强责任心教育，将管道保护的意识融入到各项护理操作中。

（4）学习风险管理理论，加强患者各种管道的管理，人人都是管理者。

（二）管路移位的预见性护理

1. 与清醒的患者做好沟通　进行健康宣教，告知患者尽量减少用力咳嗽、咳痰，咳嗽时用手固定胃肠管防止脱出。

2. 做好维护　正确地固定胃肠管，选择尺寸适中的管路，每日清洁鼻腔，经常更换胶布。

3. 合理置管　置管时动作一定要轻柔，最好在置管后摄片确定其位置。

4. 关注患者不适感受　患者若主诉咽喉部不适时，应立即停止输注肠内营养液，进行 X 线摄片定位。

5. 检查外露　每次输注营养液前后均应检查胃肠管外露刻度，以确定导管位置。

（三）堵管的预见性护理

1. 给药护理　为了防止堵管和保证药物疗效，应尽量避免经导管给药。若必须经胃肠管给药，应在给药前停止肠内营养，冲洗营养管，药物尽可能碾碎、溶解后用，不允许将不同的药片混用或将药物加入营养液中，每给一种药后都要冲洗导管。

2. 冲管时间　每 4 小时冲管一次。

3. 正压脉冲式冲洗导管　连续经泵滴注肠内营养的患者，用 30ml 温开水正压脉冲式冲洗导管。

4. 碳酸氢钠冲管　若遇滴注不畅，可用 5%碳酸氢钠 20ml 冲洗或活动营养管，但避免幅度过大造成脱管。

5. 预防性使用胰酶和碳酸氢钠　胰酶包括胰蛋白酶、胰脂肪酶、胰淀粉酶的混合物，可以将这些堵管物质转化为糖、脂肪等，在碱性条件下作用更强。

6. 定期更换胃肠管　放置胃肠管时间越长，堵管概率越高，定期更换可有效预防这一并发症的发生。对长期肠内营养患者通常建议 6 周更换 1 次胃肠管。但有些患者病情危重，胃肠管使用时间往往大于 6 周。

（四）错位输注的预见性护理

1. *选择正确的输注管路*　使用肠内营养专用管道和导管，不用胃肠减压管做肠内营养导管，静脉输液器不可替代肠内营养管道，肠内营养泵和静脉输液泵不可混用。

2. *合理选择导管标识*　导管标识要醒目、清晰、准确。特别是静脉导管和胃肠管，必须使用不同的颜色，以提醒护士。

3. *正确悬挂导管标识*　对于同时进行静脉和管饲的患者，将输液架分别做好静脉用和肠内营养用的标识，并且严格按照标识悬挂相应的液体。

4. *更换肠内营养液方法*　自患者管饲导管置入处找到胃肠管，自下向上顺着管道来更换。

（五）消化道黏膜损伤及感染的预见性护理

1. 每日清洁患者鼻腔，防止黏膜干燥，同时进行口腔护理，2 次 / 日，及时清理鼻腔分泌物和胃管黏附物，定期更换导管。

2. 天气干燥时每天滴液状石蜡 1 滴于鼻腔，可减轻胃管摩擦，防止鼻黏膜干燥糜烂。

3. 每日用 1% 薄荷油滴鼻剂和呋麻滴剂，或氟氧沙星眼液滴鼻，2 ～ 4 次 / 日，可以有效防止鼻黏膜糜烂、感染。

三、鼻饲的预见性护理

（一）误吸、反流的预见性护理

1. *鼻饲前准备*　鼻饲前观察营养管标记并证实胃肠管在位，抽取胃液，若胃潴留物＞ 200ml 时，说明有胃潴留，应暂停输注，使用促进胃肠动力的药物，待症状好转后再进行鼻饲。

2. *吸净痰液*　危重患者鼻饲前吸净痰液。

3. *抬高头部*　鼻饲时要注意喂养管的位置及输注速率，应用输液泵进行连续输注；尽量保持患者半卧位或头部抬高 30° ～ 40°，翻身动作应轻稳，侧卧以 25° ～ 45° 为宜，输注完毕后保持半卧位 30min。

4. *误吸的处理*　一旦发生误吸立即停止输注，使患者侧卧位或头偏向一侧，迅速清除气道、口鼻内吸入液体，鼓励并帮助患者咳嗽，咳出误吸液体，必要时使用吸引器。

（二）腹泻的预见性护理

1. *注意营养液的浓度* 从低浓度开始滴注，根据患者胃肠道耐受程度逐步递增，避免营养液的浓度和渗透压过高引起胃肠不适、肠痉挛、腹胀、腹泻。

2. *控制输注量和度* 营养液宜从少量开始，500ml/d、在 5 ～ 7d 逐渐达到全量。输注速度以 50ml/h 起，适应程度逐步加速并维持滴速为 100 ～ 200ml/h。以输液泵控制滴数为佳。

3. *保持营养液的适宜温度* 营养液滴注温度以保持 38℃为宜，过烫可能灼伤胃肠道黏膜，过冷刺激胃肠道引起肠痉挛、腹痛、腹泻，可在输注管近端管外加热营养液，但严防烫伤。

4. *保证营养液的质量* 在配制营养液过程中，要严格无菌操作，现用现配；对未开封的肠内营养液，应干燥、冷藏、避光保存；打开过的营养液放入 2 ～ 4℃冰箱保存，24h 后不能再用；营养输注管道每 24 小时更换 1 次，每 500ml 应在 8h 内输注完。

5. *用药护理* 某些药物如含镁的抗酸剂、电解质等可致肠痉挛和渗透性腹泻，需经稀释后再经营养管注入。避免营养液污染变质：营养液要现配现用，输液管每 24 小时更换 1 次。

（三）便秘的预见性护理

加强补充水分，选用含有膳食纤维的营养配方，必要时给予通便药物、低压灌肠或其他促进排便措施。

（四）胃潴留的预见性护理

1. *胃潴留的处理* 每 4 小时抽吸胃残留液 1 次，观察量、色和性状，疑为消化道出血时即刻送检。

2. *检查胃残留量* 持续喂养者，每隔 4 ～ 8h 检查胃残留量，每次间断喂养之前均检查胃残留量；胃残留量＞ 200ml 时应进行床旁评估，调整鼻饲量，选择合适的喂养方法。

3. *胃残留量评估* 应结合体格检查有无恶心、呕吐、腹胀，肠鸣音是否正常等。

（五）高血糖的预见性护理

1. 密切监测血糖变化　对应用肠内营养的患者，尤其是危重症患者，应密切监测其血糖波动情况，控制目标血糖在 6.1 ～ 10mmol/L 范围。

2. 胰岛素使用方法　危重患者使用持续静脉胰岛素治疗优于皮下给药。

3. 血糖监测方法　血糖的监测可采用动静脉血糖和（或）快速末梢血糖。

4. 糖监测时机　肠内营养开始后的 12 ～ 24h，在血糖控制于目标血糖之前必须每 0.5 ～ 1h 监测末梢血糖或动静脉血糖。

5. 有效控制血糖　选择低碳水化合物营养制剂可有效控制血糖。

（六）上消化道出血的预见性护理

1. 预防性用药　重型颅脑损伤患者预防性使用抑酸药物，鼻饲时间间隔不宜过长。

2. 动作轻柔　操作过程中应当轻柔仔细，回抽胃管时应当保持适宜的力度，避免用力过大引起黏膜的损伤造成消化道出血的发生。

3. 保持安静　对于烦躁患者，应当保持患者安静，减少胃管对胃肠道黏膜的刺激。

4. 残留液送检　抽出咖啡色胃残留液，疑为消化道出血时，即刻留取标本送检。

5. 出血的处理　血性胃内容物＜ 100ml，继续全量全速或全量减速（20 ～ 50ml/h）喂养，每天检测胃内容物隐血试验 1 次，直至 2 次均正常；血性胃内容物＞ 100ml，暂停喂养，必要时改为肠外营养。

第9章

意识障碍患者

意识是指机体对自身和环境的刺激所做出应答反应的能力。意识的内容为高级神经活动，包括定向力、感知力、注意力、记忆力、思维、情感和行为等。意识障碍是指人对外界环境刺激缺乏反应的一种精神状态。任何病因引起的大脑皮质、皮质下结构、脑干上行网状激活系统等部位的损害或功能抑制，均可导致意识障碍。

第一节　意识的分类和评估

一、意识的分类

意识可分为嗜睡、昏睡、昏迷、意识模糊、谵妄。

（一）以觉醒度改变为主的意识障碍

1. 嗜睡　是意识障碍的早期表现，患者表现为睡眠时间过长，但能被唤醒，醒后可勉强配合检查及回答简单问题，停止刺激后患者又继续入睡。

2. 昏睡　是较嗜睡重的意识障碍，患者处于沉睡状态，正常的外界刺激不能唤醒，需大声呼唤或较强烈的刺激才能使其觉醒，可做含糊、简单而不完全的答话，停止刺激后很快入睡。

3. 昏迷　为最严重的意识障碍，患者意识完全丧失，各种强刺激不能使其觉醒，没有意识的自主活动，不能自发睁眼。昏迷按严重程度可分为：

（1）浅昏迷：意识完全丧失，可有较少的无意识自发动作。对周围事物及声、光、刺激全无反应，对强烈的疼痛刺激可有回避动作及痛苦表情，但不能觉醒。吞咽反射、咳嗽反射、角膜反射及瞳孔对光反射存在，生命体征无明显变化。

（2）中昏迷：对外界正常刺激均无反应，自发动作少。对强刺激的防御反射、角膜反射及瞳孔对光反射减弱，大小便潴留或失禁，生命体征发生变化。

（3）深昏迷：对外界任何刺激均无反应，全身肌肉松弛，无任何自主运动，眼球固定，瞳孔散大，各种反射消失，大小便失禁。生命体征明显变化，如呼吸不规则、血压下降等。

（二）以意识内容改变为主的意识障碍

1．**意识模糊**　表现为情感反应淡漠，定向力障碍，活动减少，语言缺乏连贯性，对外界刺激可有反应，但低于正常水平。

2．**谵妄**　是一种急性的脑高级功能障碍，患者对周围环境的认识及反应能力均有下降，表现为认知、注意力、定向与记忆功能受损，思维推理迟钝、语言功能障碍、错觉、幻觉、睡眠觉醒周期紊乱等，可表现为紧张、恐惧和兴奋不安，甚至可有冲动和攻击的行为。引起谵妄的常见神经系统疾病有脑炎、脑血管疾病、脑外伤及代谢性脑病等（表 9-1）。

表 9-1　谵妄的常见病因

分类	病因
颅内病变	脑膜炎、脑炎、脑外伤、蛛网膜下腔出血、癫痫等
药物过量或戒断后	抗高血压药、西咪替丁、胰岛素、抗胆碱能药物、抗癫痫药物、抗帕金森药物、阿片类、水杨酸类、类固醇等
化学品中毒	一氧化碳、重金属及其他工业毒物
其他	肝性脑病、肺性脑病、低氧血症、尿毒症性脑病、心力衰竭、心律失常、高血压脑病、伴有发热的系统感染、各种原因引起的电解质紊乱、手术后、甲状腺功能减退、营养不良等

高热、中毒、酸碱平衡紊乱、营养缺乏等也可导致谵妄。评估谵妄可以按评估单进行评估。

◎第一步：评估镇静状态（表 9-2）。

表 9-2　Richmond 躁动镇静评分（RASS）

得分	术语	描述	
+4 分	好斗	明显的好斗，暴力倾向，对工作人员造成直接的危险	
+3 分	非常躁动	拉扯或拔出导管或引流管；有攻击性	
+2 分	躁动	频繁的非自主性动作，与呼吸机对抗	
+1 分	烦躁不安	焦躁，但动作无攻击性	
0 分	警觉且平静		
-1 分	嗜睡	不完全警觉，但对声音可维持觉醒（睁眼 / 眼神接触≥ 10s）	
-2 分	轻度镇静	声音可短暂唤醒并有眼神接触（< 10s）	语言刺激
-3 分	中度镇静	对声音可产生动作或睁眼反应（但无眼神接触）	
-4 分	深度镇静	对声音无反应，但对身体刺激可产生动作或睁眼反应	身体刺激
-5 分	不能唤醒	对声音和身体刺激均无反应	

使用 RASS 评估的步骤：

1. 观察患者，如果患者处于清醒状态、烦躁不安或躁动，则评分为 0 ～ +4 分。
2. 如果患者不是清醒状态，呼叫患者姓名，叫患者睁眼并看着说话者。
(1) 如果患者能叫醒，并能保持睁眼和眼神接触，则评分为 -1 分。
(2) 如果患者能叫醒，并能睁眼和眼神接触，但不能维持，则评分为 -2 分。
(3) 如果患者对声音有回应动作，但没有眼神接触，则评分为 -3 分。
3. 如果患者对语言刺激没有反应，采用晃动肩膀和（或）推按胸口的方式进行物理刺激。
(1) 如果患者对物理刺激可产生任何的回应动作，则评分为 -4 分。
(2) 如果患者对任何物理刺激都没有反应，则评分为 -5 分。

如果 RASS 评分为 -4 分或 -5 分，则停止进一步评估，隔一段时间之后再重新评分。如果 RASS 评分在 -4 分以上（即从 -3 ～ +4 分），则进行第二步评估。

◎第二步：谵妄的评估（表 9-3）。

表 9-3　CAM-ICU 评估单

特征 1：急性发病或病程波动 1A 或 1B 回答“是”为阳性	阳性	阴性
1A：患者的精神状态与基础水平相比是否不同？ 或 1B：在过去 24h 内患者的精神状态是否发生任何波动？有镇静量表（如 RASS）、格拉斯哥昏迷评分（GCS）或既往谵妄评估的波动作为依据。	是	否
特征 2：注意力不足 如果 2A 或 2B 任一题得分低于 8 分，则为阳性。 先尝试数字法测试，如果患者能够进行测试且得分明确，则记录该得分并进入特征 3。如果患者不能完成测试或得分不明确，则进行图片法测试。如果你进行了两种测试，则采用 ASE 图片法的分数来评分。	阳性	阴性
2A：数字法，记录得分（未测试则记为“未测”） 说明：对患者说：“我将读 10 个数字，只要你听到数字‘1’的时候就捏一下我的手示意。”用正常的语调朗读下列数字： 8175741136 评分：当患者在听到数字“1”的时候没有捏手或在听到其他数字的时候捏手，都算作错误。	得分______(总分 10 分)	
2B：图片法，记录得分（未测试则记为“未测”），说明包含在图片中。	得分______(总分 10 分)	
特征 3：思维瓦解 如果相加得分小于 4 分则为阳性。	阳性	阴性
3A：是非题 （任意使用 A 组或 B 组，必要时，在连续工作日可交替使用） A 组：　　　　　　　B 组： 1. 石头能浮在水面上吗？　1. 树叶能浮在水面上吗？ 2. 海里有鱼吗？　2. 海里有大象吗？ 3. 1 斤比 2 斤重吗？　3. 2 斤比 1 斤重吗？ 4. 铁锤能用来钉钉子吗？　4. 铁锤能用来锯木头吗？ 得分：____(患者每答对一题得 1 分) 3B：指令题 对患者说：“伸出这几个手指”（检查者在患者面前伸出 2 根手指） “现在用另一只手做同样的动作”（不再重复手指数目） * 如果患者双手不能同时活动，则把指令第二部分改为让患者“增加一个手指”。 得分：________(如果患者能成功完成所有指令则得 1 分)	3A 与 3B 相加得分（总分 5 分）	
特征 4：意识水平的改变 如果患者的 RASS 实际得分不为“0 分”则为阳性。	阳性	阴性
CAM-ICU 总体评估（特征 1 和 2 阳性且特征 3 或 4 阳性）	阳性	阴性

（三）特殊类型的意识障碍

1. *去皮质综合征* 双侧大脑皮质广泛损害而导致的皮质功能丧失，亦称为去皮质僵直。患者对外界刺激无反应，无自发性言语及有目的的动作，能无意识地睁眼、闭眼或做吞咽动作，瞳孔反射和角膜反射及睡眠觉醒周期存在。见于缺氧性脑病、脑炎、中毒和严重颅脑外伤。去皮质僵直时呈上肢屈曲、下肢伸直姿势；去大脑僵直则为头后仰，四肢均为僵硬伸直，上臂内旋，手指屈曲，常见于缺氧性脑病、脑炎、中毒和严重颅脑外伤。

2. *无动性缄默症* 又称睁眼昏迷。为脑干上部和丘脑的网状激活系统损害所致，而大脑半球及其传导通路无损害。患者可以注视检查者和周围的人，貌似觉醒，但缄默不语，不能活动。四肢肌张力低，腱反射消失，肌肉松弛，大小便失禁，无病理征。对任何刺激无意识反应，睡眠觉醒周期存在，见于脑干梗死。

3. *植物状态* 指大脑半球严重受损而脑干功能相对保留的一种状态。患者对自身和外界的认知功能全部丧失，呼之不应，有自发或反射性睁眼，存在吮吸、咀嚼和吞咽等原始反射，有觉醒睡眠周期，大小便失禁。颅脑外伤后植物状态持续 12 个月以上，其他原因持续 3 个月以上称持续植物状态。

二、意识的评估

（一）问诊要点

意识障碍程度及其进展可通过与患者交谈，了解其思维、反应、情感活动、定向力等予以评估，必要时可通过痛觉、角膜反射、瞳孔对光反射检查等判断意识障碍的程度。也可按格拉斯哥昏迷评分量表对意识障碍的程度进行测评，格拉斯哥昏迷评分项目包括睁眼反应、运动反应和语言反应，分测 3 个项目并予以计分，再将各项分值相加求其总分，即可得到意识障碍程度的客观评分，见表 9-4。格拉斯哥昏迷评分总分为 3 ～ 15 分，那些对语言指令没有反应或不能睁眼且格拉斯哥昏迷评分总分为 8 分或更低的情况被定义为昏迷。评估中应注意运动反应的刺激部位应以上肢为主，以最佳反应计分。

表 9-4　格拉斯哥昏迷评分量表

项目	状态	分数
睁眼反应	自发性的睁眼反应 声音刺激有睁眼反应 疼痛刺激有睁眼反应 任何刺激均无睁眼反应	4 3 2 1
语言反应	对人物、时间、地点等定向问题清楚 对话混淆不清、不能准确回答有关人物、时间、地点等问题 言语不流利，但字意可辨 言语模糊不清，字意难辨 任何刺激均无言语反应	5 4 3 2 1
运动反应	可按吩咐动作 能确定疼痛定位 对疼痛刺激有肢体躲避反应 疼痛刺激时肢体过屈（去皮质强直） 疼痛刺激时肢体过伸（去脑强直） 疼痛刺激时无反应	6 5 4 3 2 1

注：评分量表总分范围 3 ～ 15 分，15 分表示正常，≤ 7 分为昏迷，≤ 3 分为深昏迷。

（二）全身情况评估

检查瞳孔大小、形状，是否等大等圆，对光反射是否灵敏。一侧瞳孔散大、固定提示该侧动眼神经受损，长为钩回疝所致；双侧瞳孔散大和对光反射消失提示中脑受损、脑缺氧或阿托品中毒，双侧瞳孔针尖样缩小提示脑桥被盖损害如脑桥出血、有机磷中毒和吗啡中毒等；观察生命体征变化，尤其注意有无呼吸节律与频率的改变，如潮式呼吸常提示中脑水平损害，丛集式呼吸常提示脑桥下病变；评估有无面瘫和头颅外伤；耳、鼻、结膜有无出血或渗液；皮肤有无破损、发绀、出血、水肿、多汗。伴发不同症状或体征意识障碍的常见病因（表 9-5）。

表 9-5　伴发不同症状或体征意识障碍的常见病因

意识障碍伴不同症状或体征	可能病因
头痛	脑炎、脑膜炎、蛛网膜下腔出血、脑外伤
视盘水肿	颅内占位性病变、高血压脑病
瞳孔散大	脑疝、脑外伤、酒精中毒或抗胆碱能药物中毒
偏瘫	脑梗死、脑出血、脑外伤
脑膜刺激征	脑炎、脑膜炎、蛛网膜下腔出血
发热	脑炎、脑膜炎、败血症
体温过低	低血糖、肝性脑病、甲状腺功能减退
血压升高	脑梗死、脑出血、蛛网膜下腔出血、高血压脑病
肌强直	低钙血症、破伤风、颅内占位性病变、低血糖
癫痫性发作	脑炎、脑外伤、脑出血、颅内占位性病变、低血糖

（三）意识障碍程度的判断

意识障碍程度可随病情加重由浅入深，也可随疾病好转而由深入浅。有意识障碍的患者丧失表达能力，不能很好配合，给了解、判断病情及确定诊断和制订治疗方案带来很多困难（表 9-6）。

1. *询问*　首先通过询问患者的姓名、年龄及有关病史等简单问题，了解患者意识清晰程度。

2. *语言刺激*　给予高声语言刺激，如呼唤其名字等，以观察患者是否觉醒和觉醒程度与时间。

3. *定向力*　包括①位置定向，如地点、前后、上下等。②时间定向。例如，昨天、今天和明天等，以观察患者判断的准确程度。

4. *计算力*　根据患者文化水平，简单计算一些数字，以了解患者回答的准确性。

5. *痛觉实验*　给予针刺皮肤，压迫眶上切迹处，挤压胸大肌等疼痛刺激，观察患者对疼痛的反应情况。

6. *神经反射*　深反射和病理反射等。

7. *其他*　查瞳孔大小、对光反射及体征等。

表 9-6　意识障碍程度判断指标

判断项目	嗜睡	意识模糊	昏睡	浅昏迷	深昏迷
语言刺激	可唤醒	可唤醒	不易唤醒	无反应	无反应
自主运动	有	有	有	无	无
定向力	正确	障碍	不能	不能	不能
计算力	正确	障碍	不能	不能	不能
痛觉试验	明显	迟钝	极迟钝	尚有	无
生理浅反射	正常	正常	尚正常	可存在	消失
生理深反射	正常	尚正常	存在	可存在	消失
病理反射	无	无	一般无	可有	有
瞳孔对光反射	正常	存在	存在	可存在	消失
呼吸 / 血压	正常	无改变	无明显改变	可有改变	明显改变
大 / 小便	知道	尚知道	不知道	潴留或消失	失禁

第二节　意识障碍患者的风险分析

意识障碍患者是因脑功能严重障碍引起，以意识丧失、运动感觉障碍和反射消失为主的一系列临床表现，是大脑皮质和网状结构发生高度抑制的一种状态。病情特点重而复杂，变化快，随时有危及生命的可能，因此必须予以严密全面观察和护理。

（一）意识障碍患者肺部感染的风险

因患者意识不清而未能及时排痰，或是其胃肠功能减弱，胃肠排空速度减慢，吞咽、呛咳功能减弱或消失，使胃内容物、分泌物或呕吐物反流误吸入气管，而引起相关性肺炎。

（二）意识障碍患者发生压力性损伤的风险

意识障碍的患者长时间处于某一被动体位，会使皮肤受到压迫，特别是皮下脂肪少、骨骼突出的部位易发生压力性损伤，血液循环不畅，再加上汗液、尿液等排泄物的刺激，以及床单不平整、床铺不洁净等影响，因肠外营养、抗生素的使用等多种因素导致腹泻；由于不能自主运动，认知意识、感官知觉、避免浸渍的能力消失；抵御刺激、维持皮肤功能的能力低下，极易发生压力性损伤。

（三）意识障碍患者发生泌尿系感染的风险

由于患者长期卧床，留置尿管或大小便失禁，免疫功能低下，易发生泌尿系统感染，除此之外大量脱水剂、利尿剂的应用可对肾功能造成损害，使肾脏不能及时排出有毒物质也是诱因之一。

（四）意识障碍患者发生口腔感染的风险

意识障碍患者由于中枢处于抑制状态，喉头分泌物积聚或呕吐误吸等无法自我清洁口腔，易导致口腔感染、溃疡、口臭，进而发生细菌移位，诱发其他部位的感染，如吸入性肺炎。

（五）意识障碍患者发生肌肉萎缩的风险

一般来说，长时间卧床的患者，其肢体知觉、自主运动功能会有不同程度的丧失，而且还容易因血管运动神经障碍而出现肢体麻痹的情况。

（六）意识障碍患者发生拔管的风险

1. *患者因素*　患者烦躁，意识不清、易激怒、幻觉等，导致患者自行拔管。

2. *不配合治疗和护理*　患者住院时间较长，肢体活动障碍，有些患者对疾病好转缺乏信息，产生紧张、烦躁、悲观、绝望的情绪，造成意外拔管。

3. *疼痛*

（1）气管插管患者无法说话或吞咽，咳嗽有痰、有异物感。

（2）留置胃管患者有咽部肿痛、恶习。

（3）留置尿管患者有不同程度的尿急、尿痛等不适感，无法与医护人员沟通，患者在医院这个陌生紧张的环境中，较难表达自身的不适或需求，对插管的意义认识不足，缺乏对管道的自我保护意识，而导致拔管。

（七）意识障碍患者发生坠床的风险

意识障碍患者因意识不清、躁动等因素，存在极大坠床的安全隐患。

（八）意识障碍患者跌倒的风险

病区安全标识不醒目、物品放置不当、地面湿滑、患者家属没有足够的安全意识等均可能导致患者跌倒。

第三节　意识障碍患者的预见性护理

要正确快速评估病情，认真听取患者的主诉和家属的代诉，建立静脉通路、给氧、持续心电监护；严密观察病情，及时处理各种急症危象；及时地准备抢救并正确配合医生操作；快速反应、灵活机动，果断处理；理解危重病抢救和抢救物品的关系；有危急意识和预见性的完善准备；急救设备物资始终保持最佳状态；掌握疾病理论知识与抢救药品；静脉给药的多通路分配；静脉穿刺工具和穿刺部位的最佳选择；根据病情预见性设定提前量；注意药物的配伍禁忌；具备沉着、冷静等良好的心理素质；一定的组织协调能力；高度的注意力和领悟力；在抢救中充分发挥个体娴熟的抢救技能；思维在特殊环境中始终处于最佳状态。

（一）意识障碍患者各项风险的预见性护理

1. 意识障碍患者肺部感染的预见性护理

（1）将床头抬高 30° 左右，并取侧卧位或平卧位头偏向一侧，定期帮助患者更换体位休息，为避免口腔内分泌物、痰液等影响呼吸道通畅甚至导致窒息，医护人员应及时帮患者在无菌条件下为患者吸痰，此外如痰液黏稠，应给予雾化吸入治疗，吸入 15mg 氨溴索，3 次 / 天。对于不能自主排痰的患者。

（2）医护人员每隔 2h 要为患者翻身，协助患者翻身、叩背，便于痰液排出、吸净；还应结合患者实际情况进行抗生素治疗，避免出现坠积性肺炎或肺部感染。对于气管切开患者需要进行充分气道湿化和切口附近的消毒等。

2. 意识障碍患者压力性损伤的预见性护理　由于病情比较严重，住院期间长时间卧床休息，处于被动体位，医护人员必须做好皮肤护理工作，并及时评估患者皮肤情况，可应用特定的气垫床，对患者的突出压力性损伤易发生部位垫上一层海绵垫或者压疮贴进行保护。每隔 2h 为患者翻身，需搬动患者时，为避免皮肤擦伤，应尽量抬离床面，让患者保持舒适的体位休息。

3. 意识障碍患者泌尿系统感染的预见性护理　护理人员应鼓励患者自行排尿，多喝水，适当增加尿量，起到清洁尿路的作用。保持会阴部清洁干燥，避免出现尿路感染现象，医护人员注意无菌操作，留置导尿管的患者要随时注意保持尿管的通畅，防止尿管脱出、扭曲、受压，不要将尿管的末端抬高以防止逆行感染。严重者可给予生理盐水膀胱冲洗。

4. 意识障碍患者口腔感染的预见性护理　重视口腔清洁，加强口腔护理，每日用醋酸氯己定擦洗口腔 4 次，若真菌感染可擦锡类散，必须保持呼吸道通畅，定时翻身叩背，利用体位变动，促进气管内分泌物排出或便于吸引。吸引时动作要轻，保证其有效性，操作时勿损伤黏膜。

5. 意识障碍患者肌肉萎缩的预见性护理　按时为患者更换体位以免发生足下垂，同时指导患者家属每日 1 ～ 2 次为患者进行肢体按摩，协助患者完成每日的肢体被动练习，以尽量活动患者关节，保持肌张力。

6. 意识障碍患者拔管的预见性护理

(1) 加强宣教：采取有效的沟通方式，如通过手势、纸笔的交谈，了解患者的心理，消除患者的恐惧、紧张的心理，将呼叫器放置在患者易接触到的地方，以增强安全感。做好患者及家属的知识宣教，反复强调意外拔管可造成的伤害和不良后果，并指导患者及家属配合管道管理的方法。

(2) 规范的护理工作，如有效约束、口腔护理、翻身、吸痰、移动等操作应妥善安置各种管道，避免管道被拉出在外的情况。

(3) 根据病情合理应用镇静药，以减轻患者的不适，缓解焦虑、恐惧等。

(4) 选择合适的管道，改进固定方法：选用材质柔软、管径细的材料，增加患者的舒适度。

7. 意识障碍患者坠床的预见性护理　意外损伤、躁动不安患者需要放床档及约束带，以防止坠床，床头悬挂“防跌倒 / 坠床”高危警示牌，加大对高危患者的监管力度并根据病情适当给予镇静药。

8. 意识障碍患者跌倒的预见性护理　对患者及其家属进行跌倒预防知识讲解，认真清理走廊、保证走廊畅通，指导家属合理摆放日用品，在走廊两侧设置扶手，随时保持地面清洁、干燥，拖地后要放置“小心地滑”的警示牌，以免因地滑跌倒。

（二）引起意识障碍常见疾病的预见性护理

意识障碍总是由于其他可以诊断的疾病引起，意识障碍的判别中，要遵循定位、定性、定量的思维模式，患者的病因对诊断病情的阶段有非常重要的作用，临床常见的病因有以下几种：脑出血、脑疝、脑外伤、高血压脑病、颅内占位性病变等。

1. 脑出血患者的预见性护理

（1）急性期应绝对卧床休息，避免搬动。头部可稍抬高并保持固定位置，可放置冰袋，减少不必要的搬动，防止加重出血，这类患者在脑出血控制后还需绝对卧床，时间不少于半个月。特别是蛛网膜下腔出血患者，在出血停止后的 2 周内很容易复发，故不能过早下床活动。

（2）出现脑水肿的患者头高足低位，有利于血液回流，可防止脑水肿、颅内压升高而导致颅内正常结构移位所引起的脑疝。

2. 脑疝患者的预见性护理

（1）密切观察患者病情。首先，医护人员要对患者病情有一定了解，及时监测患者呼吸、心率及血压、血氧饱和度的变化，做好记录工作，并及时对患者病情进行评估。

（2）为了避免出现血压过低导致病情加重的情况，头高足低位，每日对患者体温进行测量，如患者体温高于 38℃，需给予物理降温，以起到保护脑功能的作用。

（3）此外，医护人员应通过观察瞳孔大小等对患者意识障碍情况进行评估，对于颅内压升高的患者，应及时汇报给主治医生，避免出现脑疝现象。

3. 脑外伤患者的预见性护理

（1）注意居室的安静、光线宜较暗、减少对患者的一切干扰。

（2）患者记忆和智能受损时，使其表述症状困难，因此症状具有隐蔽、不典型和多病共存的特点。需要全面仔细观察病情变化。

（3）对慢性期患者不要改变原有的生活习惯。例如，早起、洗漱、进食、物品放置等均可顺其自然。尽量鼓励患者生活自理和做自己喜欢的事。增强患者的责任心，如负责自己居室的门磁开关、清洁床头桌、扫地等，使其生活保持信心。

（4）保持生活起居、饮食、睡眠的规律性。逐渐培养良好的生活习惯。

（5）对有精神症状的患者，应注意避免激发精神症状的各种因素。

（6）根据病情需要给予充足营养和水分，必要时鼻饲或静脉营养。

4. 高血压脑病的预见性护理

（1）高血压脑病的临床特点以中枢神经损害为主，护理时应着重有抽搐的患者，对持续抽搐的患者，床旁不离人，针刺人中、内关等穴位，并解开患者衣领，除去义齿、放置牙垫，以防咬破舌头，痰多者吸痰，保持呼吸道通畅。

（2）保持周围环境安静整洁，患者绝对卧床，护士协助生活护理，保护皮肤，2h 翻身 1 次，建立翻身卡，对神志不清者加床档，防止坠床。

（3）保持大便通畅，调整饮食，需要时适时给予灌肠或缓泻剂，嘱患者排便时勿用力，防止过度用力而引起颅内压增高。

（4）应用降压药物的患者控制后，需要巩固治疗，药物治疗前，了解病情及治疗方案，许多降压药物可引起直立性低血压，常于患者做起、站立时发生。为防止直立性低血压，应从小剂量开始，逐渐加量。嘱患者变换体位时动作要慢，站立时间不宜过长。在血压长期控制后遵医嘱逐渐减量。

（三）意识障碍患者预见性护理的总结

1. 日常生活护理方面　卧气垫床，加保护性床栏；保持床单整洁、干燥，减少对皮肤的机械性刺激，保持肢体功能位，定时给予翻身、叩背，保护骨突受压处。

2. 做好大小便护理　保持外阴部皮肤清洁干燥；注意口腔卫生，不能经口进食者应每天口腔护理 2 ～ 4 次；体温不升或肢端发凉者给予热水袋保温。

3. *饮食护理*　应给予高维生素、高热量饮食，补充足够的水分；遵医嘱鼻饲流质饮食者应定时喂食，保证足够的营养供给；进食至进食后 30min 抬高床头，防止食物反流。

4. *保持呼吸道通畅*　平卧头侧位或侧卧位，开放气道，取下活动义齿，及时清除口鼻分泌物和吸痰，防止舌根后坠、窒息、误吸和肺部感染。

5. *病情监测*　严密监测并记录生命体征及意识、瞳孔变化；观察有无恶心、呕吐及呕吐物的性状与量；观察皮肤弹性及有无脱水现象；观察有无消化道出血和脑疝的早期表现。

6. *预防并发症*　预防压疮、尿路感染、口腔感染和肺部感染；谵妄躁动者给予适当约束并告知家属或照顾者，防止患者坠床、自伤或伤人；使用热水袋及时更换部位，防止烫伤；长期卧床者注意被动活动和抬高肢体，预防下肢深静脉血栓形成。准确记录出入量，预防营养失调和水、电解质平衡紊乱。

第 10 章

留置引流管患者

留置引流管是医生治疗患者疾病、解除痛苦的一种常见治疗手段。医生根据患者的病情留置引流管，具有预防患者机体感染、排除有害物质、解除梗阻、降低局部组织压力、缓解疼痛和促进局部组织或脏器功能恢复的重要作用和目的。根据患者病情或医生对患者病情处理方式的不同，选择使用管道的类别和留置时间也不同，护理人员不仅要正确识别各种管路，同时在照护患者过程中要加以妥善护理。留置引流管护理属于患者基础护理内容。如有不慎管路脱出、打折等意外事件发生，会给患者带来极大的身体、心理和经济负担，甚至直接危及患者生命。

第一节　引流管的分类

引流管是利用重力或其压力将患者体腔或伤口内的液体及其他物质引流到体外，是最常见的一种治疗手段和措施。根据患者病情或疾病的部位不同，使用的引流管和引流时间也不同，根据引流的目的和作用等诸多因素的不同，将引流管进行以下分类。

一、按照危险因素分类

按照危险因素不同，引流管可分为：Ⅰ类高危管道、Ⅱ类中危管道和Ⅲ类低危管道。

（一）Ⅰ类高危管道

此类管道如意外脱出或护理不当，直接危及患者生命，短时间内迅速导致患者死亡。例如，气管插管、颅内引流等管道。

（二）Ⅱ类中危管道

此类管道如意外脱出或护理不当，可危及患者生命，导致患者死亡。例如，胸腔闭式引流管、Y 形管等。

（三）Ⅲ类低危管道

此类管道如意外脱出或护理不当，虽不会直接危及患者生命或导致患者死亡，但会直接引起患者疼痛、肿胀等不适症状。例如，胃管、普通伤口引流管、留置导尿管等。

二、按照引流目的分类

按照引流目的不同，引流管可以分为：治疗性引流管和预防性引流管。

（一）治疗性引流管

治疗性引流管主要是指对已存在的病变，如腹腔内积血、积液、积脓等通过引流进行治疗。治疗性引流管直接关乎患者治疗的最终效果，直接牵连着患者的生命安全，护理人员要认真对待此类管路的护理。

（二）预防性引流管

以检测为目的，用来观察腹腔内是否有活动性出血或者胃肠、胆管、胰瘘的发生。一般情况下术后留置引流管作为预防性引流使用。

三、按照引流作用原理分类

按照引流作用的原理不同，引流管可以分为：被动引流管和主动引流管。

（一）被动引流管

被动引流管主要是利用腹腔内、局部组织和组织器官内流体的压力差和重力作用使液体沿引流管流出。例如，普通的伤口引流。

（二）主动引流管

主动引流管是利用外源的负压引流装置将体液吸出。例如，脊柱手术后负压引流，颈部或甲状腺手术后引流等。

四、按照引流方式分类

按照引流方式不同，引流管可以分为：外引流和内引流。

（一）外引流

外引流是将患者局部组织、体腔或器官内积聚的体液、气体等物质引流至体外。例如，脓肿切开引流、胸腔闭式引流等。

（二）内引流

内引流主要是通过患者组织内改道或分流使体液流经另外的空腔脏器达到引流的目的，如胰腺囊肿手术的内引流，脑室腹腔分流。

五、按照解剖部位分类

按照解剖部位不同，引流管可分为：头部引流管、颈部引流管、胸部引流管、腹部引流管、脊柱引流管、膝（髋）关节引流管、常规引流管及特殊部位引流管。

1. 头部引流管　脑室引流管、硬膜外或残腔引流管、脑脓肿术后脓腔引流管。

2. 颈部引流管　甲状腺手术后切口橡皮条或引流管。

3. 胸部引流管　胸腔闭式引流管。

4. 腹部引流管　胆囊或胆道引流管、腹腔双套管灌洗引流管、腹腔造瘘管、空肠造瘘管。

5. 脊柱引流管　脊柱结核病灶清除术后引流管。

6. 膝（髋）关节引流管　膝（髋）关节置换引流管、膝（髋）关节镜术后引流管。

7. 常规引流管　胃管、尿管。

8. 特殊部位引流管　三腔两囊管。

六、按照引流材质分类

按照引流管材质不同，引流管可以分为普通硅胶管、烟卷引流、皮片引流和其他引流。

（一）普通硅胶管

普通硅胶引流管，根据创面大小和引流量选择适当粗细的引流管，并根据需要末端剪成数个侧孔。

（二）烟卷引流

烟卷引流又名雪茄引流，用狭长形乳胶套内卷入纱布制成，形似雪茄烟，具有虹吸作用。

（三）皮片引流

皮片引流主要是一些局部组织引流，一般情况下医生将无菌手套裁剪成长 3 ～ 4cm，宽约 5mm 的皮片制作而成，主要用于脓肿切开引流。

（四）其他引流

皮瓣引流、U 形管、蕈头导管等。

我们还可以根据引流管的目的性将其分为供给性管道、排泄性管道、监测性管道和综合性管道。本书其他章节对上述管道进行详细介绍。在实际临床工作中，医生可根据患者的不同患病部位及实施手术术式的不同、个体化差异等多方面选择合适的引流管道。

第二节　留置引流管患者的风险分析

留置引流是常用的一项治疗疾病的基本技术，对患者的预后和病情的转归有重要影响。留置引流的目的是及时消除组织内部体液或血液，排出脓液、积气等，有效促进手术部位或创口愈合，防止组织内容物污染，有利于腔内感染的控制，留置引流管是保证患者顺利康复的重要手段。在实际的临床操作过程中，医生会根据患者的具体情况、手术操作效果、疾病种类等各个方面综合进行考虑，以决定是否留置及如何留置引流管。留置管路的同时也存在着相应的风险，这些风险的发生常常会对患者的健康安全甚至生命构成极大威胁。因此，如何加强术后引流管护理是当下护理工作的重点，及时评估留置引流管患者的风险，对临床护理的意义重大。

一、留置引流管的并发症

（一）感染

留置引流管患者主要危险为导管相关性感染，诸多学者认为，引流管相关感染主要是指细菌沿引流戳孔或引流管管道进入患者体内或血液内引起的感染，其可能会导致患者发热、寒战、白细胞升高、菌血症、败血症，严重者甚至会发生感染性休克等严重不良后果。

留置引流管患者的感染还跟患者自身因素、导管因素等长期留置过程中的管理和维护有关。

1. 引起感染的外在因素分析

（1）无菌观念差：医务人员在日常护理中，因未严格执行无菌操作、手卫生执行不好等，容易造成医源性感染，导致患者病情延长，增加患者痛苦，易造成医疗纠纷。

（2）逆行性感染：①患者在翻身更换体位、过床时没有及时夹闭引流管，导致引流液反流引起逆行性感染。②在为患者更换引流袋（瓶）时，高举引流管路，导致引流液的逆流，引起逆行性感染。

（3）导管因素：留置引流管的材质也会影响感染的发生，有研究表明，聚氯乙烯、硅树脂管、橡胶类引流管材料易黏附微生物；另外，引流管的硬度等也是影响感染发生，如采用支撑性和柔软性较好的引流管，能确保引流畅通。留置引流管在材质选择上也尤为重要。

（4）导管留置时间：根据相关文献报道，影响外科手术患者出现术后感染的相关因素中主要有留置引流管、长时间住院及侵入性操作等。引流管留置时间与外科手术患者术后感染有密切关系，是导致患者术后感染的重要因素，随着留置时间延长，术后感染发生率逐渐升高。同时，也有文献研究表明，细菌沿导管表面向腹腔内迁移并完全生长起来约需 7d 的时间，7d 内细菌没有达到一定数量，其少量进入人体血液循环系统后即可被机体免疫系统及抗生素消灭，7d 后细菌达到一定的数量后入血可引起菌血症及发热、寒战等相应的临床表现。

2. 引起感染的内在因素分析　年龄因素和自身免疫：年龄为发生导管相关性感染的又一重要危险因素，相关文献研究表明年龄≥ 60 岁患者容易发生感染，同时相关研究表明，高龄患者危险度是低龄患者的 2.22 倍。与青年人相比，老年人体内 T 淋巴细胞要少 30%，老年患者免疫力低下，若同时合并糖尿病、高血压、冠心病等较多基础疾病，可导致血管内膜损伤、弹性减退等血管病变，进一步增加感染风险。

（二）疼痛

范春芳等认为，患者舒适感、疼痛感的改变是导致非计划拔管的首因。疾病疼痛的折磨或是缝针固定引流管的疼痛等因素也是导致非计划拔管的常见原因。具体分析如下：①在固定引流管时未顺应导管材质本身的弯曲走势，或者未顺应身体方向及解剖位置的走势，导致引流管摆动、牵拉而带来的不适刺激或者疼痛，都可能间接引起患者拔管。②患者在患病期间本来就处于一个比较敏感阶段，心理上波动比较大，当患者对不合理的牵拉带来的刺激，或是患者在休息时多次翻身、查看、触摸、牵拉、自行调整等因素的影响都不可避免地会导致管路脱出。

（三）紧张、焦虑

患者在患病期间由于疾病等时常伴有很多负面情绪，特别是术后的患者，容易出现烦躁、焦虑、紧张、激动，同时伴有自身美观感受不良的不良情绪，严重者会出现厌世轻生等不良情绪，不利于患者的疾病预后。

二、留置引流管维护的风险

（一）非计划拔管

非计划拔管（UE）即插管意外脱落或未经医护人员同意，患者将插管拔出，也包括医护人员操作不当所致的拔管。留置引流管患者发生导管意外脱落，无法正常引流，增加机体伤口感染的概率，增加患者的痛苦，延长术后恢复时间，增加患者的医疗费用，非计划拔管严重时导致患者机体功能丧失，甚至直接威胁患者的生命，同时留下医疗纠纷隐患。非计划拔管的原因如下。

1. 导管固定不牢　是发生非计划拔管常见危险因素。①固定方式不妥：特别是固定多根导管时，常因选择的固定方式不妥而发生脱管。部分引流管是需要医生缝合在患者皮肤处进行固定，缝合式固定相对比较牢固，只有外部使用较大外力才会致其缝线断开导管滑脱，多发生在患者过床、暴力牵拉等情况。②其他常见的因素：选择固定导管的敷贴（胶布）类型、患者汗液、伤口分泌物污染、老年皮肤松弛或恶病质患者等。③与导管固定的位置、方式及选择的固定工具具有不统一性和随意性有关。

2. 外力牵拉　是发生非计划拔管中最直接的因素之一，不管选择现有的什么固定方式或固定敷料，外力牵拉都会破坏其有效的固定形式，导致管路的脱出。外力牵拉多发生在患者翻身、过床或外出检查时未注意妥善固定引流管或管路导管外漏部分过长，导致引流管滑脱。

3. 健康宣教不到位　①医护人员对患者疾病的并发症或导管脱出导致的危害认知不足，因没有与患者和家属进行有效的健康宣教，导致患者和家属未引起重视。②医护人员的沟通交流技巧欠缺，没有将术后恢复的注意重点讲解到位，导致患者或家属的关注点和重要观察点的偏离。③对于一些术后留置引流管患者，医护人员没有有效地指导患者进行咳嗽、喷嚏，导致胸腹压升高、导管脱出。④没有有效指导术后患者翻身等床上活动的方法；特别是指导患者在术前练习床上大小便，导致患者术后排便方式的改变，因患者无法排泄而带来的对留置引流管不利的诸多影响。

（二）引流不畅

引流不畅也是留置引流管患者常发生的不良事件之一，引流不畅多会造成伤口或全身感染、切口部位出血或渗液等情况，但发生时多数情况下处于可逆的状态，通过调整和处理便可以恢复继续引流。但是如果长时间处于不畅情况也会出现不可逆的状态，严重时也能危及患者生命。

引起引流不畅的原因有以下几种。

(1) 管路打折、受压：在放置引流管时，都会根据放置的要求选择合适的长度引流管，当放置妥当后还会在患者体外预留一段长度，便于固定和观察。患者在翻身、调节体位、下床活动时观察不仔细极易导致管路的打折。

(2) 固定或悬挂不合理：在固定引流管时没有选择合理的固定方式。例如，在将引流管固定在床上或患者衣服时，固定点一段过短，另一段过长，较长一段由于自身重力向下坠，下坠会与固定点形成一个角度，此时会导致管路在固定点处出现打折，导致引流不畅。同时在悬挂引流袋、引流袋相对较高时，引流管由于重力作用，引流管在引流袋入口处会存在一个夹角出现打折现象，导致引流不畅。以上所述都是针对一般材质的引流管路，如果对韧性较大、质地较好的引流管不会出现此现象。

(3) 管路阻塞和负压消失：①留置引流管很有可能被胆液、凝血块、癌栓及脱落的坏死组织堵塞，导致脓液、血液等一些有害物质无法正常引流，引起患者感染。②护理人员没有及时观察引流管和引流液的性质和引流量。③医生在选择使用引流管时型号不合适，一般选择管腔较小的引流管易导致管道的阻塞。④对于一些需要负压引流的，因引流袋未及时倾倒或者管路连接不紧密导致负压消失，无法引流。

（三）管路移位

管路移位主要是管路的固定不牢导致管路贴壁或者高于该引流处部位，引起的引流不畅。发生管路移位主要是长期留置引流管患者。管路移位与管路脱出发生原因类似，产生的后果却不一样，管路移位出现引流点位置改变，有可能是管路的部分脱出或者是体外的引流管部分进入体内，由于引流点的改变，该引流的没有引流出来，可能给医务人员带来错觉，长时间也会造成严重的不良后果。对于体外留置超长引流管的患者，发生管路移位是很难发现的。

第三节　留置引流管患者的预见性护理

管道护理属于基础护理，责任护士应当清楚知道各种留置作用、放置位置和常规留置时间等相关知识，同时应当为患者和家属进行有效的健康宣教，引起患者和家属的重视。

现阶段，临床进行重大手术之后，常常需要应用引流管弥补患者的需要，满足临床治疗手段，但是往往出现意想不到的突发情况及无法预料的术后护理风险，给患者的治疗和预后康复带来风险。引流管护理是护理工作中一项重要的基础工作，规范化的护理操作，充分的风险防范意识和思路，全程优化的工作流程，可以降低意外风险的事故和并发症的发生，进而促进患者留置引流管伤口及手术切口的愈合，减少感染，促进患者的康复。

一、留置引流管并发症的预见性护理

（一）感染患者的预见性护理

1. 严格无菌操作，保持管道的密闭及无菌

（1）严格无菌操作护理人员要严格执行无菌操作，在开放、更换管道引流袋和敷料时注意无菌操作，严格消毒，对于疑似污染的引流管要及时进行更换。

（2）环境评估：在更换和消毒时对环境要求较高的留置引流管患者，不能在病房进行更换操作。

（3）做好自我防护：戴手套和口罩，必要时穿戴隔离衣。

（4）更换管路的顺序：在为单个患者多个管路的患者更换时，注意区分无菌区，避免造成细菌的转移和传播。

（5）严格执行手卫生：执行操作前，一定要进行有效洗手和消毒处理，护理人员不能因为手卫生等导致患者的交叉感染。同时要选择有效的消毒液，有研究指出，使用 5% 氯已定和 70% 乙醇混合液消毒可使导管细菌定植率下降 50%。

2. 防止引流液反流

（1）做好交接：留置引流管患者一般护理要做到每班交接。

（2）严密观察：密切观察管道深度、位置及固定情况，各种管路上要有标识、置管时间、置管深度、换药时间和操作者等相关信息。

（3）保持适宜压力与体位：根据引流管类型观察并调整压力，保证引流、治疗效果。有利于呼吸与引流液排出。在日常护理时，告知患者和家属下床活动时或者变换体位时，引流袋不得超过留置部位，必要时进行夹闭，避免引流液反流时细菌沿管壁戳孔或者引流管进入腹腔，造成逆行性感染

（4）及时倾倒引流液，保持管路通畅：护理人员要密切观察引流管周围的皮肤，以及引流管穿刺点是否有渗血渗液，是否有红肿，观察敷料情况是否有分泌物浸润，以及引流管液的量、颜色和性状，并做好记

录。必要时挤压皮下引流管，保持管道通畅，排出负压球内引流液。

（5）带管出院患者进行正确合理的相关指导。

3. 导管的选择及置管时间的预见性护理　留置引流管的材质选择及留置时间应严格遵循其本身说明使用及患者病情需要。

4. 加强机体自身免疫的预见性护理　机体自身免疫力降低、生理功能下降、防御机制减弱，抵抗外界病原菌能力降低，尤其要加强老年患者医护工作，因此对于老年患者在治疗基础疾病的同时，应重视改善患者的全身状况，注意保护和提高机体免疫力，正确评估置管适应证。同时指导家属护理及随访。

5. 合理使用抗生素　根据医嘱正确合理使用抗生素。护理人员做好患者皮试，正确观察和记录皮试结果。采用正确的给药途径和计量，同时在使用抗生素时要做到现用现配，并注意配伍禁忌。

（二）疼痛的预见性护理

1. 体位护理　根据患者手术留置引流管的伤口部位情况，调整患者的卧床体位。另外，当患者身体活动力度较大时，及时对手术伤口部位两侧进行规律性按压，避免伤口破裂、管路脱出。

2. 用药护理　患者疼痛等级较高时，可以适当采用常规留置镇痛泵等镇痛药，从而降低伤口疼痛感对患者身体及心理健康的影响。

（三）紧张、焦虑的预见性护理

1. 健康宣教　及时向患者和家属进行有效的健康指导，讲解留置引流管的目的和意义，引起患者和家属的重视，同时，也要取得患者和家属的理解和配合。

2. 综合评估　手术治疗前对患者各项指标进行综合评估记录，确保患者术前营养情况、睡眠质量及生命体征的稳定性，使患者能够积极配合术前诊断及治疗，术后消除紧张、焦虑情绪，促进疾病愈合，降低术后风险。

二、留置引流管维护的预见性护理

（一）非计划拔管患者的预见性护理

非计划拔管是导致患者出现不适症状或者危及患者生命的意外风

险事件。针对这种时时都可能发生的意外风险，护理人员要认真对待，要有针对性和计划性的风险处置预案，保证患者生命安全。

1. *建立非计划拔管风险评估制度* 对非计划拔管的预防仅仅停留在改进护理常规上远远不够，防范意识和思路要体现在优化工作流程和寻求科学证据之上。我们要充分地认识非计划拔管的风险因素，在这些风险因素中找到最有价值的风险评估指标，针对每一件非计划拔管的意外事件进行全面的分析，采取常规和预见性的医疗护理措施和手段，保证留置导管患者的安全，降低非计划拔管的发生率。

（1）正确的评估指标：建立非计划拔管风险评估制度，最重要的是针对患者的风险评估指标，根据评估指标来分析和评价患者是否存在拔管的风险，并针对这些风险采取针对性的护理措施，这些评估指标主要包括患者的意识状况、情绪状态、年龄、手术分级、固定方式、舒适度、约束、活动状态、自理能力、导管数量及管路种类。根据这些评估指标进行综合分析和评估，决定是否采用护理措施，但是对于一些单项指标患者，如对出现意识模糊的患者，不管其中指标是否正常都要采用有效的护理措施。对于评价指标的看待和判断，要灵活运用。

（2）有效措施：除全身肌力≤ 2 级、格拉斯哥昏迷评分 3 ～ 8 分，Ramsay 镇静评分 5 ～ 6 分的患者，所有留置导管住院患者均需评估。评估患者现存或潜在的风险因素，制订好预防措施。另外，对于意识模糊或精神症状患者，麻醉未清醒患者，服用精神类药物患者等均需要进行评估和采取有效约束措施。

（3）动态评估：对于危险因素分类的Ⅰ类高危管道、Ⅱ类中危管道、Ⅲ类低危管道和多管道留置患者的评估频次要有严格要求，要做到班班巡视、天天评估，如果患者出现病情变化，要随时动态评估。

2. *妥善固定*

（1）实施保护性约束：方丽等研究结果显示，使用有效约束工具可以降低非计划拔管发生。在实际工作中我们不仅要遵医嘱对患者实施保护性约束，还应该根据患者的意识状况、精神情况和情绪状态等进行评估和判断。对存在意识障碍、情绪不稳定的留置引流管患者，在实施保护性约束的基础上，还要严密观察约束部位的皮肤情况，将患者的肢体处于功能位，对患者家属做好解释和宣教工作，并记录在护理记录单上。

（2）密切观察：根据护士对留置引流管患者进行风险评估后，对留置引流管患者护理要做到每班交接，交接观察的注意事项和要点，交接观察时的管道深度、位置及固定情况，各种管路上要有标识，标明管路名称、置管时间、置管深度、换药时间和操作者等相关信息。班与班、科与科之间要交接并做好记录，记录单一式两份，各科保留。

（3）固定方式：采用胶布固定时一定要高举固定平台，并密切观察固定贴膜、胶布、固定带，是否受潮或松动，必要时及时给予更换。

3. 防止外力牵拉

（1）悬挂脱管标识：根据护士风险评估情况，在患者床头悬挂防脱管高危标识，并告知悬挂的目的，引起患者及家属的重视。

（2）体位更换及日常活动时应当按照导管自身的走势和利于患者恢复的体位固定引流管，防止牵拉和移动刺激。

（3）定期培训和有效健康宣教。①知识培训：对所属护理人员进行相关知识的培训，加强其自身学习。②总结分析：对发生的每一件脱管事件进行认真分析和总结，在日常护理工作做到认真负责和实事求是，不得推诿和敷衍了事。③有效指导：向患者和家属进行有效的健康宣教，讲解留置引流管的目的和意义，引起患者和家属的重视，指导术后进行有效的康复训练，如深呼吸和有效咳嗽、正确的轴线翻身、床上排便练习等。

（二）引流不畅患者的预见性护理

1. 防止管路打折、受压

（1）勤观察：每班护理人员要对留置引流管患者勤观察，观察管路是否扭曲、是否打折受压，观察引流管引流物的量、颜色和性状，并做好记录。此时的观察可以是随时性的，如在为患者进行输液时，更换液体或者进行其他操作时都可以观察管路情况。

（2）勤宣教：对患者和家属进行宣教，当患者在翻身、变换体位、下床活动时，指导患者或者家属先检查一下管路情况是否受压打折，保证管道时时通畅。必要时挤压皮下引流管，及时排出负压球内引流液，保持负压状态。

2. 合理固定和悬挂　在固定管路、敷料和悬挂引流袋时，要根据管路的材质、管路的走势和自身受力情况而进行合理的固定和放置，做到长短适中、受力均匀。对于较长的管路可以多分管固定，使其形成的重力夹角消失，保持管路的通畅。敷料覆盖上要压力适中。

3. 密切观察外漏长度　护士对留置引流管患者评估后，对留置引流管留置深度和外漏长度要做到每班交接，交接观察时的管道深度、外漏长度、位置及固定情况。如管路较长，不好测量外漏长度时，可以在引流管外漏处人为设置观察点，只需要测量观察点的皮肤处的长度，作为外漏长度进行观察。

（三）管路移位的预见性护理

管路移位主要是管路的固定不牢导致管路贴壁或者高于该引流处部位引起的引流不畅。管路移位与管路脱出发生的原因类似，产生的后果却不一样，因常给医务人员带来错觉，易导致患者病情加重及预后不良。因此临床护理也应该重视。预防措施如下。

1. 标记引流管外露长度。交接班时应准确记录引流管外露的长度，发现异常应警惕管路位置改变。

2. 维持引流液通畅，以便及时发现引流管是否移位或脱出。

3. 及时测量、记录引流液的颜色、性状、量、色泽改变、水柱的波动范围等，发现异常情况及时报告医生，给予确认导管的位置。

留置引流管具有不同的功能，是保证患者有效治疗的重要手段，有些管道还是维系患者生命的重要通道，一旦意外拔出后果非常严重。护理人员要加强对非计划拔管护理风险评价指标体系的研究，提高床旁护士识别风险的能力，降低非计划拔管发生率；护理人员对留置引流管患者要正确和有效地进行护理，严格执行无菌操作，在加强患者基础护理的同时，对留置管路进行密切观察和严格交接，降低患者感染概率，保障患者安全，提高护理质量。

第 11 章

留置尿管患者

尿管的留置是医疗、护理中的一项基本操作，其要求在严格无菌操作下，将无菌导尿管经由尿道插入膀胱内从而引出尿液。主要目的是为抢救危重患者、休克患者时正确记录尿量、测尿比重，借以观察病情，在急危重症患者的应用尤其广泛。导尿术是一项具有侵入性的操作，由于患者自身、导尿材料及操作者的技术水平等相关原因可引起各种并发症的风险。如能及早地对这些并发症提前给予相应预防措施，就能够更好地避免或减少这些并发症的危险。

第一节　留置尿管的应用及选择

尿管的留置普遍应用于临床治疗当中，不同的患者，尤其是重症患者，对尿管的应用及选择有着严格的要求。

一、留置尿管的应用

（一）术前应用

1. 应用于各种疾病患者所致尿潴留或者尿失禁患者。

2. 盆腔术前留置导尿管，以防术后误伤膀胱。

（二）术后应用

1. 尿道、会阴术后定时放尿，可以保护创面及切口的清洁不受污染。

2. 用于某些大手术后或大面积烧伤，以及危重患者的抢救，可用来观察肾功能。

3. 某些泌尿系统疾病手术后留置尿管，便于持续引流和冲洗，并能够减轻手术后切口的张力。

二、留置尿管的选择

（一）导尿管的类型

1. 双腔气囊导尿管　不需要胶布外固定，有利于会阴护理，能保持会阴部的清洁、干燥，从而降低感染发生率。因此，双腔气囊导尿管是临床上采用最普遍的一种导尿管。在对普通导尿管和双腔气囊导尿管进行对比时，双腔气囊导尿管除可防止尿路逆行感染外，还具有固定好、不易脱位的优点。

2. 金属导尿管　普通导尿管和球囊导尿管可以留置，但对于下尿路梗阻、膀胱造瘘、膀胱穿刺排尿的患者，需采用金属导尿管导尿，因其内芯为金属，所以损伤尿道的可能性较大。

3. 三腔导尿管　因其硅胶的材质能与人体有较好的相容性，对尿道黏膜刺激损伤较小，具有良好的冲洗效果，可进行持续性膀胱冲洗及向膀胱内注入药液。

4. 弯头导尿管　针对男性患者导尿管难插入、易损伤的特点，将导尿管按照男性阴茎解剖学制作成适当的角度，专门用于尿道狭窄、前列腺肥大患者排尿障碍的导尿。

5. 间歇导尿管　首先可减少尿路感染、结石、尿液反流等并发症，其次可以保护肾脏、膀胱，增加患者自主排尿的可能性。

6. 组合导尿管　在传统球囊导尿管内配备硬质、空芯、有侧孔的导尿套管芯，它既具备球囊导尿管可留置、固定牢的优点，又有金属导尿管导向性好、导向强度大的优势，而且克服了金属导尿管易形成假尿道和损伤尿道的缺点。

（二）导尿管的选择

1. 根据患者的因素选择

（1）一般男性患者选择导尿管型号为 F14 ～ F18 号，女性患者选择导尿管型号为 F16 ～ F18 号，儿童患者选用儿童专用导尿管，型号为 F6 ～ F12 号。

（2）老年人的尿道肌力较为松弛，收缩力差，尤其是脑卒中的患者，神经调节方面存在障碍，宜选择较粗的导尿管，一般为 20 ～ 22 号，以防漏尿。

（3）初次留置导尿管的患者，不宜选用过粗的导尿管，尤其是心肌梗死患者，应选择较细的导尿管，以减少插管时的阻力，避免发生阿斯综合征而猝死。

（4）前列腺增生、尿道狭窄患者可选择弯头导尿管。

（5）全身麻醉后患者阴茎及尿道口肌肉松弛，阴茎大于正常状态，应选用偏粗的导尿管。

（6）双腔导尿管广泛用于尿失禁患者。

（7）充分膀胱排空是预防尿路感染的重要因素，双腔导尿管不能使膀胱全排空，膀胱内长期留一定量的残余尿，为细菌的滋生和繁殖提供了条件，是尿路感染的原因之一，所以对于截瘫患者最佳选择是普通导尿管，不仅可减少并发症，降低感染率，而且有利于膀胱自主功能的恢复。

（8）由于休克患者存在不同程度的组织缺氧和微循环障碍，其不同部位的温度可能存在差异。多项国内外研究证明，膀胱温度（膀胱温）的测量在体外循环和麻醉等多种情况下可较好地反映中心体温。测温导尿管既可以动态观察患者尿量及体温，又可以避免交叉感染的发生，同时也可以减轻护士的工作量。

2. 根据导尿管材料不同的选择

（1）PVC 橡胶导尿管：这一类导尿管价格比较便宜，但对人体的刺激性强，以及容易造成尿路感染，已基本淘汰。

（2）硅化乳胶导尿管：为了减少乳胶组织相容性差造成的尿道刺激，在乳胶导尿管的表面包被一层硅橡胶，这一类导尿管价位适中，现在我国 85% 的医院都在使用这一类导尿管。硅胶管与传统橡胶管相比，有降低感染发生率、减轻对尿路刺激的优点。

（3）硅橡胶导尿管：认为硅橡胶导尿管生物相容性好，不会产生黏液分泌和沉积物，导管光洁度高、弹性好，引流畅通，患者感觉舒适。

（4）超润滑导尿管：即在乳胶导尿管表面进行材料改良，接枝亲水材料，由于亲水性材料表面在富含水时，与人体体腔具有良好的润滑性，其表面的含水层可以替代传统使用的润滑油。临床试验结果表明，超润滑导尿管材料不容易形成细菌生物膜，临床留置导尿管时间长的患者尽可能选用超润滑材料导尿管。

第二节 留置尿管患者的风险分析

随着尿管的留置，操作者的技术欠佳及患者机体自身的因素会造成相关并发症的风险，本节将对患者留置尿管期间产生的风险进行分析。

一、尿路感染的风险

（一）操作者因素

1. 操作者的无菌观念不强，造成无菌技术不达标，留置期间对尿道外口及导管未及时清洁、消毒过程不彻底导致风险的增加。

2. 在为患者进行膀胱冲洗时未严格按照无菌操作原则，膀胱冲洗液被细菌污染。

3. 置管时插入的角度掌握不好而刺激擦伤尿道，破坏其自然的防御感染屏障，为细菌侵入提供了有利条件。

（二）尿管材料因素

尿管材料的选择不当，导管和气囊对膀胱的刺激，易引起膀胱痉挛发作，造成尿液从导管外排出，是诱发尿路感染的重要因素。引流装置的密闭欠佳和留置时间较长均会增加尿路感染风险。

（三）患者自身因素

由于患者自身机体免疫功能低下引起尿路感染风险。

二、尿潴留的风险

（一）尿管材料因素

留置尿管长期处于开放状态，导致膀胱功能障碍，造成尿液的潴留；其次尿管本身对尿道黏膜的压迫，导致充血、水肿，致使括约肌敏感性增加，继而发生痉挛；在尿管拔出之后出现排尿困难严重者可发生尿潴留风险。

（二）操作者因素

当操作者给气囊注水的力度不够时，气囊的充盈度不够，在有外力的作用下尿管容易向外拖出，不能引流出尿液。

（三）患者自身因素

当患者自身出现泌尿系统感染时，尿路刺激症状严重者，可影响排尿，导致有尿潴留风险。当患者有脊髓病变时，因骶神经功能受影响，其对膀胱的控制功能下降。

三、尿管拔出困难的风险

（一）尿管材料因素

1. 气囊由于置管时间较长，导致气囊不能恢复到插管之前的状态，出现褶皱，体积变大，拔管时气囊外壁与尿道形成尿管，拔出困难。

2. 气囊及注、排气接头发生堵塞，使气囊内气体排出困难，易造成拔管困难。

3. 尿管质量不佳，气囊长时间闭锁，内管壁可能发生黏附，使气囊内固定的液体抽不出来而造成拔管困难。

（二）操作者因素

导尿前未认真检查导尿管气囊性能是否良好，将气囊排气不畅的导尿管插入，可造成拔管困难。

（三）患者因素

由于患者极度精神紧张，造成尿道平滑肌产生痉挛，并且尿垢的形成使导尿管于尿道紧密粘贴，从而影响导尿管拔出。

四、尿道狭窄的风险

（一）发生率

尿道狭窄以男性居多，与其尿道球部的解剖结构有关，留置尿管后，导尿管在耻骨下弯前壁、耻骨前弯后壁压迫，使尿道黏膜缺血坏死，而患者休克或体外循环时，血容量降低，尿道黏膜供血量亦显著降低，此时尿道上皮细胞对插管更为敏感，即使短时间留置导尿也极易引起尿道狭窄。

（二）导尿管选择不合理

导尿管过粗并且反复插管造成尿道黏膜的机械性损伤、水肿、出血，形成尿道瘢痕，引起尿道狭窄。

（三）尿路感染

尿路感染引起尿道周围炎、尿道周围脓肿，导致尿道狭窄。

五、引流不畅的风险

（一）导尿管材料因素

1. 导尿管脱落的橡皮屑或者其他沉淀物引起引流腔的堵塞。

2. 导尿管在膀胱内“打结”或是折断。

3. 在置管操作时，气囊充盈过度导致气囊压迫并刺激膀胱三角区，从而引起膀胱的痉挛，造成尿液的外溢。

（二）引流袋因素

由于引流袋的位置过低，导尿管受牵拉变形，从而影响尿液的引流。

六、膀胱痉挛的风险

（一）膀胱内有异物

膀胱内有异物，阻塞导尿管致使引流不畅，导致膀胱的压力过高，引起膀胱痉挛。

（二）冲洗液选择不正确

在做膀胱冲洗时，冲洗液的选择不正确，如前列腺电切除术后，由于患者手术部位疼痛，手术刀口未完全愈合，膀胱的充盈度不佳，此时应用无菌生理盐水进行膀胱冲洗，会导致膀胱痉挛。

（三）冲洗液速度不当

膀胱手术后进行冲洗时，冲洗液的速度过快或冲洗液的温度过低时，会刺激手术伤口从而引起膀胱的痉挛。

（四）引流管刺激

引流管对膀胱的刺激也会引起膀胱的痉挛。

七、血尿的风险

（一）操作者因素

1. 当为患者进行膀胱冲洗，冲洗液灌入过多并停留时间过长时，导致膀胱内压力骤然下降，使膀胱黏膜急剧充血，引起血尿。一般常见于昏迷的患者。

2. 在操作者对患者进行尿管的留置或是膀胱冲洗时，患者精神极度紧张，导致膀胱痉挛。

（二）导尿管因素

1. 持续的放尿使膀胱处于排空状态，从而增加了尿道顶端与膀胱内壁的接触，产生刺激，使膀胱处于持续痉挛状态，造成膀胱内壁的缺血缺氧，形成溃疡创面。

2. 留置尿管患者当导尿管过粗、气囊不充盈情况下，患者活动时尿管过度牵拉，使气囊对尿道造成撕裂伤。

3. 尿管的留置时间过长，造成逆行感染，同样会有血尿的风险。

4. 继发于膀胱炎的患者会出现血尿的风险。

5. 当尿管质量不达标，尿管气囊发生破裂时，有碎片在膀胱内形成结石。

八、虚脱的风险

当置管后，一次性大量放尿，使腹腔内压力突然降低，血液大量滞留腹腔血管内，导致血压下降而虚脱。

九、膀胱功能的损伤

长期留置尿管患者，定时放尿和开放性放尿，造成膀胱逼尿肌功能下降。一些老年患者因急性尿潴留而又未能及时处理，膀胱较长时间过度充盈使膀胱肌过度伸长而逐渐失去张力和有效收缩能力。

十、尿管脱出的风险

（一）患者因素

1. 患者尿道松弛。

2. 躁动患者未将四肢给予约束。

（二）操作者因素

尿管留置时气囊不充盈。

第三节 留置尿管患者的预见性护理

导尿管留置后会发生一系列相关的并发症，如尿路感染、后尿道损伤、尿潴留、导尿管拔出困难、尿道狭窄及引流不畅等常见并发症，为了减轻患者的痛苦，针对其可能出现的并发症，采取及时有效的护理措施，提高护理质量和患者的满意度，也能够使患者病情得到缓解，护理质量提升一个层次。

一、尿路感染的预见性护理

留置尿管伴随尿路感染是留置导尿常见的并发症，是尿管作为异物干扰了膀胱对细菌的正常冲刷作用，从而增加感染的危险性。我国尿路感染在所有医院感染中占6.69%～17.55%，仅列于呼吸道感染与手术切口感染之后，实施预见性干预措施可以有效降低留置尿管患者尿路感染发生率，减少留置尿管时间，提高患者及家属对护理工作的满意率。

（一）每日评估，及早拔出

尽量避免留置尿管，尿失禁者可用吸水会阴垫，阴茎套式导尿管等方式缓解。如必须留置导尿管时，应尽量缩短留置时间。如长时间留置，可采取耻骨上经上皮穿刺置入尿管导尿或行膀胱造瘘等措施。

（二）严格无菌技术，预防感染

1. 用物必须严格灭菌，插管时严格执行无菌操作，操作者动作轻柔，避免损伤尿道黏膜并保持会阴清洁。

2. 每天用 2% 碘酊清洗外阴。每次大便后应彻底清洗会阴和尿道口，避免粪便中的细菌对尿路造成不必要的污染。

3. 插管时可在导管外涂上水杨酸用来抑制革兰阴性杆菌，达到预防泌尿系统感染的目的。

4. 进行膀胱冲洗时注意检查膀胱冲洗液是否在有限期之内，瓶口是否松动、瓶身有无裂痕及有无沉淀、絮状物等。

（三）导尿管及引流装置的合理应用

1. 尽量应用硅胶和乳胶材料的导尿管。

2. 引流装置最好应用密闭性良好、引流通畅和完整的一次性尿袋，并低于膀胱位置且避免其被挤压，来防止尿液的逆流。当集尿袋内尿量超过 700ml，或者达到尿袋的 1/3 ～ 1/2 满时，应及时倾倒，防止重力作用使尿管拖出。倒尿时切勿将尿袋出口处受到污染，更不可将其放于地上。

3. 一次性尿袋每日更换一次，硅胶的导尿管每月更换一次。

（四）合理应用抗生素

1. 在未得到培养结果时，可应用 500ml 生理盐水加庆大霉素 16 万 U 及 4% 的碳酸氢钠 10ml 进行膀胱冲洗，在做膀胱冲洗时，密切观察患者冲洗的情况，冲洗管的位置应低于患者的膀胱位置的 15 ～ 20cm。

2. 尿路感染的预防治疗过程中，抗生素发挥着重要作用。但若滥用抗生素很容易导致患者机体出现耐药菌株，降低治疗效果。护理人员应掌握抗生素的使用剂量、方法、疗效、可能出现的不良反应及禁忌证等，在用药过程中对患者进行密切监测，及时反馈医师进行抗生素疗效评估。

（五）健康宣教

1. 在宣教过程中，保证教育内容的系统性和全面性，为患者普及留置尿管的目的、尿路感染的预防等相关知识，提高患者的依从性。

2. 可将宣教知识印制成册，并发放给患者及其家属，提高他们的认知水平及重视程度，降低尿路感染发生风险。

3. 同时鼓励患者多饮水，无特殊禁忌时，每天饮水量在 2000ml

以上，尿量维持在 1500ml 以上。

二、尿潴留的预见性护理

尿潴留指在多种因素影响下，患者膀胱内充满尿液但无法自行排出的临床症状。患者常尿意强烈，但欲尿不能，下腹胀痛，可能与手术创伤、疼痛及术后被动体位、患者精神状态有关。临床研究显示，患者病情的轻重程度不同，留置尿管时间的长短不一，尿潴留发生与年龄呈正相关，60 岁以上老年患者术后尿潴留发生率显著高于 60 岁以下患者，且年龄越大，尿潴留发生率越高，持续时间越长，不仅会延缓患者的康复、增加患者的痛苦，而且影响患者的生存质量，加重患者的经济负担。

（一）密切观察病情

1. 长期留置导尿管患者，早期根据患者的尿意和（或）膀胱充盈度来合理规划放尿时间。解除尿管持续引流模式，尽快建立自主膀胱功能。

2. 每日评估留置尿管的必要性，如不需要继续留置，则应尽可能早地去除导尿管。

3. 对留置尿管患者的护理，除观察尿色、尿量外，还应定时检查患者膀胱充盈情况。

4. 患者尿潴留无法解决者，则需重新留置导尿管。

（二）定期做好化验检查

除去导尿管后及时做尿液分析及培养，以便对有菌尿或脓尿的患者合理应用抗生素，还有对尿路刺激症状明显者，及时采取措施。

（三）做好健康教育和心理护理

由于患者心理状态和文化程度的不同，对疾病的认识和承受能力存在着个体差异，做好患者对疾病的健康教育及心理疏导，取得患者的配合，才能使膀胱的功能得到有效的锻炼。

三、导尿管拔出困难的预见性护理

导尿或留置膀胱造瘘管是引流尿液的最直接、最有效的方法。但由于尿管质量参差不齐、操作人员水平不一、对尿管拔出困难的原因认识不足，临床上出现尿管拔出困难的病例屡有发生，其与护理操作有着密切的关系，及时采取预见性的护理，就能减少尿管拔出困难的概率。

（一）严格执行操作规范

拔管前，要使尿管前端及气囊充分得到润滑，可注入 0.5ml 空气或液体使气囊轻度充盈，达到消除褶皱的目的以利于拔出。

（二）合理选择导尿材料

1. 选择硅胶或乳胶材料导尿管，导尿前认真检查气囊的注、排气情况是否良好，可先用注射器做通气试验，在尿管气囊未完全进入膀胱时，注入生理盐水时气囊逐渐膨大，部分遇气道不通、气道阻力大或气囊移位等现象，及时更换尿管，并检查是否在有效期之内。

2. 气囊的囊腔堵塞引起的尿管不能拔出者，可在尿道口处剪断导尿管，如气囊的囊腔堵塞位于尿道口以外的尿管段，气囊内的水流出后便可顺利将其拔出，用指压迫气囊有助于排净气囊内水；如气囊腔阀门，只能注入而不能回抽，则可强行注水胀破气囊，或在 B 超引导下行耻骨上膀胱穿刺，用细针刺破气囊拔出导尿管。

3. 采用输尿管导管内置导丝经气囊导管插入，刺破气囊后将导尿管拔出，这种导丝较细，可以穿过橡胶屑堵塞的部位刺破气囊壁，囊液流出后可拔出导尿管，在膀胱充盈状态下对膀胱无损伤。

4. 如果是女性患者可经阴道固定气囊，用麻醉套管针刺破气囊以便拔出导尿管。

（三）做好健康宣教

1. 对于极度紧张者，要先稳定患者情绪，必要时适当给予镇静剂，使患者尽量放松或给予阿托品在解除平滑肌痉挛后一般能拔出。

2. 尽量让患者多饮水，每次放尿之前可按摩下腹或让患者翻身，使沉渣浮起，利于排出。还可以用超滑的导管，减少尿垢沉积。

四、尿道狭窄的预见性护理

尿道狭窄是指任何部位的机械性管腔异常狭小，使尿道内阻力增加而产生的排尿障碍性疾病。

（一）每日巡视，定期消毒

1. 长期留置尿管的患者应定期更换，每次留置时间不超过 3 周。

2. 患者尿道口应用 2% 碘酊清洁 1 ～ 2 次 / 天，保持引流通畅。

3. 鼓励患者多饮水，增加尿量来冲洗膀胱，每天更换一次引流袋，及时倒尿，注意观察尿液颜色、性状，发现异常及时报告医生。

4. 如已出现尿道狭窄者，可行尿道扩张术。

（二）合理选择导尿管材料

选择导尿管不宜过粗。

五、引流不畅的预见性护理

患者膀胱原有的残留物、出血、膀胱痉挛是留置尿管引流不畅的原因，及时给予患者预见性护理能更好地避免尿管引流不畅的发生。

（一）加强巡视，定期消毒

1. 长期留置导尿引起尿道中磷羟镁胺等在尿管和尿路中的沉积，引起导尿管不畅，当出现尿路不畅时，用导尿管附带的塑料导丝进行疏通，仍未缓解，则应更换导尿管。

2. 如果是因为引流袋的位置过低引起导尿管的过度牵拉，护理人员应加强巡视，及时发现并调整引流袋的位置。

3. 导尿管在膀胱内打结，专业人员在超声引导下用细针刺破气囊，待结节自动松解后拔出导尿管。也可在尿道口处剪断导尿管，将残留段插入膀胱，在膀胱镜的引导下用 Wolf 硬异物钳松套结取出残段。

4. 导尿管折断者，可经导尿镜用异物钳取出。

（二）健康宣教

留置尿管期间，护士应不间断地指导患者活动，对没有心、肾功能不全的患者，鼓励其多饮水，成人每日应为 1500 ～ 2000ml。

六、膀胱痉挛的预见性护理

膀胱痉挛是指膀胱平滑肌或膀胱括约肌痉挛性收缩。留置尿管患者由于尿液的长时间滞留，尿中异物直接刺激膀胱，引起膀胱痉挛。

早期进行干预，及时缓解膀胱痉挛。

（一）加强巡视，及早拔出

1. 在病情允许的情况下及早地拔出尿管，同时停止膀胱冲洗，减轻患者的痛苦。

2. 在做膀胱冲洗时，应保持冲洗管路通畅，冲洗液的温度（一般在 20℃左右较为适宜）和速度（一般低速为 80 ～ 120 滴 / 分，每 15 ～ 30 分钟快速冲洗 30s）适宜，来防止膀胱刺激引起的痉挛。

（二）合理选择导尿管材料

1. 置管时选用相对光滑、组织相容性较强、型号匹配的硅胶气囊导尿管。

2. 视情况减少导尿管气囊的充盈度，来减轻对膀胱三角区的刺激。

（三）健康宣教

1. 做好患者的心理护理，及时与患者沟通，缓解患者的紧张情绪，操作前对患者进行相关的健康宣教，使患者对疾病及操作有一个充分和正确的认识。

2. 保持一个良好的心理学状态，同时教会患者缓解膀胱痉挛的方法，如深呼吸等。

3. 护理人员应及时安抚患者，消除其心理障碍，并嘱咐患者切忌用力排便。另一方面，患者用力排便、感染、冲洗不畅会导致继发性出血的发生。

4. 护理人员应嘱咐患者多进食高蛋白、高热量、粗纤维的食物，同时多喝水，从而预防便秘的出现。

七、血尿的预见性护理

在临床操作中，由于护理操作不当，特别是插尿管或是留置过程出现血尿，影响患者的治疗和康复。如能有针对性地采取预见性护理，可降低血尿的发生率。

（一）加强巡视

1. 引流管的长度应留出足够翻身的活动，以防止患者翻身时过于牵拉导管，导致尿道内口附近的黏膜组织受损。

2. 对于烦躁患者要约束固定好其四肢，防止患者强行拔管，使膨大的气囊被强行拔出。

3. 如需长期留置尿管的患者，应间断放尿，以减少导尿管对膀胱的长时间刺激。

4. 定期更换导尿管和引流袋，出现尿路感染症状及时遵医嘱使用抗生素治疗及膀胱冲洗。

（二）操作规范落实

留置尿管时，气囊内注入的液体量要适量，以 5 ～ 15ml 为宜，以防止患者活动时尿管对膀胱的刺激。

八、膀胱结石的预见性护理

膀胱结石是指膀胱内形成结石，分为原发性膀胱结石和继发性膀胱结石，留置尿管引起的膀胱结石是上尿路梗阻或继发于下尿路梗阻、感染、膀胱异物因素所致，主要发生在老年男性。

（一）加强巡视，规范操作

1. 如需长期留置尿管，应定期更换。

2. 尿管留置时应检查尿管及气囊的性能是否良好，以免异物残留于膀胱，形成结石，同时注入适当的液体量。

3. 因留置导尿形成的膀胱结石，大多数为感染性的结石，及时击碎结石，效果均较好。

4. 如结石的直径大于 4cm，可行耻骨上膀胱切开来取出结石。

（二）健康教育

长期卧床患者应鼓励患者多饮水并进行膀胱冲洗，告知患者禁饮浓茶和咖啡。

九、过敏反应的预见性护理

（一）合理选择尿管

操作前及时询问患者的过敏史，选用硅胶气囊的导尿管。

（二）对症处理

1. 如发生过敏者，立即拔出导尿管，并更换其他材质的导尿管。

2. 给予抗过敏的药物，如扑尔敏等药物。

3. 发生过敏性休克的患者，按过敏性休克的抢救措施进行抢救。

十、膀胱功能受损的预见性护理

1. 每日评估，及早拔出。

2. 训练膀胱功能。训练患者有尿意时开放尿管，逐渐恢复膀胱功能。

十一、尿管脱出的预见性护理

（一）根据患者情况，合理选择尿管

1. 操作前根据患者的年龄、性别、尿道及会阴情况选择合适的尿管型号。

2. 气囊充盈度适宜。

（二）加强巡视，必要时约束

躁动患者应约束四肢，避免导致患者拔管。

十二、虚脱的预见性护理

（一）加强巡视，根据患者情况合理处理

1. 对于膀胱高度充盈且极度虚弱的患者，第一次放尿不应超过 1000ml。

2. 当发现患者出现虚脱症状，应立即将患者平卧或置于头低足高的体位。

3. 出现病情变化，立即通知医生并建立静脉通路，配合医生进行相关治疗。

（二）加强健康宣教

给予适量的温开水或糖水，刺激相关的急救穴位。

以上就是留置尿管引发常见症状的预见性护理，目的是总结插管失误或留置尿管过程中护理不当等因素给患者带来的不应有痛苦，针对这些常见问题进行分析，采取相应的措施，以更好地指导临床工作。

第 12 章

使用血管活性药物患者

第一节　血管活性药物概述

血管活性药物是临床上常用的输注药物，能够通过对血管舒张和收缩状态进行调节而促进血管功能改善，并进一步促使微循环血流灌注改善，对于抢救重症患者具有至关重要的作用。临床上常见的血管活性药物有以下几种。

（一）正性肌力药

正性肌力药有儿茶酚胺类、洋地黄类、磷酸二酯酶抑制剂、钙。

（二）儿茶酚胺类

儿茶酚胺类有去甲肾上腺素、肾上腺素、异丙肾上腺素、多巴胺、多巴酚丁胺、间羟胺。

（三）抗心律失常药

抗心律失常药有奎尼丁、维拉帕米、利多卡因、普罗帕酮、胺碘酮、普萘洛尔。

（四）血管扩张药

血管扩张药有硝酸酯类、硝普钠、肼屈嗪。

一、血管活性药物的定义

通过调节血管舒缩状态，改善血管功能和改善微循环血流灌注而达到治疗目的的药物称为血管活性药物。血管活性药物依其对血管的不同作用，可分为血管收缩药和血管扩张药两大类。

（一）血管收缩药

收缩皮肤黏膜血管和内脏血管，增加外周阻力，使血压回升，从而保证重要生命器官的微循环血流灌注。其中肾上腺素受体兴奋药占有重要地位，以去甲肾上腺素为代表。

（二）血管舒张药

血管舒张药包括 α- 肾上腺素受体阻滞药、M- 胆碱受体阻滞药及其他直接作用于血管的血管扩张药，能解除血管痉挛，使微循环灌注增加，从而改善组织器官缺血、缺氧及功能衰竭状态，以酚妥拉明为代表。

二、常用药物的作用机制

（一）常用的血管收缩药及作用机制

1. 去甲肾上腺素　激动 α 受体作用强，对 β_1 受体作用较弱，对 β_2 受体几乎无作用。

（1）舒缩血管：激动血管平滑肌上的 α_1 受体，产生较强大的收缩血管作用，小动脉和小静脉均收缩，以皮肤黏膜血管收缩最为明显，其次为肾、脑、肝、肠系膜及骨骼肌血管。冠状动脉扩张是因心脏兴奋，代谢产物腺苷增多所致。

（2）兴奋心脏：激动心脏 β_2 受体，使心肌收缩力增强。但在整体情况下，心率可因血压升高而反射性减慢。大剂量也能引起心律失常，但较肾上腺素少见。

（3）升高血压：小剂量静脉滴注由于兴奋心脏，收缩压升高，舒张压升高不多而脉压增大；较大剂量时，除兴奋心脏外，因血管强烈收缩使外周阻力明显增高，故收缩压、舒张压均明显升高，脉压变小。

（4）影响代谢：治疗量时对代谢影响不明显，大剂量可引起血糖升高。对中枢神经系统的作用较弱。对于孕妇，可增加子宫收缩频率。

2. 肾上腺素　激动 α 和 β 受体，产生较强的 α 型和 β 型作用。

（1）兴奋心脏：激动心脏 β_1 受体，使心肌收缩力增强、心率加快、传导加速，是一个强效的心脏兴奋药。

（2）舒缩血管：激动血管平滑肌上的 α 受体，血管收缩；激动

$β_2$受体，血管舒张。体内各部位血管的肾上腺素受体的种类和密度各不相同，所以肾上腺素对血管上的作用取决于各器官血管平滑肌上的 α 及 $β_2$受体的分布密度及给药剂量的大小。

（3）对血压的影响：小剂量静脉滴注血管收缩作用尚不十分剧烈时，由于心脏兴奋使收缩压升高，而舒张压升高不明显，故脉压加大。较大剂量时，因血管强烈收缩使外周阻力明显增高，故收缩压升高的同时舒张压也明显升高，脉压减小。对机体代谢的影响较弱，仅在大剂量时才出现血糖升高。

（4）扩张支气管：激动支气管平滑肌上的 $β_2$受体，使支气管平滑肌舒张起到解痉作用，并可兴奋 α 受体使支气管黏膜收缩，有利于消除支气管黏膜水肿。

（5）影响代谢：肾上腺素能提高机体代谢，在治疗剂量下，可使耗氧量增加 20% ～ 30%。在人体内，由于 α 受体和 $β_2$受体的激动都可能致肝糖原分解，而肾上腺素兼具 α、β 作用，故其升高血糖作用较去甲肾上腺素显著。

3. 多巴胺　主要激动 α、β 和外周的多巴胺受体，并促进神经末梢释放脑内去甲肾上腺素。

（1）兴奋心脏：主要激动心脏 $β_1$受体，并可促进去甲肾上腺素神经末梢释放脑内去甲肾上腺素，从而使心肌收缩力增强，心排血量增加，但对心律的影响不明显，与肾上腺素比较，较少引起心律失常。

（2）舒缩血管：治疗量主要激动多巴胺受体（D_2受体），使肾和肠系膜血管扩张；激动 α 受体，使皮肤、黏膜等血管收缩。大剂量则以 α 受体的兴奋作用占优势，主要表现为血管收缩。

（3）升高血压：治疗量多巴胺使收缩压升高，而舒张压影响不大。但大剂量给药除兴奋心脏外，主要表现为血管收缩，引起外周阻力增加，使收缩压、舒张压均增高。

（4）改善肾功能：治疗量多巴胺能激动肾多巴胺受体，使肾血管舒张，肾血流量及肾小球滤过率增加；还能直接抑制肾小管对钠离子的重吸收，产生排钠利尿作用。但在大剂量时，多巴胺主要兴奋 α 受体，使肾血管明显收缩，肾血流量减少。

4. 异丙肾上腺素　主要激动 β 受体，对 $β_1$ 受体和 $β_2$ 受体识别性很低，对 α 受体几乎无作用。

（1）兴奋心脏：激动心脏 $β_1$ 受体，表现为心肌收缩力增强、心率增快、传导加速、心排血量增加。

（2）舒张血管：激动 $β_2$ 受体，主要使骨骼肌血管舒张，对冠状动脉也有舒张作用，对肾和肠系膜血管舒张作用较弱。

（3）血压：由于兴奋心脏、舒张血管，导致总外周阻力降低，使收缩压升高而舒张压下降，脉压增大。

（4）扩张支气管：激动支气管平滑肌上的 $β_2$ 受体，使支气管平滑肌松弛，比肾上腺素略强，还能抑制支气管黏膜的肥大细胞释放组胺等过敏活性物质，但对支气管黏膜血管无收缩作用，故消除黏膜水肿作用不如肾上腺素。

（5）影响代谢：升高血糖和血中游离脂肪酸，增加组织耗氧量。

5. 间羟胺　主要作用是激动 α 受体，收缩血管，升高血压，作用较去甲肾上腺素弱而持久。对 β 受体作用较弱，略增加心肌收缩性，使休克患者的心排血量增加。对心率影响不明显。

6. 多巴酚丁胺　选择性激动 $β_1$ 受体，治疗量时可使心肌收缩力增强，降低血管阻力，增加心排血量，对心率影响不明显。

7. 垂体后叶素　垂体后叶素内含两种不同的激素，催产素和加压素，加压素又称抗利尿剂。加压素能直接收缩小动脉及毛细血管，尤其对内脏血管，可降低门静脉压和肺循环压力，有利于血管破裂处血栓形成而止血；还能增加肾小管和集合管对水分的重吸收。

8. 生长抑素　可以显著减少内脏血流，降低门静脉压力，降低侧支循环的血流和压力，减少肝脏血流量。

9. 甲氧明　可通过激动 α 受体，使血管收缩、血压升高；可反射性地兴奋迷走神经，引起心率减慢；激动瞳孔开大肌的 α 受体，产生扩瞳作用。

10. 麻黄碱　既然直接激动 α 及 β 受体，又能促进去甲肾上腺素能神经末梢释放去甲肾上腺素。与肾上腺素比较，其特点有以下两点。

（1）兴奋心脏、收缩血管、升高血压和舒张支气管的作用弱而持久。

（2）中枢兴奋作用显著。

（二）常用的血管扩张药及作用机制

1. 酚妥拉明和妥拉唑啉　与 α 受体以氢键、离子键结合，能竞争性地阻断 α 受体，对 α_1 和 α_2 受体具有相似的亲和力，可以拮抗肾上腺素的 α 型作用。

（1）血管：酚妥拉明具有阻断血管平滑肌 α_1 受体和直接扩张血管的作用，静脉注射时能使血管舒张血压下降，外周血管阻力降低。静脉和小静脉扩张明显。

（2）心脏：可兴奋心脏，使心肌收缩力增强，心率加快，心排血量增加。

2. 硝酸甘油　对血管平滑肌的松弛作用显著，可扩张体循环血管和冠状血管，有如下作用。

（1）降低心肌耗氧量：可明显扩张静脉血管，特别是较大的静脉血管，从而减少回心血量，降低心脏的前负荷，使心腔容积缩小，心室内压减小，心室壁张力降低，射血时间缩短，心肌耗氧量减少。

（2）扩张冠状动脉，增加缺血区血液灌注：硝酸甘油选择性地扩张较大的心外膜血管，输送血管及侧支血管，尤其在冠状动脉痉挛时更为明显。

（3）降低左心室充盈压，增加心内膜供血，改善左心室顺应性：硝酸甘油扩张静脉血管，减少回心血量，降低心室内压；扩张动脉血管，降低心室壁张力，从而增加了心外膜向心内膜的有效灌注压，有利于血液由心外膜流向心内膜缺血区。

（4）保护缺血的心肌细胞，减轻缺血性损伤。

3. 硝普钠　可直接松弛小动脉和静脉平滑肌，在血管平滑肌内产生一氧化氮，一氧化氮具有强大的舒张血管平滑肌作用。

4. 硝苯地平　作用于细胞膜 L 型钙通道，通过抑制 Na^+ 从细胞外进入细胞内，而使细胞内 Na^+ 浓度降低，导致小动脉扩张，总外周血管阻力下降而降低血压。

（三）其他药物及作用机制

1. 利多卡因　主要治疗室性心律失常，一般作为首选药物，可降低快反应细胞的自律性，主要作用于希氏束 - 浦肯野纤维系统。

2. 胺碘酮　主要作用机制为抑制电压依赖性 K^+ 通道，同时阻滞 Na^+ 通道及 Ca^{2+} 通道，尚能阻断 α、β 肾上腺素受体，以降低窦房结和浦肯野纤维的自律性及传导速度。

三、血管活性药物的配制

血管活性药物是危重患者临床常用药物之一，用药剂量必须精准、正确，一般需要微量泵进行给药，所用注射器一般为 50ml。药物剂量（mg）= 患者体重（kg）×3，3 为系数，可根据不同的配药浓度对系数进行简单衍化（如 ×3，×0.3，×0.03）以满足临床应用的需要，计算出来的血管活性药物剂量加 0.9% 氯化钠注射液或 5% 葡糖糖注射液至 50ml，则微量泵泵入速度 1ml/h=1μg/（kg・min）。

各种常用药泵入速度、单位及换算方法见表 12-1。

表 12-1　各种常用药泵入速度、单位及换算方法

常用药物	配制浓度（mg/50ml）	单位	换算方法（ml/h）	常用剂量	起始剂量
多巴胺	千克体重（kg）× 3mg	μg/（kg・min）	1ml/h=1μg/（kg・min）	5 ～ 20μg/（kg・min）	3μg/（kg・min）
多巴酚丁胺	千克体重（kg）× 3mg	μg/（kg・min）	1ml/h=1μg/（kg・min）	1 ～ 20μg/（kg・min）	1μg/（kg・min）
硝酸甘油	NS 48ml+ 硝酸甘油 10mg	μg/min	3ml/h=10μg/min	10 ～ 200μg/min	5 ～ 10μg/min
去甲肾上腺素	千克体重（kg）× 0.3mg	μg/（kg・min）	1ml/h=0.1μg/（kg・min）	0.1 ～ 2μg/（kg・min）	0.1μg/（kg・min）
肾上腺素	千克体重（kg）× 0.3mg	μg/（kg・min）	0.1ml/h=1μg/（kg・min）	0.1μg/（kg・min）	0.1 ～ 1μg/（kg・min）
异丙肾上腺素	千克体重（kg）× 0.03mg	μg/（kg・min）	1ml/h=0.01μg/（kg・min）	0.01μg/（kg・min）	0.01μg/（kg・min）

第二节 使用血管活性药物患者的风险分析

血管活性药物使用过程中最大的风险是由于护士或仪器原因造成的血压、心率异常波动，特别是对血管活性药物敏感的患者可能会带来生命危险。另一方面血管活性药物使用方法不当，也会造成不良后果。

一、配制过程中的风险

充分掌握药物性质，注意药物的配伍禁忌。药物配制可能会有混浊、沉淀、变色、产生气体等情况，导致药物疗效降低或消失，甚至产生毒副作用。也可能发生肉眼察觉不到的变化，但药物性质已改变或效价降低，如多巴胺、多巴酚丁胺及去甲肾上腺素，不能用碱性溶液溶解。

二、保 存 风 险

充分掌握各种血管活性药物的注意事项，以防药物配制方法错误，导致药物变性从而不能使用，如肾上腺素遇光易分解，应避光储存于阴凉处，如氧化成红色或棕色即不可用。

三、药物外渗的风险

药物外渗是指由于输液管理疏忽造成腐蚀性的药物或刺激性药物进入了周围组织，而不是进入正常的血管通路。血管活性药物静脉滴注时间过长、浓度过高或药液外渗，可引起局部缺血坏死，如多巴胺，它可以使心肌收缩力加强、外周血管收缩，从而升高血压，是抗休克治疗的常用药物。但在静脉输液过程中，多巴胺外渗可造成不同程度的组织损伤及坏死。药物外渗后可引发静脉炎，静脉炎在临床上可分为 3 期。

1. 1 期：局部组织炎性反应期　局部肿胀、红斑、持续刺痛。

2. 2 期：静脉炎性反应期　见于渗漏后 2 ～ 3d，沿静脉走向条索状肿胀、发红，触及硬结，疼痛，可出现发热。

3. 3 期：组织坏死期　浅层组织坏死，溃疡形成累及皮下肌层，甚至深部组织受累。

四、输注异常的风险

导致血管活性药物输注异常常见的原因如下：

1. 静脉通路阻塞，造成药液输入不畅、药液中断，一些危重患者对血管活性药物极为敏感，极微量的改变或极短时间中断即可引起一过性反应，血压、心率的大幅波动，甚至危及生命。

2. 血管活性药物短时间内进入血管的药物剂量过大，造成患者血压和心率骤升和骤降，造成不良后果，如多巴胺，剂量过大时可出现心动过速、血压升高、心律失常和肾血管收缩，引起肾功能下降；肾上腺素剂量过大时，有发生脑出血的危险。

3. 微量泵是机械推动液体进入血液循环系统的一种电子机械装置，它可以为患者定时定量地输入液体。微量泵的应用不仅减轻了医务人员的劳动强度，也保证了药液注射的安全性和准确性。临床中常用微量泵进行血管活性药物的输注，但是微量泵本身固有的缺陷和人为操作不当等可导致血管活性药物泵入速度、剂量及浓度发生改变，从而对重症患者造成不良后果。

第三节　使用血管活性药物患者的预见性护理

血管活性药物在急危重症患者的治疗及抢救中起到了至关重要的作用，在临床应用过程中应准确、精准，以保证用药安全。加强血管活性药物安全使用的护理管理干预措施，使患者生命体征维持或控制在需要水平。

一、药物配制风险的预见性护理

临床中应采取有针对性的防范措施，以确保血管活性药输注安全。

1. 规范血管活性药物专项知识培训，轮转、新入科护士由专人带教，对血管活性药物知识进行培训，理论及操作考核结束后方可独立操作。其他护士则需每年定期进行专项培训，考核相关知识。内容包括血管活性药物的常用药物名称、性质剂量、配伍禁忌、使用注意事项等。

2. 加强无菌观念，严格实施无菌操作，正确执行医嘱，药液充分混匀。准确记录药物名称、给药时间、给药剂量、泵入速度，严格进行床旁交接班。

3. 配制好的静脉输注液有效期为24h，超过有效期必须予以更换。

4. 要熟练掌握各种血管活性药物的作用及注意事项。临床上以注射剂之间的配伍变化更为多见，其中以静脉输液的配伍禁忌更为常见。当两种或两种以上药物混合经静脉通路给药时的，溶剂改变后可发生沉淀，如输注硝酸甘油或硝普钠时，输注呋塞米，会产生白色絮状物，从而阻塞深静脉。

5. 性质不稳定，遇光易分解的药物，应避光储存于阴凉处，如肾上腺素，氧化变成红色或棕色不可用。

6. 规范药物标识的粘贴，药物标识内容包括患者姓名、床号、药名、剂量、配液者、核对者、配液时间等项目，与注射器纵轴平行贴于注射器外面确保安装后标识外露。

二、药物外渗的预见性护理

药物外渗指静脉输液过程中，腐蚀性药液进入静脉管腔以外的周围组织，为确保用药安全，避免不良后果，减轻患者的痛苦，护理者应做好护理干预。

1. 选择适当的输液方式，短期给药应选择粗、直、易固定的前臂及手臂静脉容易固定、容易观察又不影响活动的部位，持续给药时，应尽量选择中心静脉给药。

2. 妥善固定静脉穿刺导管，防止管道牵拉脱出。

3. 加强巡视，观察输液部位有无外渗、肿胀及肢体颜色的改变，血管走向有无条索状红线。

4. 需重视静脉输注时沿静脉径路皮肤发白，注射局部皮肤破溃，皮肤发绀、发红。上述反应虽属少见，但后果严重。

5. 若发生药物外渗应立即停止输液，拔针前尽量抽出外渗药物，评估药液外渗液量及渗漏处皮肤的范围、颜色、温度、痛感，通知主管医生查看，必要时进行局部封闭或应用相应的拮抗剂。

6. 静脉炎局部可采用冷敷、物理治疗或 50% 硫酸镁湿敷等促进炎症吸收，镇痛。

三、药物静脉输注风险的预见性护理

血管活性药已广泛应用于临床危重症的救治，规范血管活性药的使用，落实各种针对性的干预措施，可使护理风险事件的发生减少。

1. 防止药液中断，尽量选择双腔深静脉导管，确保扩容液体与血管活性药物不在一腔同时输注。带入血管活性药的液体需使用输液泵匀速输入，防止血管活性药物浓度的改变，影响血压、心率，造成不良后果。

2. 使用血管活性药物应从低浓度开始，密切观察患者生命体征，根据生命体征及尿量的变化协助医生调节药物的剂量，确保药物应用的有效剂量。

3. 应用血管扩张剂时，应首先判断血容量是否补足，用药前应先补充血容量，纠正血容量。否则会加剧血压下降，甚至加重休克。

4. 必须监测尿量和心电图，当药物滴注时间过长、剂量过大或输注速度过快时，可出现心动过速、心律失常和肾血管的剧烈收缩，从而出现少尿、无尿和肾功能下降。一旦发生，应减慢滴注速度或停药。

5. 使用血管活性药物应从低浓度开始，密切观察患者生命体征，根据生命体征及尿量的变化协助医生调节药物的剂量，确保药物应用的有效剂量。

6. 必须纠正酸中毒，因为血管活性药物在酸性环境下（$pH < 7.3$）均不能发挥应有的作用。

7. 使用血管活性药物，如去甲肾上腺素或硝酸甘油，突然停药可产生严重低血压或血压骤升，故停用时应逐渐递减。

8. 规范微量泵的使用

（1）正确使用微量泵，定时检修，确保微量泵是否处于完好备用状态。

（2）输注药物时微量泵应放在适宜的地方，应既不影响患者治疗及活动，又便于观察。

（3）加强巡视，及时发现管路阻塞并解除阻塞。由于微量泵延长输液管有一定弹性，当管路阻塞后，微量泵仍可继续泵入药物，但药物未进入血管，当微量泵管内达到一定压力时才会报警。

（4）微量泵的正确使用及排气：将抽满药液的注射器，连接好微量泵泵管，把排去空气的注射器正确安装在微量泵上。确认管路末端没有连接到患者，连续按两次预充键开始预充，第二次不松手，直到微量泵泵管内的空气排空，方可将管路连接至患者。

（5）血管活性药注入通路上，液体保持匀速，不可在此通路上快速补液或推注药物，避免短时间内进入血管的药物剂量过大，造成患者血压和心率骤升和骤降，引起不良后果。

（6）当输注血管活性药物致血压突然下降时，首先要检查输液管路是否通畅，是否阻塞、折叠、渗漏，三通是否崩裂。切忌盲目加大药物剂量，导致血压过度升高。

尽量减少续泵药物时的更换时间，提前做好续泵药物准备，在更换药物时需迅速、规范。操作延迟时禁止推注血管活性药物，需询问医生调节剂量，药物进入体内过多，对急危重症患者可造成不良后果。对血管活性药物十分敏感的患者，更换药物也会引起血压的波动，应使用双泵，将准备更换的药液提前安装在微量泵上，确保药物的连续性。

第 13 章

特殊感染患者

第一节　常见多重耐药菌的现状

近年来，抗菌药物在人类战胜各种感染性疾病的过程中发挥了至关重要的作用，同时也带来了严峻的挑战。如何有效减缓多重耐药菌的产生，阻断多重耐药菌传播，已引起医学界、政府与社会的广泛关注。只有加强多重耐药菌的医院感染管理，才能有效地预防和控制多重耐药菌在医院内的产生和传播，最大限度保障患者的安全。

多重耐药菌（multiple drug resistant organism，MDRO）是指对三类或三类以上结构不同（作用机制不同）抗菌药物同时耐药（每类中一种或一种以上）的细菌。广泛耐药细菌（extensive drug resistant organism，XDRO）指细菌对常用抗菌药物几乎全部耐药，革兰阴性杆菌仅对黏菌素和替加环素敏感，革兰阳性球菌仅对糖肽类和利奈唑胺敏感。常见的多重耐药菌包括耐甲氧西林金黄色葡萄球菌（methicillin-resistant staphylococcus aureus，MRSA）、耐万古霉素肠球菌、产超 β - 内酰胺酶细菌、耐碳青霉烯类抗菌药物肠杆菌科细菌（如 I 型新德里金属 β - 内酰胺酶或产碳青霉烯酶的肠杆科细菌）、耐碳青霉烯类抗菌药物鲍曼不动杆菌、多重耐药 / 泛耐药铜绿假单胞菌和多重耐药结核分枝杆菌等。细菌对临床使用的抗菌药物产生耐药的机制有很多种，分为固有耐药和获得性耐药两大类。固有耐药的产生主要是由基因突变、染色体缺失引起。获得性耐药与抗菌药物不合理使用密切相关。多重耐药菌定义中的“耐药”不包括天然耐药，仅指获得性耐药。对一类抗菌药物中其中任何一种耐药定义为该类耐药，青霉素、头孢菌素、碳青霉烯类均为单独一类。

一、多重耐药菌感染的流行病学

（一）感染源

人体、环境及物品都可以成为感染源，一般认为人是 MRSA 的主要储菌库。呼吸道、皮肤伤口、烧伤创面、气管切口部位甚至正常皮肤、肛周和直肠都可以有 MRSA 定植。静脉吸毒人群具有很高的 MRSA 携带率和感染率。胃肠道是肠球菌的主要储存库。耐万古霉素肠球菌菌血症几乎都有直肠定植。医院几乎所有的潮湿区域、许多液体及接触手、分泌物和患者排泄物的物品和器械表面，都存在非发酵革兰阴性杆菌，成为储菌库或感染源。

（二）传播途径

多重耐药菌主要通过接触传播。据研究发现多重耐药菌产生和扩散的原因 30% ～ 40% 为通过医院工作人员的手，20% ～ 25% 是抗菌药物的选择压力，20% ～ 25% 是社区获得性病原菌，20% 来源不明，如环境污染及工作人员携带等。使用被污染的医疗器械和用品可以造成接触传播和感染。ICU、血液及儿科病房经手引起的交叉感染可能是更常见的途径。

（三）易感者

许多因素可造成患者感染多重耐药菌危险性增加，如既往携带或感染了多重耐药菌、在多重耐药菌感染率高的科室住院、高龄患者、高危手术及免疫抑制应用等。

二、多重耐药菌感染的分类

多重耐药菌的感染往往危及外科手术、移植、肿瘤化疗、重症监护及人类免疫缺陷病毒感染等住院患者，由于抗菌药物不合理使用，给临床治疗和医院感染的控制带来巨大挑战。要预防和控制多重耐药菌在医院病房内传播，必须及时有效地开展多重耐药菌的目标性检测，只有提早发现、及时诊断多重耐药菌感染者与定植者，才可以采取相应的有效措施来预防和控制多重耐药菌的感染与传播。

（一）耐甲氧西林金黄色葡萄球菌

1. 耐甲氧西林金黄色葡萄球菌（MRSA）是耐甲氧西林葡萄球菌（MRS）的一种，另一种为耐甲氧西林凝固酶阴性葡萄球菌（MRSCN），目前该葡萄球菌对所有尚可用的 β- 内酰胺类抗菌药物都耐药。耐药菌的范围在不断扩大，而耐药程度也日趋严重，MRSA 是临床诊疗中最为关注的一类耐药菌。

2.MRSA 如果对甲氧西林耐药，应用青霉素类、头孢类等抗菌药物后迅速表现为耐药，效果不佳，所以 MRSA 感染首选药物一般为糖肽类，如万古霉素或替考拉宁等，临床中常用万古霉素，在 20 世纪 90 年代末又出现了耐万古霉素 MRSA，其中介度万古霉素金黄色葡萄球菌（VISA），在美、英等国均出现过相关报道。

（二）耐万古霉素肠球菌

1. 肠球菌是革兰阳性球菌，一般无芽孢、无荚膜，最适宜生长在温度为 37℃、pH 为 4.7 ～ 7.6 的环境中，广泛分布在自然界。人、动物的肠道与女性泌尿生殖系统是其常栖居的场所，是人体的正常菌群之一。近些年，由于抗菌药物的广泛应用，尤其是 β- 内酰胺类和氨基糖苷类抗菌药物使得其自身代谢和结构发生改变，降低了肠球菌对糖肽类药物的敏感性，从而形成了多重耐药菌耐万古霉素肠球菌。

2. 耐万古霉素肠球菌是仅仅次于葡萄球菌的医院内重要致病菌，可以引起多脏器的感染，不但可以引起泌尿系统感染、皮肤组织的感染，还可能会引起腹腔感染，败血症、心内膜炎等，病死率高。耐万古霉素肠球菌可以通过患者之间传播，还可以通过医护人员将耐药细菌传给其他患者，污染的环境、医疗器械、各种用具均可传播耐万古霉素肠球菌。

（三）耐碳青霉烯类抗菌药物鲍曼不动杆菌

鲍曼不动杆菌是一种不发酵糖类的革兰阴性杆菌，在医院环境中存在广泛并且存活时间长，是目前临床常见的条件致病菌之一。该类菌可以引起呼吸道感染，其中以医院获得性肺炎为主，还可引起泌尿系统感染、菌血症等，所以危重症患者易产生鲍曼不动杆菌。目前根据药敏试验结果合理选择抗菌药物，对于预防和治疗鲍曼不动杆菌至关重要，必要时可联合用药。

（四）多重耐药菌

评价预防控制措施是合理应用抗菌药物的一项重要卫生学指标，所以医院要不断加强对多重耐药菌感染的管理，从而有效预防和控制其在医院的产生和传播。

三、多重耐药菌感染的监测

（一）加强多重耐药菌的监测

医疗机构应当重视医院感染管理部门的建设，积极开展常见多重耐药菌的监测。对多重耐药菌感染患者或定植高危患者要进行监测，及时采集有关标本送检，必要时展开主动筛查，以及时发现、及早诊断多重耐药菌感染患者和定植患者。

（二）提高临床微生物实验室的检测能力

医院应当加强临床微生物实验室的能力建设，提高其对多重耐药菌检测及抗菌药物敏感性、耐药模式的监测水平。临床微生物实验室发现多重耐药感染患者和定植患者后，应当及时反馈给医院感染管理部门及相关临床科室，以便采取有效的治疗和感染控制措施。

（三）定期公布相关情况

临床微生物实验室应当至少每半年向全院公布一次临床常见分离细菌菌株及其药敏情况，包括全院和重点部门多重耐药菌的检出变化情况和感染趋势等。至少要包含全院各种临床分离病原菌的分布及构成比例，标本的来源及分布，临床常见标本病原菌的分布及抗菌药物敏感性分析，重点监测多重耐药菌的分布及抗菌药物敏感性分析，各重点病区感染病原体的检出情况。

第二节　患者感染多重耐药菌的危害

医院感染是个全球性的难题，全世界的医院无论是发达国家还是发展中国家都存在医院感染，给患者和社会增加了沉重的负担，制约着国家经济的发展。随着医疗技术的发展，抗生素的不合理使用、各种侵入性诊疗操作的应用、人口老龄化、人们自身抵抗力不足等因素，使耐药菌感染的发生率明显增高。重症监护患者、外科手术患者、肿瘤患者、器官移植患者及免疫力低下的患者是耐药菌感染的易感人群。耐药菌感染后会加重患者病情，增加患者的经济负担，也是导致患者死亡的重要原因之一。有研究报道在综合性医院发生医院感染的患者中死亡率为 24.4%，而危重患者发生耐药菌感染的死亡率可达 60.7%。总之，耐药菌感染导致的直接经济负担主要包括抗感染疾病恶化后的药物治疗，因为发生耐药菌感染后抗生素使用的种类、数量和时间都会增加患者的住院时间，其他费用也会相应地增加，另外患者和家属的误工费、家人陪护失业等间接经济负担也不容忽视。耐药菌感染后带来的实际负担是巨大的，不但威胁着患者的身心健康和生活质量，其导致的死亡率上升，也给个人、家庭和社会带来沉重的负担。所以，医疗机构不仅要加强多重耐药菌感染的管理，还要制订和落实符合自己医疗机构实际情况的预防和控制措施。

一、细菌耐药与多重耐药菌的传播

（一）细菌耐药

耐药性是指细菌在和抗菌药物多次接触后，通过该种抗菌药物的选择作用对其敏感性下降，甚至消失。细菌耐药机制分为两类，分别为固有耐药（又称天然耐药）和获得性耐药。固有耐药主要受基因突变和染色体缺失的影响，代代相传，比较稳定；获得性耐药的产生与发展主要是因为抗菌药物的广泛应用，特别是不合理应用而导致的不良后果。过度或者不合理的应用抗菌药物都可以引起人体正常菌群失调，如原来消化道、呼吸道、皮肤黏膜等的条件致病菌等，耐药株不断生长繁殖，从而产生多重耐药菌，进而感染并定植。

（二）多重耐药菌医院传播机制

多重耐药菌传播源包括生物性（多重耐药菌感染者和携带者）与非生物性（被多重耐药菌污染的医务人员的手、环境、医疗器械、生活用品等)两种。多重耐药菌的传播途径多种多样,其中以接触传播(主要媒介为医务人员的手，其次是各种侵入性操作治疗）为医院内传播的重要途径；通过产生在空气中的飞沫传播；还可以通过被多重耐药菌污染的空调出风口进行空气传播；也可以通过其他操作产生的气溶胶传播。所以，控制医院多重耐药菌感染最重要的措施就是切断传播途径。

二、多重耐药菌的危害

（一）社会危害

多重耐药菌不仅对人类健康影响重大，而且被视为全球未来的主要安全威胁和一些地区的不稳定因素。

（二）费用增加

多重耐药菌患者往往需要使用更有效且更昂贵的药物治疗，同时患者的病程和住院时间的延长、频繁反复住院，以致医疗纠纷增加及死亡率增高等，从而导致医疗费用的增加。

（三）有可能成为无法控制的灾难性的生物武器

多重耐药菌的特点主要表现在两个方面：即复杂性和难治性，所以我们要高度重视多重耐药菌的危害，加强预防和控制多重耐药菌的感染。

第三节　多重耐药菌感染的预见性护理

一、多重耐药菌预见性护理原则

多重耐药菌是条件致病菌，容易黏附在医院环境的各类物品上，清除特别困难。当医务人员在进行医疗救治过程中，医务人员的手，各种医疗器械是传播多重耐药菌的重要环节，住院时间越长感染耐药菌的概率就越大。在重症监护病房内患者病情重，患者可能会接受气管插管、气管切开、气道开放、中心静脉置管、体腔留置引流管、插胃管、留置导尿管、吸痰、电子支气管镜等侵入性操作较多，导致体腔直接与外界环境相通，皮肤黏膜失去了天然的保护屏障，病原菌趁机侵袭机体。又因为患者免疫功能低下，更易引起菌群失调，菌群迁移，从而导致难以控制的感染。据研究表明，通过应用持续质量改进原则，完善各类防控措施，实施全程监督，医院发生多重耐药菌的感染概率会明显降低。

（一）行政支持

行政部门的支持与参与对于预防和控制多重耐药菌的感染至关重要，执行预防和控制多重耐药菌感染的措施需要得到有关部门的重视，才能增加人力、物力、财力的投入。主要包括以下几个方面。

1. 根据防护标准和原则配备足够的医护人员。

2. 根据医疗护理需要配备合适的洗手设施、擦手纸、速干手消液、防护用品等。

3. 增加实验室、感染监控科、临床、护理等多部门的有效沟通和交流。

（二）教育培训

预防和控制多重耐药菌的感染不仅仅需要医务人员的努力，还需要患者和家属的共同配合。各项预防和控制措施的落实均体现在临床诊疗护理操作和日常生活中，如手卫生、抗菌药物的使用、接触隔离等。管理者需要让医务人员和家属共同了解和认识多重耐药菌的危害、传播途径、具体的预防和控制措施，并对其进行常规宣传，定期培训。这样可以不断提高预防和控制多重耐药菌感染措施的落实，有效降低多重耐药菌感染率。

（三）感染控制措施

1. 标准预防

（1）定义：对所有患者的血液、体液、分泌物、排泄物、呕吐物及其被污染的物品均视为具有传染性，不论是否具有明显的污染或是否接触非完整的皮肤与黏膜，医务人员接触这些物质时必须采取防护措施。

（2）原则：医学防护是本着对患者和医务人员共同负责的原则，既要防止疾病从患者传至医务人员，又要防止疾病从医务人员传染给患者。

（3）隔离：根据疾病的主要传播途径，采取相应的隔离措施，包括接触隔离、空气和呼吸道隔离、飞沫隔离等。

（4）防护：医院各类工作人员必须正确掌握各级防护标准、各种防护物品的使用方法，防护措施要适当，既要防止不足又要防止过度。主要包括：①手卫生、戴手套、戴帽子、戴口罩、戴防护面罩、穿脱隔离衣，正确处理医疗废物、利器、被褥，消毒灭菌医疗器械。②正确合理地留取各类标本，及时送检，提高微生物室检验结果的准确性。③标准预防可以有效地防止多重耐药菌的交叉传播。

2. 手卫生　标准预防中最重要的措施，也是最简便、经济有效的措施。进行手卫生的五个时刻：①接触患者前；②无菌操作前；③接触患者体液后；④接触患者后；⑤接触患者床单位后。

二、多重耐药菌预见性护理措施

预见性护理的重要措施是控制多重耐药菌感染，其关键是切断流行菌株及耐药菌株的传播途径，合理应用抗生素。

（一）严格掌握各种侵入性操作的适应证

减少不必要的诊疗操作。据研究资料显示减少留置尿管使用率及留置血管导管使用率后，泌尿道导尿管插管相关泌尿道感染发病率和血管导管相关血流感染发病率较前均有下降趋势。自开展ICU目标性监测工作后，医护人员对医院感染的重视程度都有了很大的提高，医生在施行侵入性操作时严格掌握各种侵入性操作的适应证，减少不必要的诊疗操作；严格执行各项诊疗技术规范，进行侵入性操作时严格遵守无菌原则；加强相关医疗器械的消毒，并严格遵守引流管、各种导管的护理操作规程；在病情允许的情况下尽可能缩短导管的留置时间，以降低侵入性相关操作的感染率，确保医疗和患者的安全。

（二）加强培训

切实落实执行手卫生制度及遵循标准预防。加强医院感染知识教育，强化医务人员的医院感染意识及无菌观念，严格执行隔离规范，从思想上引起高度重视是预防和控制 ICU 医院感染的重要措施之一。加强医护及陪护人员多重耐药菌感染及其预防、控制措施等方面知识的培训，使其掌握预防和控制多重耐药菌传播的措施显得尤为重要，据观察，加强手卫生监督力度后，多重耐药菌分离率有下降趋势。

（三）加强细菌耐药性监测

尤其加强对多重耐药菌的管理，尽可能遏制院内多重耐药菌蔓延。对 ICU 患者进行细菌学监测，掌握细菌定植的规律、耐药情况及其流行病学特点，有助于指导临床医生合理应用抗菌药物，控制多重耐药菌传播，防止医院感染的暴发。对常见的包括耐甲氧西林金黄色葡萄球菌、耐万古霉素肠球菌、产超 β- 内酰胺酶（ESBL）细菌、耐碳青霉烯类抗菌药物肠杆菌科细菌（如 I 型新德里金属 β- 内酰胺酶或产碳青霉烯酶的肠杆科细菌）、耐碳青霉烯类抗菌药物鲍曼不动杆菌、多重耐药 / 泛耐药铜绿假单胞菌和多重耐药结核分枝杆菌等感染病例均被纳入重点管理监控对象，强调了多重耐药菌的报告监测流程，并且落实执行多重耐药菌医院感染控制管理制度。严格执行手卫生制度，遵循标准预防，做好消毒隔离等感染控制措施，避免因交叉感染而造成耐药菌株的传播。

（四）合理使用抗菌药物

严格执行抗菌药物分级管理制度。临床医师应该认真学习药理学和卫生部颁发的《抗菌药物临床应用指导原则》，正确掌握所应用抗菌药物的抗菌谱、半衰期、用法用量、溶媒、用药途径、治疗用药疗程等，切忌随意性与盲目性用药。限制广谱抗菌药物在临床过度使用或滥用，是防止多重耐药不动杆菌出现的关键。

（五）合理改善患者机体状况

提高自身机体免疫力。对于医院的住院患者应该积极治疗原发病，尽早去除诱因，通过合理膳食，适当给予营养支持，以改善患者机体状况，提高患者自身免疫力，增强患者体质，从而提高患者防病抗病能力。

（六）加强 ICU 医院感染监测

明确医院感染的危险因素对制订正确防控措施是必不可少的，开展 ICU 医院感染目标监测，及时分析医院感染发生的原因，可以有效降低医院感染发生率和病死率。

目标性监测主要是指医院感染管理专职人员确定多重耐药菌种类后，采取主动监测的方式，且积极了解并分析实验室细菌培养对药物的敏感性结果及多重耐药菌感染的种类、分布情况，督促临床加强对多重耐药菌的防护和防控措施的落实。进行多重耐药菌目标性监测需要建立完整的监测组织体系，分工明确，职责到人，才可以确保目标性监测工作更规范、更有序；要及时了解新发生的病原菌的种类、耐药情况、感染发病率、流行趋势等，在监测过程中要注重多学科的合作，尤其是微生物室、临床科室与感染控制部门之间的合作，目标性监测是预防和控制多重耐药菌感染的重要组成部分，缺一不可。在监测过程中需要注意以下几方面。

1. 微生物室要根据已发表的指南使用标注的检验方法确定病原菌对药物的敏感性。

2. 医院要完善报告机制，确保微生物室人员发现新的耐药模式后，可以及时有效地通知到感染控制员及临床医务人员。

3. 微生物室要保存检出的菌株，当需要证实传播或描述流行趋势时可以进行分子生物学检测。

4. 医疗机构要使用合理的统计方法，分析多重耐药菌的感染发展趋势，及时采取相应的干预措施。

（七）加强监督与完善制度

加强医院感染的监督管理执行力，加强各级管理部门监督管理，配以完善的奖惩制度，对于不遵循执行医院感染管理制度的科室或个人，给予批评惩罚，对在医院感染控制方面成绩突出者，给予奖励，加强医院感染的监督管理执行力度。

（八）增加对多重耐药菌患者的预防措施

环境清洁消毒是预防和控制多重耐药菌感染的重要环节，在治疗与护理操作过程中医务人员会经常接触物体表面和环境，如果清洁与消毒不合格会引起多重耐药菌传播与扩散，因此，需要感染监控人员定期对病区环境，物体表面采样抽查。非急用仪器应专人专用，如血压计、听诊器、体温表、瞳孔笔、输液架等。其他不能专人专用的物品，如平车、轮椅等，每次用后要用消毒剂进行擦拭。接触患者后的仪器设备在检查完毕后进行消毒，如 X 线摄片、B 超、心电图。收治多重耐药菌感染或定植患者的病室，其擦拭的抹布、拖布等应该专室专用，分开清洗，不得混放。对患者经常接触的物体、设备表面，每天清洁消毒不少于 2 次，被患者的血液、体液、分泌物污染时应当立即消毒。

第 14 章

使用输液泵患者

第一节　输液泵的临床应用和管理

一、输液泵的临床应用

输液泵是由电脑控制输液的新型输液装置，可提供适当压力、克服阻力，保持输液速度均匀稳定，较好地弥补传统输液的缺陷与不足。输液泵的临床应用和高效管理能大大提高输液安全性、可靠性和准确性，特别在危重患者救治中，更显示其优越性。目前，输液泵已广泛应用于大中型医院的各个科室。

（一）使用输液泵的优势

1. 保证精确的输液速度。

2. 有报警安全装置，在输液通路中有空气或存在妨碍液体输入的因素均可报警。

3. 可以显示液体的入量、输液速度。

4. 减轻护士工作量。

（二）输液泵的系统结构与原理

输液泵系统主要由以下几个部分组成：微机系统、泵装置、检测装置、报警装置和输入及显示装置（图 14-1）。

1. *微机系统*　是整个系统的“大脑”，对整个系统进行智能控制和管理，并对检测信号进行处理，一般采用单片机系统。

2. *泵装置*　是整个系统的“心脏”，是输送液体的动力源。

3. 检测装置　主要是各种传感器，如红外滴数传感器（负责对液体流速和流量的检测）、压力传感器（负责对堵塞及漏液的检测）和超声波传感器（负责对气泡的检测）等，它们可感应相应的信号，这些信号经过放大处理后，送入微机系统进行信号处理，并得出控制指令，然后进行相应的控制操作。

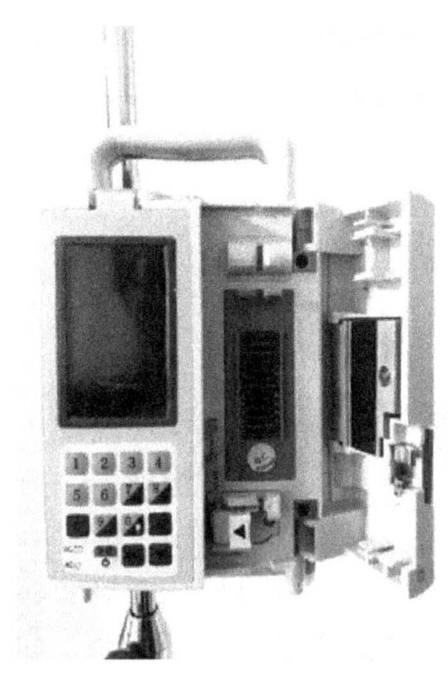

图 14-1　输液泵

4. 报警装置　传感器感应到的信号经微机处理后，得出报警控制信号，再由报警装置响应，引起人们的注意，同时进行正确的处理。主要有光电报警（发光二极管）和声音报警（扬声器和蜂鸣器）等。

5. 输入及显示装置　输入部分负责设定输液的各参数，如输液量和输液速度等。显示部分负责显示各参数和当前的工作状态等，多采用 LED 数码管显示和 LCE 液晶显示。通常的输液速度在 1 ～ 999ml/h。多数输液泵需使用与其相配的专用管道，以保证其流量的精确和均匀。此外，输液泵还具有报警系统，可提供安全保证，包括断电、泵门未关、走空、管路阻塞和管路中出现气泡等方面的报警功能。

（三）输液泵临床适应证和禁忌证

1. 适应证　通过输液泵产生的正压来控制注入患者体内液体的流量，输液泵广泛应用于重症监护室、心血管重症监护室、急诊科、麻醉科等临床科室。

2. 禁忌证　普通输液泵严禁用于输血，以免造成血细胞破坏。

（四）输液泵使用操作规范

输液泵基本操作：①放置输液泵；②输液泵管固定于输液泵管道槽；③设定输液泵各参数；④行静脉穿刺；⑤进行输液。

1. 操作前准备

（1）环境准备：安静、整洁、舒适。

（2）用物准备：①根据输液泵型号和所输药液选择输液泵管，核查输液泵管在有效期内。②遵医嘱准备药液，并核对无误。

（3）患者准备：①向患者简要说明输液泵应用目的、输液量、输液速度控制的重要性。②输液泵报警时告诉护士及时处理。③告知患者家属不要随意搬动输液泵，防止输液泵电源线因牵拉而脱落。

（4）仪器准备：依次检查输液泵各部分功能及报警系统，确保处于良好工作状态。

2. 操作步骤

（1）稳妥放置输液泵：将输液泵固定在支架上，确认设备已正确定位、稳妥放置后接通电源。

（2）开机自检：开机后输液泵即进入自动检测程序，检查输液泵各功能是否处于正常状态，如系统异常，输液泵会自动报警，应及时给予处理。

（3）按常规方法排净输液管内的空气。

（4）打开“泵门”，将输液管安置在输液泵的管道槽中，关闭泵门。

（5）根据医嘱或特殊药物要求设定输液总量，设定输液速度或输液时间。

（6）将输液泵上的输液管与穿刺针相连接。

（7）开始输液：按下START键，开始输入液体。

（8）结束输液：①按压停止键STOP，停止输注药液。②关闭输液泵管流速调节器，按下门锁，开启泵门，由下至上摘除输液管。③关闭输液泵。④保持泵体清洁，用微湿干净软布擦拭。⑤做好输液工作记录。

（五）临床使用注意事项

1. 使用前认真阅读使用说明书，熟练掌握其使用方法。

2. 在使用交流电时要保证用电安全，交流电接口干燥清洁，确保蓄电池电量充足，保证输液泵在交流电脱落的情况下或转运患者途中能正常运转。

3. 泵门内输液管需保持直线。

4. 启动输液前预设好输液速度。

5. 输血应使用具有输血功能的输液泵，否则可造成血细胞破坏。

6. 在仪器自动检查过程中，不可按动任何按键，以免干扰仪器自检，同时观察声、光警报功能是否正常。

7. 按时巡视病房，密切观察用药效果及副作用。

二、输液泵的管理

医用输液泵的正确使用和定期检测维护可提高输液精准度，延长设备使用寿命，降低因设备导致医疗不良事件的发生率，增强治疗效果，减轻患者和医护人员负担。输液泵作为一种急救输液设备，不仅需要最基本的输液功能，而且涉及临床输液安全，为了保证输液泵在临床的安全使用，我们要对输液泵的安全应用进行管理。

（一）定位放置

输液泵定位放置、标识明显，不得随意挪动位置。

（二）定人保管

各抢救仪器有专人负责保管。

（三）定期检查

1. 每班专人清点记录，保持性能良好呈备用状态。

2. 护士长每周检查 1 次。

（四）定期消毒

输液泵表面每次使用后用酒精擦拭消毒，特殊感染患者使用 0.1% 含氯消毒剂擦拭消毒后备用。

（五）定期保养

1. 使用中的输液泵固定班次每日清洁保养 1 次。

2. 保养人每周清洁保养 1 次并记录。

3. 因医用输液泵属于精密医疗设备，如需要长时间存放，应先进行清洁并在干燥环境下存放，存放时将输液泵包好以便更好地保护输液泵。

4. 每 3 个月取出 1 次，对电池进行充放电并打开输液泵进行功能测试，确保在需要时可供使用。

（六）定期检测维修

在使用中要定期进行计量校准，若输液泵出现报警等故障，应立即检查报警原因，必要时更换输液泵，同时通知设备科检修，已坏或有故障的仪器不得出现在仪器柜。

（七）质量安全

医学工程科人员定期对医护人员进行操作流程、保养方法和基本维护的培训，确保输液泵质量安全。

（八）仪器管理

仪器不得随意外借，经相关领导同意后方可借出。

输液泵等急救仪器的管理和正常使用是急危重症患者抢救工作的重要保证，也是抢救成功的关键，加强输液泵的质量检测及设备维护保养工作，可有效提高输液泵的使用安全性和可靠性，保证医疗质量，更好地保障患者生命健康，降低不良事件发生率。

第二节　使用输液泵患者的风险分析

输液泵作为一种临床辅助输液设备，凭借能够精确控制药液的总量、流速和降低护理工作量等优势，已得到临床的广泛认可和应用。随着医疗事业的推进、医疗质量安全理念的深入，临床医护人员已逐渐对输液泵提出了更高的要求，逐渐将输液泵应用技术及安全质量纳入了学科管理范畴。但是，输液泵为临床提供诸多便利的同时，由于环境的变化、人为因素、设备故障等原因可能导致较大的风险危害。为了降低输液泵临床使用风险、提高患者的救治率，应当对输液泵临床应用风险进行分析，并采取干预措施，防止由于使用输液泵带来的不良事件的发生。

一、药液外渗

输液泵给药过程中发生药液外渗的主要原因：

1. 输液速度过快，导致血液内压骤升，引起药液外渗。

2. 在同一个部位长时间使用输液泵输液。

3. 外周静脉应用输液泵易发生输液外渗。

4. 输液器钢针穿刺时刺破血管对侧引起外渗，另外钢针外渗率高于留置针。

5. 同一部位多次穿刺，导致血管破裂引起药液外渗。

6. 使用的敷料覆盖穿刺部位，影响外渗的观察。

7. 没有定时巡视静脉通道。

二、输液速度异常

输液泵给药流速异常的原因如下所述。

（一）输液泵因素

1. 输液泵可能出现故障，不能完全关闭药液，存在“漏液”现象。

2. 输液泵给药精度发生偏差。

3. 集液容器部件损坏泵内压远低于外周空气压力。

（二）护理人员因素

1. 护理人员未遵医嘱，擅自设定或更改输液速度。

2. 不同药物输注时，未按输液卡上要求及时调整相应药物的输注速度。

3. 调节器未完全开放。

4. 未按照正规操作，如不正确或不完整的装药过程。

5. 使用破损、不牢固或不密封的输液管路。

（三）其他因素

1. 在使用开始时发生药液不滴，原因是设置好后未按 START 键，长时间未有液体输入出现静脉回血。

2. 输液泵流速过慢，输液管打折，这样液体会积聚在延长管内，当压力达到一定程度，输液泵才开始报警。

3. 电源插座未插紧，储存电源用尽均会引起输入液体中断，出现回血，若回血处理不当则会导致针头堵塞。

三、药 物 反 应

药物反应为药物通过各种途径进入人体后，引起器官和组织的反应。药物反应的发生往往给患者带来额外的痛苦，严重的甚至危及生命。引起药物反应的原因有很多,也很复杂,它不单纯是药品质量问题，而是许多因素的综合表现。

（一）药物因素

1. 不合格的药品　不同规模的药厂、不同质量的药品存在极大安全隐患。

2. 药物配伍禁忌　配伍禁忌是指药物在体外配伍，直接发生物理性或化学性的相互作用会影响药物疗效或发生毒性反应。研究表明，药物配伍后输液中的微粒数会增加，尤其是加入中草药注射剂和粉针剂。临床中，常用三通管连接静脉留置针形成 2 ～ 3 个通道，使患者免受再次静脉穿刺痛苦。但如果对一些新药、特殊药物的配伍禁忌及注意事项了解不够，在多种药物联合应用时，会导致药物疗效降低，甚至产生副作用。

3. 药品储存、搬运　部分药品在搬运、储存、使用过程中发生碰撞，瓶身出现细小裂纹，或瓶口松动就会造成外漏而污染微生物，特别是含糖液体。药品储存环境的温度、光线等不合理也容易出现药品变质。

（二）非药物因素

1. 操作因素　护理人员在配制药物及输入液体过程中，未严格执行无菌技术会给患者带来较大的安全风险。

2. 个体差异　在临床上往往同样的药物、同样的速度，不同的患者因个体差异不同，对药物的反应也不尽相同。

四、操 作 因 素

（一）未严格执行操作流程

部分护理人员将传统的输液操作习惯沿用到输液泵给药，即先对患者建立静脉通道，再将输液管道安装至输液泵内。这种操作方式往往表现为单位时间内给药不准确，对于输注降压等特殊药物时可能会出现血压波动；另外也可能导致针头堵塞。出现这种错误操作的主要原因：护理人员对输液泵操作步骤不熟悉，而且没有经过正规、系统的操作培训及定期的考核，仅仅通过简单的传帮带，以致对操作技术的理解出现偏差。

（二）输液泵与注射泵混用

输液泵多用于抢救休克快速输液或需严格控制输液总量及输液速度，以及部分特殊药物使用。在重症监护病房，输液泵可以准确评估患者的液体进出量，并代替护理人员进行输液监测，而普通病房主要用于精确控制特殊药物流速。注射泵是对容量式输液泵在微量给药方面的一个补充，在小剂量给药时相对于一般的容量输液泵来说精度更高。注射泵的优势：小容量给药的精度高、配药容量灵活、容易解决台式的放置。

（三）操作前检查不充分

输液泵使用前护理人员应当检查电源线是否破损、蓄电池是否有电；输液管道安装好并设置好输液参数后，打开滚轮调节器，检查针头是否漏液，如漏液，表明流速不准。

五、管 理 缺 失

（一）关闭了滴数传感器的报警功能

导致这种情况发生的原因：滴数传感器对安装的要求较高，如果墨菲滴管内的液面和传感器没有保持水平，液滴可能会被传感器错误计算，这样容易发生报警，护理人员感觉比较麻烦，而且会增加工作量，因此忽视了输液泵的用药安全。

（二）特殊药物通道选择

使用了非原装输液器，随意更换输液器（泵管），品种基于成本考虑，选用普通重力输液器代替专用泵管进行输液泵给药，因非原装泵管的弹性、管径粗细、管壁厚薄的差异，导致输液精度不准、气泡误报警、泵管破损引起空气栓塞等不良事件的发生。

（三）未进行检测及匹配测试

输液泵未定期进行质量检测，非原装泵管也未进行匹配测试。

（四）未严格落实巡视制度

普通病房使用输液泵给药过程中，护理人员未严格执行定时巡视制度，而把输液过程的监测交代给陪护家属执行，导致除输液泵有异常报警外，绝大多数输液泵给药的其他意外情况很难发现。

第三节 使用输液泵患者的预见性护理

输液泵输液安全性的高低与预见性护理干预有直接的联系，为使危重患者得到安全有效的输液泵输液治疗，护理人员应熟练掌握仪器的使用方法，了解输液泵使用中存在的风险并进行预见性干预，从而降低药物反应等问题的发生率，提高输液泵使用安全性，最终提高服务质量和救治水平。

一、药物外渗的预见性护理

输液过程中，由于患者输液部位随意活动可能会导致药液渗至皮下。如果是普通的重力输液，随着输液部位的肿胀、局部压力的增高，液体输注速度会慢慢降低甚至停止。通常输液泵没有药液外渗检测装置，当发生药液外渗之后，仍然会按照已设定的程序继续输液，从而造成不良后果，那么做好药物外渗的预见性护理较为重要。

（一）血管的选择

输液泵静脉通道应当选择血管较粗直、容易固定并便于观察的部位进行静脉穿刺，尽量使用静脉留置针或深静脉，并且为专用通道，不与普通的药物共用同一条静脉通道。

（二）特殊药物通道选择

对于特殊药物确需共用同一静脉的重症患者，首先应当熟练掌握新药、特殊药对其滴速要求、溶媒的选择、注意事项及配伍禁忌等，再根据要求使用三通管增加输液通道进行输液。

（三）加强巡视

输液泵没有外渗报警功能，进行输液泵临床给药时，护士应具有高度责任心，加强巡视，重点观察仪器运行情况、输液部位皮肤情况及输液泵数值与医嘱是否一致等。

二、输液速度异常的预见性护理

（一）使用专用泵管

输液泵临床给药流速异常的主要原因是输液泵的耗材开放和耗材使用混乱。因此，应当严格选用输液泵使用说明书中已明确要求的输液器型号及范围，或使用专用泵管。基于患者成本考虑，确实需要选用经济的重力输液器替代时，使用前应当通知医院医学工程部门或相关单位做好普通重力输液器的流量精度、压力特性、疲劳特性等匹配测试。只有替代的输液器通过了临床安全质量评估，并且输液精度误差在临床允许范围内的输液器才可以使用。另外，我国医院输液器品种繁多，进行过匹配测试的普通输液器一定要做好记录，如输液器品牌、规格和批号。

（二）正确选择输液泵和注射泵

应当根据药物性质、临床给药总量、流速进行选择。建议 50ml 以内的液体、药物刺激性强、对输注速度要求严格的药物，首选使用注射泵；药性相对温和、单位时间内可以控制总量、每分钟滴速不要求绝对匀速、总量在 100ml 以上的药物，可选择输液泵控制给药。

（三）制订输液泵适用的药物目录

禁止使用普通输液泵输入血液、血浆、血小板等血液制品，避免造成血液制品破坏。

三、药物反应的预见性护理

1. 用药前了解患者过敏史及用药史，加强对过敏体质或特异性体质患者的监测。

2. 配制药物时严格执行无菌技术，避免因药液污染而出现药物反应。

3. 两种以上药物之间如有配伍禁忌，应避免同时输入，可采用分时段或分管路输入。

4. 一条静脉通路输注的液体不超过 3 种，抗生素应使用单独的静脉通道输入。

5. 用药过程中应注意发现药物不良反应的早期症状，以便及时停药和处理。

6. 严格按照说明书要求正确储存和使用药品，如避光、冷藏、过滤等。

四、输液泵报警的预见性护理

（一）预防安全监测报警

1. 气泡报警　输液排气时仔细检查管路有无气泡，及时发现并排出，若输液过程中出现报警，关闭调节器，从输液泵里取出输液管道，观察是否存在气泡。若有，轻弹输液管道使空气进入墨菲滴管，再重新安装输液器，关闭泵门，打开调节器，继续启动输液。

2. 堵塞压力报警　提前检查是否输液管道扭曲、调节器关闭或输液针头堵塞等。

3. 操作遗忘报警　建立静脉通道后，未按下START键开始输液，提示操作遗忘报警。

4. 门开关报警　检查泵门是否关好。

5. 输液完成报警　提示输液已完成，应当及时换液或拔针。

6. 电池电量报警　提前检查电源线是否接好或确认电源是否中断。

7. 滴数传感器报警　检查滴数传感器是否安装，或安装位置是否不正确。

8. 其他　切不可以任何理由关闭或更改输液泵给药相关的安全报警功能。

（二）避免错误报警

1. 气泡故障报警　主要表现为①输液过程中管道内无气泡，但发生了“air alarm”报警。可能的原因：气泡探测器故障、大量的微小气泡通过气泡探测器。②输液管道内确实有气泡，但是输液泵始终不报警或过了很久有多个气泡通过输液泵时才报警。可能原因：气泡探测器坏，或气泡监测电路故障，或探测器灵敏度需校正。这些都属于气泡探测器或其电路故障。处理措施：排气，更换输液泵，联系医院临床工程师等。

2. 滴数 / 流速监测　主要表现为滴数传感器确实已安装并且已固定在墨菲滴管处，但仍然间断地发生滴数传感器故障报警。主要原因：安装位置不精确，应该予以调整。传感器应当安装在墨菲滴管液面上方 1cm 位置，墨菲滴管应保持竖直，并且液滴能垂直通过传感器。

3. 使用前进行外观及基本功能检查　输液泵使用前，护理人员应当检查电源线是否破损、蓄电池是否有电；输液管道安装好并设置好输液参数后，打开滚轮调节器，检查针头是否漏液，如漏液，表明流速不准。

五、输液泵输注特殊药物的预见性护理

（一）血管活性药物

1. 输注硝酸甘油　该药是目前临床治疗心绞痛患者的首选药物，也是治疗高血压急症较为理想的药物。临床上硝酸甘油的给药方式较多，其中常规采用静脉滴注、微量注射泵或输液泵输注的给药方式。因快速给药易使患者出现不良反应，从而使其治疗效果产生一定影响，而常规静脉滴注硝酸甘油的治疗方法较难控制滴注速度，使用输液泵或注射泵泵入硝酸甘油可准确控制速度，不良反应少，但护理难度大，护理人员需准确评估各种风险因素，提前采取针对性的干预措施，从而保证用药安全。

（1）现配现用：硝酸甘油应现配现用，使用避光注射器和避光延长管，每 6 ～ 12 小时更换 1 次。

（2）专用通道：硝酸甘油的输注通道单独开通，避免在同一条静脉通路中输入其他药物。

（3）正确选择输液工具：尽可能使用中心静脉置管，特殊原因未建立中心静脉的患者选择上肢粗直的血管或颈外静脉穿刺，暴露穿刺部位便于观察，尽量避免在下肢及关节部位穿刺等，同时应做好静脉通路的护理工作。

（4）持续心电血压监测：用药前应先测量患者血压、心率，输注速度宜以小剂量起步，根据血压等情况逐渐增加剂量，每次增加剂量为 5 ～ 10μg/min。低血压和（或）心率大于 100 次 / 分的患者应避免

给予硝酸甘油泵入，输注过程中应给予持续心电血压监测。

（5）加强心理护理：①用药前护理人员对患者及家属做好宣教，详细介绍使用输液泵或微量泵的意义、注意事项及所用药物的名称、剂量、作用、副作用等，避免患者产生紧张心理，并取得患者的配合。②用药过程中，护理人员应与患者保持沟通，消除其恐惧心理。③由于使用输液泵或微量泵的时间较长，患者活动受限，易出现烦躁、焦虑等情绪，护士应理解患者的感受，帮助患者树立信心，提高对治疗的依从性。

（6）严密观察病情变化：①严密监测心率、血压、呼吸等生命体征，出现低血压应及时报告医生，遵医嘱调整硝酸甘油输注速度，给予扩容、升压等对症处理，并做好其他相关抢救准备。②严密观察输液泵或微量泵的运行状态，适时掌握药物的注入速度，检查输液管的通畅性，对输液管给予必要的加固处理，避免各种因素导致输液管弯曲或折叠。③严密观察注射部位有无液体渗漏、红肿、疼痛及针头有无堵塞或脱落。尤其是患者改变体位后，应注意保持输液管道的通畅，一旦发现患者的输液部位出现异常，护理人员应立即停止药液的注入，及时更换输液部位，并做好相应的局部处理，以保证治疗的安全性。④患者尽量保持平卧位，防止发生直立性低血压。

2. *输注硝普钠*　硝普钠直接作用于血管平滑肌，是一种强效、速效的血管扩张剂，对动静脉均有扩张作用，减轻心脏前后负荷，利于减少心肌耗氧量，临床上常用在高血压脑出血术后治疗，效果显著。目前输液泵输入硝普钠是控制高血压急症最重要的药物治疗手段，随着输液泵的推广使用，硝普钠的用药剂量、注射速度控制十分精准，但如果护理人员操作不当，或者观察处理不及时，短时间内即可引起患者血压急剧波动，引起不可挽回的后果，所以使用输液泵输入硝普钠时，护理人员要严格遵守操作流程，严密观察血压变化，适当调节药物泵入速度，以维持血压的稳定。

（1）使用方法及注意事项：①因硝普钠水溶液不稳定，所以需要现配现用，并及时更换新鲜配制的液体，每 6 ～ 8 小时更换 1 次，将生理盐水 500ml，硝普钠 25 ～ 50mg 稀释。②因硝普钠为亚硝基铁氰化物，化学性质不稳定，遇光和热易分解为氰化物，故药液及输液管应用专用避光输液器，避免光线直接照射而分解产生毒性物质。③硝普钠需单独建立静脉通道，避免与其他药物混合使用，以免发生不良反应，也方便随时调整滴速。泵入前应排尽避光输液器内的空气，防止空气进入体内。④使用输液泵前要仔细检查各项功能是否正常，用专用避光袋或黑色布袋套好药液，专用避光输液器连接输液泵。⑤严格遵守无菌操作，每 24 小时重新更换延长管和输液管。⑥护理人员应在输液卡上醒目地注明药物浓度及配制时间，注意每班认真交接。

（2）严密观察血压变化：①硝普钠使用前要准确地测量血压，并以此作为使用过程中观察血压、调节输注滴数的参照。以 10 ～ 30ml/h 开始泵入，在开始 30min 内，应 5 ～ 10min 测量 1 次血压并记录。遵医嘱持续心电监测，可以随时监测血压，以便根据血压变化及时调整用药，要求控制血压不能低于 90/60mmHg，以免造成心、脑、肾等重要脏器的灌注量不足，有可能会有低血压或休克的情况发生，甚至死亡。因此，在高血压脑出血术后，护理人员必须严密观察血压下降的速度和幅度，以防并发症的发生。②硝普钠的降压效果迅速，可在短时间内大幅降压，出现低血压症状，护理人员要特别注意观察，如果出现烦躁、胸闷、脉搏加快、面色潮红等低血压症状时，即减慢滴速或停用，并及时通知医生处理。③硝普钠若突然停用，易发生血压反跳，故停药后仍需监测血压，停药时逐渐减量，并遵医嘱使用血管扩张药物，严防反跳反应的发生。

（3）持续观察药物反应：①硝普钠用药时间长而且刺激性强，容易引发静脉炎等反应，所以注射前应选择较粗、较直、避开关节部位的大血管，妥善固定针头，每班注意观察局部反应。②用药过程中观察患者有无发绀、恶心、呕吐、头晕、出汗等情况，发现异常及时向医生报告，立即调整给药速度以减少药物剂量，并迅速检测血液中氰化物浓度，防止硫氰酸盐中毒。③长期使用者，应每日监测血硫氰酸钠盐浓度，超过 100μg/ml 时应报告医生，立即遵医嘱停药。

（4）加强人文关怀，做好心理护理：高血压脑出血患者因血压急剧升高，病情危重，且围术期多为昏迷，每天与医护人员面对的陪护家属多有担忧、紧张、茫然等负面情绪；但陪护家属是关系到患者康复的最重要的支持者之一，所以家属的配合尤其重要，护理人员应注意安抚其情绪，鼓励家属坚强地面对现实，细心指导其如何配合救治，做好健康宣教，最大程度地调动患者家属的积极性，取得患者家属的信任和配合，有利于提高患者满意度，提高患者的治疗和康复效果。

（二）输注化疗药物

输液泵能控制进药速度，定时、定量将药注入患者体内，恒定地维持药物在体内的血药浓度，最大限度地杀伤肿瘤细胞，增加抗癌细胞的活性，同时降低化疗药物的全身毒副作用，减轻患者因化疗需长时间卧床的痛苦。

1. *化疗药物应现用现配*　配好后贴上醒目的红色标记以示区别，对于有时间限制的药物应贴上红色的限速标志并标明时间以作提醒。

2. *合理选择输液工具*　①根据药物的毒性程度及患者的具体情况，合理选择输液工具，首选经外周静脉置入中心静脉导管或深静脉导管，严禁使用头皮钢针输注化疗药物。②毒性强的药物如表柔比星、氟尿嘧啶、长春瑞滨等必须行深静脉置管或者行经外周静脉置入中心静脉导管，因这些药物可引起组织的严重损伤。③深静脉置管用于持续化疗的患者能有效防止静脉炎及药物外渗的发生，并能减轻患者反复穿刺的痛苦。

3. *输液器的选择*　①按输液要求使用一次性避光输液器或精密过滤输液器。②国外学者研究表明，过滤输液器的使用可使静脉炎的发生率由35%降到8%，静脉炎发生率的降低，与过滤输液器能有效过滤输入液中的微粒有关。③在使用静脉化疗药物时，常规使用过滤输液器。

4. *制定制度*　制定一整套完善的化疗实施操作流程及制度，并严格督促执行。配制化疗药物前必须经主班、治疗班两人核对化疗药的剂量、浓度、用法及溶媒的种类、剂量、浓度等。

5. *完善流程*　①为患者接化疗药时必须由经过专业培训的护士执行，不得由实习护士操作。②严格执行三查七对制度，并使用反问式提问核对患者身份，告知静脉化疗的有关注意事项。③接上化疗药后应每10～20分钟巡视1次，观察患者的反应、输液的速度与要求是否相符，血管有无异常并做好记录。

6. *并发症的预防及处理*　化疗过程中，当班护士应及时评估血管情况，及时发现化疗性静脉炎的发生。若发生化疗性静脉炎，应及时处理：①停止在患肢静脉输液并将患肢抬高、制动。②局部封闭，用地塞米松、利多卡因和 0.9% 氯化钠的混合液体 10ml，用 7 号注射针在穿刺点周围皮肤做放射状皮下注射，范围应大于红肿范围，可反复使用。③局部用硫酸镁湿热敷，热敷可使血管扩张，加速炎性物质的吸收，减轻疼痛，也减轻了药物对皮肤的损伤。④药物外涂：如中药如意金黄散外敷、云南白药外敷、仙人掌外敷等。

7. 其他　化疗完毕，静脉留置针必须拔出，经外周静脉置入中心静脉导管或股静脉导管冲管后封管，并妥善固定。

六、管理缺失的预见性护理

（一）加强护理人员风险意识

基于输液泵临床给药的过程中可能出现的应用风险，护理人员对输液泵的操作技术水平、认知程度、报警处理、风险意识等都有待提高。尤其是刚参加工作并且疏于操作的年轻护士，或者是刚刚转科至重症监护室的护士等发生输液泵应用风险的概率更高。因此，应当注重加强和组织护理人员进行输液泵的应用操作培训，并建立操作技术及应急处理考核机制，定期对护理人员进行考核。

（二）提高管理者监管能力

管理者不断学习前沿、创新知识，深入临床做好监管工作，加强奖惩机制，奖罚分明，提高护理人员规范执行的积极性。

为了防止输液泵用药差错的发生，降低输液泵临床使用风险，提高患者的救治率，应当具有“系统化”认识，将输液泵作为整个给药系统的一部分，而不仅仅把输液泵当作一个单一的医疗设备，只降低输液泵的使用风险并不能保证输液泵临床给药的绝对安全。通过对给药系统安全技术指标进行全面分析，整体评估输液泵用药安全因素，再对每一个子系统进行指标权重量化。在日常的应用中，不断地对子系统各级指标进行优化，保证与给药系统总体用药安全目标一致，促进输液泵给药安全、有效。

第 15 章

使用心电监护仪患者

第一节　心电监护仪的临床应用和管理

一、心电监护仪的临床应用

（一）心电监护仪的概述

心电监护是指对被监护者进行持续或间断的心电监测，它是心脏监护的重点。危重患者由于原发疾病或应激反应，可导致患者神经内分泌系统改变，使水、电解质及酸碱平衡紊乱，这些变化可直接或间接影响心脏电生理活动，出现原发性或继发性心电图改变，甚至发生严重心律失常。心电监护能为早期发现心电改变及心律失常提供可靠信息，在危重患者抢救中发挥积极作用。其基本原理是通过检测心脏电活动在人体体表特定两点间的导联变化，来反映心脏的工作状态。

（二）心电监护的基本功能

1. 显示、记录和打印心电图波形和心率数字。

2. 设置心率、呼吸、脉搏、血压、血氧饱和度的报警上下限。

3. 图像冻结提供数据观察。

4. 数小时到 24h 的趋势显示和记录。

（三）心电监护仪的应用范围

1. 心肺复苏　心肺复苏过程中的心电监护有助于分析心搏骤停的原因和指导治疗（如除颤等）；监测体表心电图可及时发现心律失常；复苏成功后监测心律，直到稳定为止。

2. *危重症心电监护*　心肌梗死、心肌炎、心肌病、心力衰竭、心源性休克、严重感染、预激综合征和心脏手术后等。对接受了某些有心肌毒性或影响心脏传导系统药物治疗的患者，应进行心电监护。此外，各种危重伴缺氧、电解质和酸碱平衡失调（尤其钾、钠、钙、镁）、多系统脏器衰竭。

3. *心律失常高危人群*　许多疾病在疾病发展中可以发生致命性心律失常，发现严重的心律失常、预防猝死和指导治疗的重要方法是心电监护。

4. *其他*　某些治疗、诊断操作如气管插管、心包穿刺、心导管检测，都可发生心律失常导致猝死，必须进行心电监护。

（四）心电监护的目的

临床心电监护的目的是及时发现、识别和确诊各种心律失常，最终的目的是对各种致命性心律失常进行及时有效的处理，降低心律失常猝死率，提高危重症患者抢救成功率，并确保手术、特殊检查与治疗的安全。具体来说，心电监护具备以下的目的。

1. *及时发现和诊断致命性心律失常及其先兆*　心电监护仪的临床应用使得近年来急性心肌梗死和其他危重心脏患者的心律失常猝死率明显下降，通过动态观察心律失常的发展趋势和规律，可预示致命性心律失常的发生。

2. *指导临床抗心律失常治疗*　通过心电监护可初步确定心律失常的类型和程度，有助于选择抗心律失常治疗的方法和时机，同时，还能有效评价这些治疗措施和疗效的不良反应。

3. *指导其他可能影响心电活动的治疗*　当其他非抗心律失常治疗措施有可能影响到患者的心电活动时，可采取心电监护方法加以指导。

4. *监测和处理电解质紊乱*　电解质紊乱时可诱发各种心律失常，通过心电监护可及时发现并观察处理结果。

5. *协助涉及临床心电活动的研究工作*　包括评价各种心血管疾病和治疗对患者心电活动的影响等。

6. *手术监护*　对各种手术，特别是心血管手术的术前、术中、术后及各种特殊检查（心包穿刺、内镜等）、治疗（体反搏、电击复律等）

也实行心电监护。

（五）心电监护操作程序

操作步骤：

（1）连接心电监护仪电源。

（2）患者取平卧位或半卧位。

（3）打开主机开关。

（4）用酒精棉球擦拭患者的胸部贴电极处皮肤。

（5）贴电极片，连接心电导联线，屏幕上心电示波出现。

（6）选择合适的袖带，将袖带绑在至肘窝上两横指处。

（7）设置报警线和测量时间。

（六）临床使用注意事项

1. *电极片放置方法*　心电监护可以使用五导联，也可以使用三导联。

（1）五导联放置位置：①右上（RA）在右锁骨中线第一肋间。②右下（RL）在右锁骨中线剑突水平处。③中间（V）在锁骨左缘第四肋间。④左上（LA）在左锁骨中线第一肋间。⑤左下（LL）在左锁骨中线剑突水平处。

（2）三个导联放置位置：①右上（RA）在右锁骨中线第二肋间。②左上（LA）在左腋前线第四肋间。③胸骨下（LL）在剑突偏右。

2. *初始监视画面*（图 15-1）　实时显示被监护患者的各项生理参数及数值，此画面分为两个部分。

（1）波形分析：①第一通道左上角有“心电”字样，用来实时监测患者心电波。②第二通道左上角标“级联”字样，波形完全重复第一通道的心电波形。③第三通道显示血氧脉搏容积图。④第四通道呼吸波形，同步反映患者的呼吸幅度和频率，实时观察患者的呼吸情况。

（2）数据分析：①数字“64”表示实时监护的心率值，每检测到一个 R 波，数值变化一次。②“Ⅱ”是心电导联的标志，表示当前选择的心电导联为Ⅱ型导联。③监护仪上的“36.5”表示体温值。④“A”表示系统报警铃，显示暗的时候表示报警声音关闭。⑤数值为“99”表示为血氧值。⑥跳动的矩形图为血氧脉搏强弱图，表示患

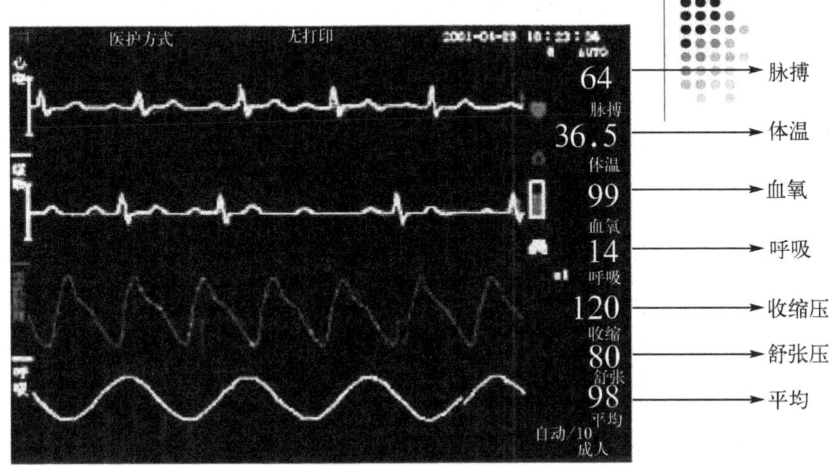

图 15-1　心电监护仪

者脉搏较弱。⑦数字“14”表示每分钟呼吸的次数。闪动的肺叶标志为呼吸同步标志。⑧血压数据：其中“120 收缩”表示为收缩压数值，“80 舒张”表示为舒张压数值，“98 平均”表示为平均压值。⑨“自动”表示此时的测压模式为自动，可通过菜单切换手动或者连续测压模式。

3. 使用心电监护仪的过程中报警值的设置范围

（1）目的：提醒医护人员观察患者病情变化，发现并处理突发的危及生命事件。

（2）设置报警范围的原则：根据患者的实际情况，合理科学地设置报警范围并及时根据情况做出调整。从而避免漏报及无效观察，满足病情观察及治疗的需求。

（3）在备用状态时，使用监护仪自身设置的正常范围，打开电源，调节数值。

（4）报警值设定，①心率：为报警参数，在患者实际心率的基础上限增加 10 ～ 20 次 / 分，下限减少 10 ～ 20 次 / 分。②血压：收缩压、缩张压均为报警参数，在患者实际收缩压的基础上限增加 10 ～ 20mmHg，下限减少 10 ～ 20mmHg。③呼吸：一般 10 ～ 30 次 / 分，当呼吸＞ 30 次 / 分，上限增加 5 ～ 10 次 / 分，下限减少 5 ～ 10 次 / 分。

④血氧饱和度：对于低氧血症的患者，以实际血氧饱和度下降 5% 为报警线，但最低不可低于 85%。

例如，患者实际心率数为 80 次 / 分，则属于表 15-1 中 70 ～ 120 次 / 分的范围，所以其报警线设置为上限：80+20=100 次 / 分，下限：80－20=60 次 / 分。

表 15-1　心率报警参数　（单位：次 / 分）

实际心率值		≤ 60	60 ～ 69	70 ～ 120	≥ 120
安全范围	上限	+ 20	+ 20	+ 20	+ 10
	下限	－ 5	－ 10	－ 20	－ 20

例如，患者实际收缩压数为 120mmHg，则属于表 15-2 中 100 ～ 160mmHg 的范围，所以其报警线设置为上限：120+20=140mmHg，下限：120－20=100mmHg。

表 15-2　收缩压的报警参数　（单位：mmHg）

实际收缩压		≤ 100	100 ～ 160	＞ 160
安全范围	上限	+ 20	+ 20	+ 10
	下限	－ 10	－ 20	－ 20

例如，患者实际舒张压数为 80mmHg，则属于表 15-3 中 70 ～ 90mmHg 的范围，所以其报警线设置为上限：80+20=100mmHg，下限：80－20=60mmHg。

表 15-3　舒张压的报警参数　（单位：mmHg）

实际收缩压		≤ 70	70 ～ 90	＞ 90
安全范围	上限	+ 20	+ 20	+ 10
	下限	－ 10	－ 20	－ 20

（5）对于危重患者或者是一些特殊的患者，需经医生共同协商后调节报警值范围。

（6）报警的音量范围应根据现实环境来进行适当的调整，夜间可适当降低。

(7) 做好患者沟通工作，解释必要性，禁止私自调节设备，消除恐惧心理。

(8) 严禁关闭心电监护仪报警音。

(9) 室上性心动过速、室性心动过速的患者根据发作时心率的次数来设置心率的上限，由机器设置的＞120 次 / 分调至＞150 次 / 分，房室传导阻滞、病态窦房结综合征患者根据血流动力学改变下限调至 35 ～ 50 次 / 分，心房颤动患者上调至 100 次 / 分。

（七）心电监护的主要观察指标

1. 定时观察并记录心率和心律。

2. 观察是否有 P 波及 P 波的形态、高度和宽度如何。

3. 观察 QRS 波形是否正常，有无“漏搏”。

4. 观察 P-R 间期、Q-T 间期。

5. 观察 T 波是否正常。

6. 注意有无异常波形出现。

7. 观察血压、呼吸、血氧饱和度的变化。

二、心电监护仪的管理

心电监护仪作为医院临床科室的常规设备，数量多、使用频率高、连续使用时间长，不好管理也不易管理。使用好这些设备，能及时指导医生做出合理的诊断和调整治疗方案，能减少医疗风险，维护好这些设备，能够保证设备的正常运行，为医院节省大量的维修成本。因此，监护仪的管理显得尤为重要。

（一）保养及维护管理

1. 机器及附件整体的清洁　监护仪应定期进行清洁，在环境污染严重或风沙较大的地区，应提高清洁的频率。清洁前先咨询或了解医院关于设备和消毒的规定。清洁监护仪的设备表面时，应当使用干净柔软的布、海绵和棉球，吸附无侵蚀的清洁剂，适当拧干后轻轻地擦拭。清洁前关闭监护仪电源。以下是可供选择的清洁剂：稀释的肥皂水、稀释的氨水、稀释的次氯酸钠溶液（洗涤用漂白粉）、稀释的甲醛溶液（35% ～ 37%）、过氧化氢溶液（3%）、酒精（75% 乙醇溶液）、异丙醇溶液（70%）。

2. ECG 附件的维护和注意事项

（1）清洁：沾有清水的棉球或软布擦拭，晾干后再使用。

（2）消毒：用棉球或软布沾适量的消毒剂，擦拭传感器。消毒后，用沾有清水的软布，擦拭残留在传感器上的消毒剂。

（3）灭菌：可采用环氧乙烷进行灭菌。

注意事项：不要将附件浸泡在水或消毒液中，在擦洗过程中要小心，以免损坏附件。在经过清洁、消毒、灭菌后的附件，使用之前要先检查附件是否正常和完好。

3. 血氧饱和度仪附件的维护和使用注意事项　将传感器从患者，监护仪上取下，用含酒精棉球擦拭传感器，在重新使用之前，让传感器在空气中晾干。不要将电缆浸在任何液体中，不要用蒸汽喷洒电缆进行消毒。

4. 血压计及附件的维护和使用注意事项　不要挤压袖带上的橡皮管，不要让水或清洗液进入监护仪前段的连接器插座，以免损坏仪器。袖带可用酒精擦拭，特殊污染的袖带需用含氯消毒剂擦拭，擦拭之前需取出橡胶带。

5. 电池的保养　不得在进行监护工作时，将电池从电池槽中取出，如果监护仪将长时间不使用，需将电池取出。第一次使用电池时，应优化电池，一个完整的优化周期为不间断放电，直至监护仪关机，再进行不间断充电。电池使用过程中应定期进行优化以维持其使用寿命。

（二）耗材管理

心电导联线不管是原装的配件还是兼容的配件时间用长了都容易脱皮，心电导联线和血氧探头都容易折断，坏了一般情况下需要更换，少数可以维修。所以从成本控制理论的角度考虑，心电导联线和血氧探头用兼容耗材划算。加强心电监护仪的管理，应从设备的采购、使用、维护 3 个方面进行质量控制。

1. 把好采购关　购买质量好、市场占有率高、售后服务体系健全和性价比高的监护设备。

2. 把好使用关　加强护理人员的责任心和使用培训力度。

3. 把好维护关　充分发挥设备管理部门的后勤保障作用，提高设备维修人员的技术水平，实现耗材的动态管理。

第二节　使用心电监护仪患者的风险分析

随着现代医学的技术不断发展，心电监护仪已被广泛应用于临床，心电监护仪的运用，能准确地反映生命活动的信息，指导临床治疗，如使用不当，将影响监护效果，如异常心电变化得不到及时反应，将会给患者带来身心损害。然而，在使用心电监护的过程中存在许多的风险和不安全因素。因此，加强心电监护的风险管理，提高监护仪的使用安全性至关重要。

一、数据不准／心电图失真的风险

（一）心率 / 心电图失真

严重的交流电、肌电干扰，可能原因为电极位置不好、脱落，导线断裂及导电糊干涸等，导线未连接好，导线中间断裂、老化、打折。基线不稳见于机器受潮，电极与人体接触不良。

（二）血氧数据不准

血氧的主机面板“血氧”插口和探头插口没有连接到位，血氧探头放置位置与血压手臂分开，因为在测血压时阻断血流，而此刻是测不出血氧的，且屏幕显示“血氧探头脱落”字样。

（三）血压数据不准

袖带过松可能会导致血压偏高，过紧可能会导致血压偏低，同时会使患者不舒适，影响患者手臂血压恢复。袖带导管的放置位置不对，袖带尼龙扣松解。患者躁动，引起肢体痉挛时所测得的值有很大的误差。

（四）呼吸数据不准

严重的电流干扰，可能是因为电极脱落，导线裂开。

二、皮肤过敏的风险

患者为过敏体质对电极片过敏，表现为电极片粘贴处皮肤瘙痒、发红、皮疹，甚至形成水疱发生糜烂；电极片粘贴时间过长，粘贴部位出现发红，起水疱甚至皮肤破损等。清醒患者主诉局部皮肤瘙痒、疼痛或麻木感。

三、局部血液循环受阻的风险

测量血压的袖带或夹血氧探头的部位长时间受压或松紧不当，导致局部血液循环受阻。局部肢体肿胀、发绀或湿冷，清醒患者主诉局部皮肤疼痛。

四、局部皮肤破损的风险

测量血压的袖带及血氧探头的部位长时间受压或松紧不当，导致血液循环受阻发生压疮。循环不良的水肿、危重患者测量长时间受压发生压疮。局部皮肤出现红、热、起水疱、局部组织缺血缺氧导致皮肤破损溃疡，通常创面可见组织液渗出或血性分泌物。

五、情绪波动较大的风险

监护仪发出声音、身上粘贴的电极和连接线等影响患者休息；因需要监护而担心病情较重和疾病治愈漫长；因使用监护仪而担心医疗费用支出问题；因监护室不能留亲属、朋友而产生情绪波动。

六、胸骨或肋骨骨折的风险

胸骨或肋骨骨折见于骨质疏松、极度消瘦的患者，可因贴电极连接导联线按扣用力不当所致（临床少见）。清醒患者主诉胸骨疼痛或经检查证实贴电极片部位有新发生的骨折灶。

第三节　使用心电监护仪患者的预见性护理

心电监护仪已被广泛应用于临床，心电监护仪的运用，能准确地反映生命活动的信息，指导临床治疗，如使用不当，将影响监护效果。然而，在使用心电监护的过程中存在许多的风险和不安全因素，因此，加强心电监护的风险防护，了解监护仪使用中存在的风险并进行预见性干预，从而降低各种问题的发生率，提高监护仪使用安全性，最终提高服务质量和救治水平。

一、数据不准／心电图失真的预见性护理

（一）心电图失真的预见性护理

心电信号是一种相对微弱的电信号，很容易受外界的干扰，如磁场、超声、交流电，患者活动、呼吸、肌肉震颤及导联线连接松动、断裂等，在监护仪上会显示出一些细小的震颤波，基线不稳定或大幅度漂移等，这些干扰波可使心电波形失真。

1. 信号干扰　波形干扰大或波形不显示，如波形不清晰、噪声大，基线漂移甚至无波形，这是监护设备受干扰最常见的现象，最多见于护士在上机前未重视皮肤的清洁度，未做预处理，造成图形质量的下降，应用 75% 的乙醇对测量部位的表面清洁，目的是清除人体皮肤上的角质层和汗渍，防止电极片接触不良。

2. 导联线的固定　将导联线上的衣襟夹固定在病床上，并叮嘱患者和医护人员不要牵拉导联线和电极线。

3. 及时更换电极片　电极片长期应用易脱落，影响监测质量和准确性，每天更换电极片及粘贴部位，并注意保持皮肤的清洁。

（二）血氧数据不准的预见性护理

心电监护仪是危重患者常用的精密监测仪器，血氧饱和度探头常规夹于患者的指（趾）末端，因患者活动或者盖被等导致探头脱落、破损，致血氧数据测量不准。

1. 有效连接设备　血氧的主机面板“血氧”插口和探头插口一定要插接到位，否则可能造成无法采集血氧信息，不能显示脉搏值和血

氧值。

2. 正确夹带血氧探头　血氧探头放置位置与血压手臂分开，因为在测血压时阻断血流，而此刻是测不出血氧的，且屏幕显示“血氧探头脱落”字样。要求患者指甲不能过长，不能有任何染色物，污垢或是灰指甲。血氧监测很长一段时间后，患者手指会感到不适，应更换另一个手指进行监测。

3. 防止牵拉导线　患者和医护人员不能碰撞或拉扯导线和探头，以防损坏而影响使用。

（三）影响血压数据不准的预见性护理

临床上主要利用监测到的血压数据，对疾病进行诊断，或通过对血压的及时监测，来诊断患者用药情况及病情的变化。临床上可由于各种原因引起的患者血压数据测量不准，以致传递错误信息给医护人员，造成治疗延误等。因此，作为护理人员的干预措施显得尤为重要。

1. 物品准备　袖带应多备，数量充足，型号齐全且消毒备用。要做到专人专用。即使仪器不足，相邻床位之间共用一台监护仪，袖带也需固定应用，测量时更换袖带接头部分即可，可有效地避免交叉感染，且防止由此给患者及其亲属造成的心理上的不适。袖带尼龙扣松解时，应及时更换、修补。以防出现误差。

2. 袖带的选择　儿童，成人测量时注意袖带，压力值的选择调节，避免混淆。

3. 袖带松紧适宜　袖带展开后应缠绕在患者肘关节 1 ～ 2cm 处，松紧程度应以能够插入 1 ～ 2 指为宜。过松可能会导致血压偏高。过紧可能会导致血压偏低，同时会使患者不舒适，影响患者手臂血流恢复。袖带的导管应放在肱动脉处，且导管应在中指的延长线上嘱患者不要讲话和活动。

4. 手臂位置　手臂应和人的心脏保持齐平，血压袖带充气时应嘱患者不要讲话和活动。测血压的手臂不宜同时测量体温，以免影响体温数值的准确性。

5. 避免连续监测　接连监测的患者必须保证每班放松 1 ～ 2 次，病情允许时，最好间隔 6 ～ 8h 更换监测部位 1 次，防止连续监测同一部位，给患者造成的不必要皮肤损伤。

6. 其他　防止异味增加舒适度，袖带应每周更换、清洗，有污染时随时进行消毒处理。患者在躁动、肢体痉挛时所测得的值有很大的误差，勿过频测量，严重休克、心率＜ 40 次 / 分、＞ 200 次 / 分者，所测得的结果需要与人工测量结果相对比并结合临床观察。

（四）影响呼吸数据不准的预见性护理

防止信号干扰：呼吸信号测量的原理是对人体呼吸引起的胸部起伏所产生的阻抗变化得来的呼吸信号，不需要特殊的传感器，呼吸参数的关键是选择合适的电极及放置的位置。

二、皮肤过敏患者的预见性护理

有的患者皮肤为敏感皮肤，高度不耐受的皮肤状态，易受到各种因素的激惹而产生刺痛、烧灼、紧绷、瘙痒等。因此，这些患者在进行心电监护时要多注意皮肤问题。

（一）保持皮肤清洁

保持皮肤清洁、粘贴之前清洁皮肤，电极片上标注粘贴时间，每 3 天更换一次电极片，每次更换不用部位粘贴。

（二）患者自身过敏

1. 对电极片过敏患者，粘贴之前清洁皮肤，局部涂造口粉 +3M 喷膜。

2. 皮肤轻微破损注意观察，每天给予生理盐水清洁，保持干燥，更换粘贴部位。

3. 也可使用聚维酮碘膏外敷，如有较大的水疱可用无菌小针头刺破抽液，无菌纱布覆盖。

4. 每天交接班并观察皮肤情况。有条件的患者可使用防脱敏的监护电极片。

三、局部血液循环受阻的预见性护理

测量血压较长的袖带或夹血氧饱和度探头的部位受压时间过长或松紧不当，可导致患者血压循环受阻，表现为局部皮肤肿胀、发绀或湿冷等。

（一）严密观察病情变化

观察患者受压部位的循环情况，定时更换血氧夹位置，每 2 ～ 4 小时更换不同指端，避免指端缺血。对于神志不清、有意识障碍的患者及婴幼儿实行床旁交接。皮损指端不能再夹血氧指端，皮损轻微的需加强观察指端血运情况。皮损严重或指端坏死者及时报告医生并协助处理，必要时给予截肢等。

（二）及时调整监测部位

每小时观察血压袖带松紧情况，根据病情调节测压时间，避免长时间监测一侧肢体，每 2 ～ 4 小时更换测压部位。抬高肿胀指端，更换绑血压部位，观察血运情况。

四、局部皮肤破损的预见性护理

在临床工作中，由于心电监护电极片引起患者的皮肤破损情况较为严重，为此，我们对使用心电监护的患者给予了一定的护理干预，并对一系列可能引起皮肤破损的相关因素进行分析，找出直接影响因素，加强预防，现将措施列举如下。

（一）解除皮损受压

皮损指端不能再夹血氧指端，皮损轻微的需加强观察指端血运情况。皮损严重或指端坏死者及时报告医生协助处理，必要时给予截肢等。

（二）特殊部位不宜测血压

桡动脉穿刺侧肢体 3d 内禁止测血压；血管内漏肢体不能测血压；立即停止测压，观察出血或者血管造瘘情况，报告医生协助处理。

五、情绪波动较大的预见性护理

一般情况下心电监护所诊断的结果是患者心电变化情况的真实反映，但是如果患者出现较大程度的身体移动或情绪出现强烈波动时就会干扰心电监护影像效果。心电监护图像的紊乱会让心电监护发出警报，此时需要心电监护工作人员对警报发出原因做出正确的辨别。

（一）健康教育

加强宣教，取得家属和患者的理解、配合，树立患者对疾病的正确认识、遵医行为。关心患者，加强沟通，尽量满足患者的合理要求，合理安排探视。树立患者对疾病的信心，取得配合，对于极度不配合的患者，必要时给予镇静、抗焦虑药物。

（二）营造舒适环境

在病情允许的情况下将监护仪的声音尽量调小，保持环境安静、空气流通、体位安全舒适。

六、胸骨或肋骨骨折的预见性护理

（一）评估并正确连接导线

评估患者，骨质疏松、极度消瘦的患者事先将电极片与导联线按扣连接好，然后再贴到患者胸前区部位。

（二）贴电极片连接导联线按扣得当

尽量选用夹式导联线，电极片连接正确。

心电监护仪已成为医院急危重症患者必需的监测手段，持续、动态监测患者的心电活动，可早期发现病情变化，及时给予积极的抢救措施，大大提高临床抢救成功率。在使用期间通过实施护理干预，有计划、有目标的专项督导，建立心电监护仪器管理制度及流程指引，强化护士使用心电监护仪的安全意识，提高排除仪器故障的能力，减少故障的发生率，减少不良事件发生，从而保障患者安全，促进患者早日康复。

第 16 章

使用 PICCO 患者

第一节　PICCO 的临床应用和管理

脉搏指示连续心排血量（pulse indicator continous cadiac output，PICCO）监测是一项全新的脉搏轮廓连续心排血量与经肺温度稀释心排血量联合应用技术，在连续监测心排血量（cardiac output，CO）、血管外肺水（extravascular lung water，EVLW）含量等方面有较好的临床应用价值，作为一种微创技术，因其操作简便、监测动态性、参数简单、高性价比等优势，近年来在临床应用中越来越广泛。

一、PICCO 的概述

（一）PICCO 的基本原理

PICCO 监测技术采用了“热稀释”法，测量单次 CO，并结合现代技术使 PICCO 监测可以通过分析危重患者动脉压力波形下的曲线面积，来有效获取对危重患者连续监测 CO、平均动脉压、胸内血容量（intrathoracic blood volume，ITBV）、全心舒张末期压（global end-dilution volume，GEDV）、EVLW 等指标，进而能够更加准确地反映危重症患者心脏前后负荷和血管阻力变化的各种参数。

（二）管路连接及监测方法

1. 管路连接

（1）材料：中心静脉导管（双腔）、动脉导管、多功能监护仪、压力传感器、CO 模块、接口导线等。

（2）方法：①经中心静脉导管通路，通过三通将注射器及 CO 模块、接口电缆的温度探头相连。②经股动脉处置动脉专用监测导管，分别与 CO 模块、接口导线，通过压力传感器与有创压力模块相连（图 16-1）。

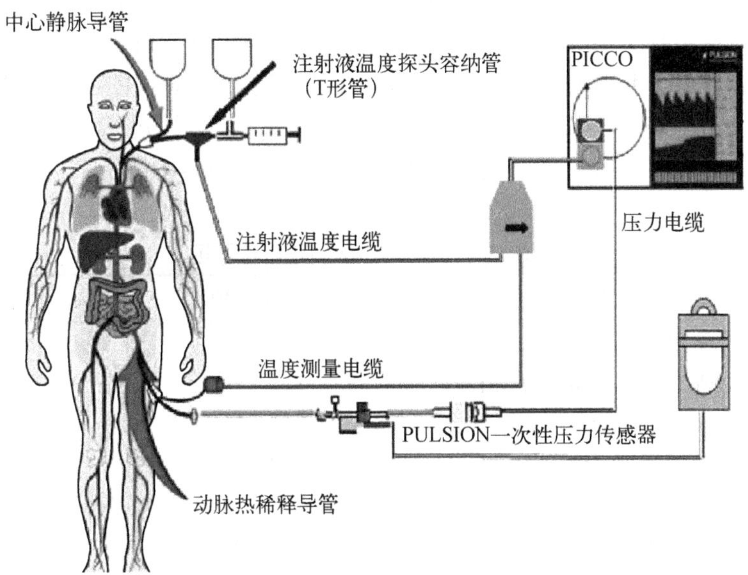

图 16-1　管路连接示意图

2. *监测方法*

（1）仪器校准：①仪器调零。置管完成后股动脉换能器和中心静脉换能器分别调零；为提高中心静脉压和动脉压力监测的准确性，减少因体位、输液、抽血等因素的干扰，监测过程一般每隔 8h 调零一次。方法：将换能器平放于患者腋中线第 4 肋，与大气相通，按监护仪调零键，直至数值为零，再转三通开关使换能器与各导管相通，调零完成。②仪器定标。采用“热稀释”法，每间隔 8h 用与患者血液温度相差 12℃以上的冰盐水进行 CO 定标，定标前停止中心静脉输液 30s 以上，通过中心静脉快速（4s 内匀速输入）注射冰盐水 10 ～ 15ml，应注意每次 PICCO 定标至少 3 次，取平均值得出 PICCO 定标值，测量过程中避免反复频繁测定，以免增加心脏负担。勿触摸中心静脉的温度传感器和导管，避免手温影响测量准确性；避免从中心静脉注入血管活性药。

（2）监测过程：从中心静脉注入一定量的冰盐水（< 8℃），经上腔静脉→右心房→右心室→肺动脉→血管外肺水→肺静脉→左心房→左心室→升主动脉→腹主动脉→股动脉→ PICCO 导管接收端，计算机可以将整个热稀释过程画出热稀释曲线，并自动对该曲线波形进行分析，得出一些基本参数，然后结合 PICCO 导管测得的股动脉压力波形，得出一系列具有特殊意义的重要临床参数（表 16-1）。

表 16-1 常用参数的正常值范围

参数	正常值	单位
心脏指数 (CI)	3.5 ～ 5.0	L/（min • m^2）
全心舒张末期容积指数（GEDVI）	600 ～ 750	ml/m^2
全心射血分数（GEF）	25 ～ 35	%
胸内血容量指数（ITBVI）	850 ～ 1000	ml/m^2
血管外肺水指数（EVLWI）	3.0 ～ 7.0	ml/kg
每搏输出量指数（SVI）	40 ～ 60	ml/m^2
全身血管阻力指数（SVRI）	1200 ～ 2000	dyn • s/（cm^5 • m^2）
每搏输出量变异度 / 脉压变异率（SVV/PPV）	< 10	%
肺血管通透性指数 (PVPI)	1.0 ～ 3.0	
左心室收缩力指数（dP/dt_{max}）	1200 ～ 2000	mmHg/s

二、PICCO 监测的临床意义

PICCO 监测技术，即脉搏指数连续 CO 监测，是一种微创血流动力学监测技术。采用“热稀释”法，可测量 CO、心功能指数、心脏前负荷、EVLW、肺血管通透性和全心射血分数。通过“热稀释”法对动脉脉搏轮廓法进行初次校正后，可持续进行 CO、心率、每搏量、容量反应、全身血管阻力、动脉压和左心室收缩力等指标的监测。EVLW 是指分布于肺血管外的液体，由细胞内液、肺泡内液和肺间质液组成，由于细胞内液变化不大，肺泡内液和肺间质液的变化反映了 EVLW 的改变。EVLW 增多是急性呼吸窘迫综合征（ARDS）的重要病理生理特点之一，是导致 ARDS 患者顽固低氧血症的重要原因。正常值在 3.0 ～ 7.0ml/kg，＞ 7.0ml/kg 提示有肺水肿。肺血管通透性（pulmonary vascularpermeability，PVP，其指数正常值是 1.0 ～ 3.0）作为反映肺病理生理的指标，是 ARDS 一个比较敏感的指标。PVP 还可以用来判断肺水肿的类型：高压性水肿、通透性水肿。单纯由于渗透压过高引起的肺水肿为高压性水肿，如由低蛋白血症和继发于左侧心力衰竭的肺水肿等。单纯因 PVP 增高引起的水肿为通透性水肿，如患有 ARDS，PVP 可以反映肺损伤的程度，并且能评价危重患者的预后状况。

PICCO 监测技术适用于需要监测循环、心脏功能和肺功能的危重患者，其优点是不需要置管到肺动脉及肺小动脉，减轻了对人体的损伤；PICCO 监测技术引入了胸腔内血容量及 EVLW 的概念，连续监测可更准确、及时地反映体内液体的变化；PICCO 监测技术整合了直接动脉压监测，使用方便，可减少患者的医疗费用；PICCO 监测技术能连续监测一些变异度高但临床价值大的指标，及时反映患者的病情变化；血管外肺水监测是床旁定量监测肺部状态和肺通透性损害的唯一参数，为严重创伤、休克、ARDS 或 MODS 的治疗提供帮助；PICCO 监测导管留置时间可达 10d 左右。禁忌证为置管部位感染者或接受主动脉内球囊反搏治疗者。

三、PICCO 监测项目

PICCO 系统通过“热稀释”法和脉搏波形连续监测：① CO、心脏前负荷、全心舒张末期容积、每搏量变异、心肌收缩力、全心射血分数。②全身血管阻力 / 全身血管阻力指数。③容量监测方面通过计算可得出容量性指标包括全心舒张末期容积、ITBV 和 EVLW，ITBV 已被许多学者证明是一项可重复、敏感，且比肺动脉阻塞（PAOP）、右心室舒张末期压、中心静脉压等压力指标更能准确反映心脏负荷的指标，实现了对容量从压力监测发展为容量监测的判断。

（一）CO 测量中的应用

CO 的连续监测，是重症患者血流动力学监测的一个巨大进步，PICCO 可通过脉搏轮廓波线曲线下面积与热稀释曲线计算出的 CO 存在的一定关系实时监测 CO。与加热肺动脉导管的热稀释方式相比，PICCO 监测技术侵入性可能更小，而且获得更多评价患者心脏功能的指标。

（二）ITBV 监测的应用

ITBV 是反映危重病患者循环血容量的指标。由左、右心腔舒张末期容量和肺血容量组成，因而与心腔充盈量密切相关。以容量参数反映心脏容量状态，消除了胸腔内压力及心肌顺应性等因素对压力参数的干扰，能更准确反映心脏容量负荷真实情况。近 10 年来，温度 - 染料稀释 CO 或单一温度稀释 CO 法所测定的 ITBV 指数，许多学者推荐其作为心脏前负荷的灵敏度指示器，是较肺毛细血管楔压（PCWP）和中心静脉压更好的心脏前负荷指标。

（三）EVLW 监测的应用

PICCO 是可以对 EVLW 进行量化监测的一种方法。EVLW 在 ITBV 中所占的比例，亦即肺通透性指数，正常值为 20% ～ 30%，肺通透性指数升高则为通透性水肿；EVLW 与液体容量相关，可用来预测肺水肿的发生，可以用于鉴别心源性呼吸困难和非心源性呼吸困难。脓毒性休克死亡患者入院后 3d，EVLW 和肺血管通透性指数均显著升高，因此 EVLW 有可能作为判断脓毒症诱发急性肺损伤的严重程度及预后的指标。感染性休克患者如治疗早期 EVLW 明显下降，液体呈负平衡，预后可能较好。EVLW 与存活率显著相关，为一独立预测因素。临床常采用胸片来间接判断 EVLW，但其影响因素多，准确性差，经肺热稀释技术能较为敏感、准确地监测到 EVLW 的改变。肺水肿测量的“金标准”为质量分法，Katzenelson 等在杂种犬中将其与 PICCO 所测得的 EVLW 进行对比，经证实有良好的相关性（r=0.967）。

肺水肿包括高渗透性肺水肿（如 ARDS）和高静水压性肺水肿（如心源性肺水肿）。两类肺水肿均可致肺间质和肺泡内的液体增多，引起通气血流比例失调。临床表现为低氧血症，胸部 X 线显示大片致密斑影。EVLW 中的细胞内液变化较少，而肺间质内液体和肺泡内液体会随着肺水肿的发展发生明显的变化，与肺水肿的严重程度及其预后密切相关，因此，监测和减少 EVLW 具有重要临床意义。

四、PICCO 临床应用

（一）PICCO 在感染性休克中的应用

感染性休克又称为脓毒症休克是临床上的急危重症，是 ICU 患者的主要死亡原因之一。感染性休克是由全身性感染导致机体器官功能损害为特征的一种复杂的临床综合征，其本质是机体有效循环血容量不足、组织缺血缺氧，所以有效的液体复苏和血管活性药物的及时应用是治疗本类患者的重要手段。PICCO 可以通过监测 GEDV、ITBV 反映心脏容量状态，并反映机体 EVLW 情况，EVLW 不仅预测感染性休克患者的预后与转归，并能指导其治疗。Sakka 等发现患者的死亡率与 EVLW 密切相关，低 EVLW 患者的死亡率明显低于高 EVLW 者，Martin 等也发现 EVLW 和氧合指数、机械通气时间及住院死亡率均显著相关。因此，过量过快的液体复苏会加重肺水肿程度，延长患者带机时间，增加病死率。此外，PICCO 监测心肌收缩力的变化，可早期判断心功能不全，指导并调整心功能，有效维持血流动力学平稳，减轻肺水肿。

（二）PICCO 在心血管疾病中的应用

对于心血管疾病患者，特别是急性心力衰竭患者，先进的血流动力学监测是优化治疗的一个先决条件。最理想的 CO 监测应可靠、连续、无创、运行独立和性价比高，同时应该有一个快速反应时间。此外，同时测量心脏前负荷能够判断血容量减少和血容量过多，尽管 PICCO 监测其心脏功能及容量参数的临床经验还很有限，Ritter 等和用肺动脉导管 PICCO 技术比较急性心力衰竭和脓毒症患者的心功能认为，PICCO 所测得的心功能指数和总体射血分数对急性心力衰竭很有价值。

（三）PICCO 在连续肾脏替代疗法中的应用

连续肾脏替代疗法（CRRT）临床应用的目标是清除体内过多水分，清除体内代谢废物、毒物，纠正水电解质紊乱。CRRT 患者发生低血压时，低血容量是首先考虑的问题。随着 PICCO 技术在临床上的应用，在容量监测方面从压力监测发展为容量监测，减少了干扰容量判断的因素，同时还能监测肺水肿情况。PICCO 的临床应用是指导 CRRT 患者用药和补液的重要途径之一，以避免补液过多、过快出现的心力衰竭或急性肺水肿等现象。

五、PICCO 的优点和注意事项

（一）PICCO 的优点

PICCO 可床旁持续监测 CO、有创动脉压、周围血管阻力和测量各种血流动力学参数，并提供容量状态和肺水肿程度的评价，是一种简便、有效的临床实时监测手段，可及时、便捷、连续地反映危重症患者的血流动力学状态，可以帮助临床医生制订出合理有效的治疗对策，并能根据血流动力学参数的动态变化，及时调整治疗方案，发挥最佳疗效，除测量参数较多外，PICCO 尚具有以下优点：损伤小，只需利用中心静脉导管和一条动脉通路，无须使用右心导管，更适合危重患者；各类参数更直观，应用于临床所测参数无须加以推测解释；可实时监测 CO，治疗更及时；节省费用和时间。导管放置过程简便，无须行胸部 X 线定位，无须仅凭 X 线胸片争论是否存在肺水肿；操作简便，结果受人为干扰因素少；单机还有备用电池便于患者转运。

（二）PICCO 的注意事项

PICCO 技术禁用于穿刺部位严重烧伤和感染的患者。对存在心内分流、主动脉瘤、主动脉狭窄者及肺叶切除和体外循环等手术易出现测量偏差。接受主动脉内球囊反搏治疗的患者，应用脉搏轮廓分析方式不能准确反映各项指标。

（三）PICCO 与 Swan-Ganz 监测导管的性能比较

Swan-Ganz 气囊漂浮导管是进行肺动脉压（pulmonary arterial pressure，PAP）和肺毛细血管楔压（PCWP）测量的工具。PICCO 监

测是一种较新的微创血流动力学监测技术，PICCO 与 Swan-Ganz 监测导管的性能比较如表 16-2 所示。

表 16-2　PICCO 与 Swan-Ganz 监测导管的性能比较

比较项目	PICCO	Swan-Ganz 监测导管
置管操作	只需中心静脉和动脉置管，无须胸部 X 线定位，简便，安全	需经心脏置管于肺动脉，过程复杂，操作要求高，损伤大
评价血管容量和心脏前负荷的指标	ITBV 及 EVLW，稳定、准确、直观	PAP、PAWP、CVP 等，易受到多种因素影响
置管时间	可达 10d	不宜超过 5d
并发症	中心静脉和动脉置管的并发症，严重并发症少	较多，除中心静脉置管的并发症以外，尚有心律失常、肺及肺动脉损伤等
费用	约 2900 元 / 次，后续费用较低	2000 ～ 3200 元 / 次，后续治疗费用较高，有时需要重复置管

第二节　使用 PICCO 患者的风险分析

PICCO 是一种可靠实用的微创血流动力学监测技术，能够较准确的监测容量变化，指导疾病诊断与治疗，因其监测方式是有创的，即建立一条中心静脉通路，并在患者的股动脉放置一条 PICCO 专用监测导管，使用过程中会存在感染、出血、导管滑脱等情况，因此要警惕各种并发症及风险的发生。

（一）动脉及中心静脉导管感染

导管感染是一种常见的并发症，有文献显示导管感染占院内感染的 60% 以上，留置的时间越长，感染的发生率越高。原因如下。

1. 反复穿刺失败。

2. 置管时因无菌操作不严格，导致管道污染。

3. 护理操作不当，穿刺口周围皮肤发生感染或经导管发生血行感染。主要表现为穿刺口周围红肿、有脓性分泌物，全身症状有寒战、发热、白细胞增高等。

（二）出血及血肿

PICCO 监测导管是置入在患者股动脉处，可能会出现出血及血肿的风险，原因如下。

1. 经皮穿刺放置 PICCO 专用监测导管时血管撕裂。

2. 股动脉穿刺时损伤分支未处理。

3. 患者自身凝血功能较差、预防导管堵塞，需用大量抗凝药物。

4. 患者舒适度下降、易躁动。

5. 体外导管连接口松脱。

6. 导管拔出后压迫不好等均易引起出血。常表现为穿刺口渗血、周围皮下血肿、导管连接口渗血、其他全身出血倾向，如牙龈渗血、痰中带血、便血、血尿等。

（三）术肢下肢动脉缺血

PICCO 监测导管是置入在患者股动脉处，留置期间可能会压迫股动脉，造成血液循环不畅，引起术肢动脉缺血情况的发生，原因：动脉导管留置时间过长、抗凝治疗不当，引起动脉导管周围血栓形成阻塞，股动脉或血栓脱落形成下肢动脉栓塞；患者股动脉过细，动脉导管长期留置造成下肢动脉缺血；拔管后压迫止血的弹力绷带过紧，造成下肢缺血。

（四）动脉及中心静脉管堵塞

PICCO 监测方式是建立一条中心静脉通路，并在股动脉放置一条 PICCO 专用监测导管，因冲 - 封管操作不当，形成血栓，可能会发生堵管，原因如下：

1. 血栓性堵塞　由于血液反流在管腔内，抗凝药物使用不当、冲管不及时形成血凝块或血栓所致。

2. 非血栓性堵塞　体位不当、置管侧肢体过度夸曲使导管受压、打折；药物结晶沉积等。

（五）空气栓塞

PICCO 在临床应用过程中，若操作不当可能会发生空气栓塞，原因如下：输液连接管路时空气未排尽，输液接头、三通、肝素帽等连接处有缝隙，导致空气进入导管内。

（六）导管滑脱

PICCO 监测过程中，因未妥善固定导管及患者自身原因，可能会发生导管滑脱，原因如下：

1. 导管固定不当，护士操作时未妥善固定导管。

2. 导管未缝合或者缝线脱落。

3. 穿刺点覆盖的敷料，出现潮湿、松动。

4. 未做到有效的约束，患者过度活动、意识不清而自行拔管。

第三节　使用 PICCO 患者的预见性护理

PICCO 监测技术可及时、便捷、连续地反映危重患者的血流动力学状态，可以帮助临床医生制订出合理有效的治疗对策，并能根据血流动力学参数的动态变化，为患者调整治疗方案，发挥最佳疗效，但在使用过程中会存在各种并发症及风险，如感染、出血、导管滑脱等情况，因此，要采取相应的预防措施，减少并发症及风险的发生。

（一）动脉及中心静脉导管感染的预见性护理

PICCO 监测过程中，需建立两条血管通路，即一条动脉通路，一条中心静脉通路，可能会存在导管感染的情况，导管感染是 PICCO 监测过程中一个严重的并发症，采取一些预见性的护理措施，可以降低感染的概率，其护理措施如下。

1. 无菌操作

（1）医生在操作时严格无菌操作。

（2）PICCO 导管及诊疗用具，必须严格消毒，疑有无菌物品污染立即更换，避免医源性感染。

2. 减少穿刺损伤　提高医生穿刺成功率，降低感染的发生率。

3. 定时换药

(1) 保持穿刺部位清洁干燥，选择合适的消毒剂和皮肤消毒方法。

(2) 一般为至少隔日更换一次敷料，如有渗血、渗液及时更换。

(3) 消毒范围大于贴膜面积。

(4) 采用透气性良好的敷料覆盖，必要时可配合使用藻酸盐及银离子敷料。

(5) 注意观察穿刺点周围有无红、肿、热、痛等炎症反应，发现问题及时对症治疗。

4. 定时监测体温　每4小时测体温1次，一般PICCO导管留置时间可达10d，若患者出现高热、寒战等表现应立即拔出导管，并做导管血培养、外周血培养及导管尖端细菌培养及药敏试验，以利于其后抗生素的选择。

5. 做好评估，尽早拔管　在患者病情稳定、血流动力学稳定、无相关并发症、导管完成检查和治疗目的后及时拔出。

(二) 出血及血肿的预见性护理

PICCO监测导管是置入在患者股动脉处，因此可能会出现出血及血肿等并发症，采取一些预见性的护理措施，可降低发生出血及血肿的概率，其护理措施如下。

1. 监测　包括出凝血时间、血常规及血小板情况。

2. 严密观察导管及穿刺点

(1) 观察体外导管连接口是否松脱。

(2) 穿刺置管部位有无渗血，周围有无皮下血肿、瘀斑，渗血较多时要及时更换敷料。

(3) 采用适当的沙袋进行压迫止血。

3. 测量腿围

(1) 为了早期发现穿刺部位周围皮下隐性出血，可用皮尺测量双大腿腿围进行对照。

(2) 发现皮下血肿时，要记录好其范围、性质，并用不易褪色的笔在血肿边缘做好标记，及时发现血肿扩大倾向，并采取相应措施控制出血。

4. 出血倾向　观察有无血尿、痰中带血、消化道出血、牙龈渗血等全身出血倾向。

5. 心理疏导　向患者解释 PICCO 导管及中心静脉导管的重要性，并对其进行心理疏导，提高舒适度，使其配合治疗，减少因脱管而发生出血的概率。

（三）下肢动脉缺血的预见性护理

PICCO 监测需在患者股动脉处放置一条专用导管，因动脉导管留置时间过长、抗凝治疗不当等，患者可能会发生下肢动脉缺血的情况，采取一些预见性的护理措施，可降低发生下肢动脉缺血的概率，其护理措施如下。

1. 预防血栓形成

（1）保持导管通畅。

（2）密切观察患者术肢足背动脉搏动，皮肤温度及血液循环情况，以尽早发现下肢有无缺血情况，一旦发现患者术肢足背动脉搏动较弱、皮肤温度明显低于另一侧者，可立即采取保温、被动活动肢体措施。

2. 观察缺血症状　观察有无肢体肿胀和静脉回流受阻的情况，特别是置管部位下肢有无麻木、冰凉、苍白、疼痛等缺血症状。

3. 拔管后注意事项　动脉导管拔出后按压 15 ～ 30min，并用无菌敷料覆盖，局部以弹力绷带加压包扎，加压时间及力度适宜。

（四）动脉及中心静脉管堵塞的预见性护理

PICCO 监测导管在使用过程中，因体外导管放置位置不当、动脉及中心静脉导管封管不彻底等，可能会存在堵管的风险，采取一些预见性的护理措施，可降低发生堵管的概率，其护理措施如下。

1. 保持导管通畅

（1）患者保持平卧位，置管侧肢体避免弯曲、打折。

（2）如导管内有凝血而发生部分堵塞而导致波形异常时，应及时抽出血块加以疏通。

2. 液体性质控制　严禁脂肪、蛋白、血液从导管输入。

3. 冲管管理

（1）观察导管内有无血液反流，保证持续压力套装的压力维持在

300mmHg。

（2）遵医嘱应用肝素盐水以均衡的速度持续冲管。

（3）每 2 小时快速冲洗导管 1 次，每日更换冲洗液。

（五）空气栓塞的预见性护理

PICCO 监测过程中，因管路连接不紧密，未及时更换液体等，可能会存在空气栓塞的风险。空气栓塞可致患者死亡，因此，采取一些预见性的护理措施，可降低发生空气栓塞的概率，其护理措施如下。

1. 输液注意事项

（1）输液前排尽空气。

（2）输液过程中及时巡视密切观察，及时更换液体。

2. 操作注意事项　取血、测压、校零等操作过程中，要严防进入空气，以免形成栓塞。

（六）导管滑脱的预见性护理

PICCO 监测过程中，可能会存在非计划拔管的风险，给患者的治疗和护理带来很大的危险，采取一些预见的护理措施，可降低非计划拔管的概率，更好地提高护理质量，其护理措施如下。

1. 患者管理　患者取平卧位，术侧肢体保持伸直、制动，必要时给予约束带或药物镇静。

2. 导管固定　妥善固定导管，各接口要连接紧密，避免导管脱开。

3. 敷料更换时机　穿刺点敷料出现潮湿、松动，及时更换。

4. 心理护理　患者以良好的心态对待疾病，积极配合各项治疗与护理，预防拔管。

第 17 章

使用 CRRT 患者

第一节　CRRT 的临床应用和管理

一、CRRT 的概述

（一）定义

连续肾脏替代疗法（CRRT），是一种体外的、连续的、替代受损肾脏的血液净化技术，迄今为止已有将近 20 年的发展，其技术也已有了长足的进展，为适应临床上的不同需求，各具特色的 CRRT 也不断衍生发展，其治疗范围、适应证也不断扩展，其重要性堪与肠外营养、机械通气比拟，三者并称为近 20 年来 ICU 病房中最为重要的进展。CRRT 能保证足够的血液净化时间，降低单位时间内患者血液溶质的清除量，故对患者各项生理指标的影响较小，能够更好地维持内环境稳态，治疗时间延长的同时可以增加交换量，再辅以相关吸附装置，使得血液净化效果更佳。

（二）CRRT 的特点

CRRT 技术的最大特点即为缓慢性、等渗性、连续性的清除溶质及液体，相对于传统意义上的间歇性血透技术，CRRT 技术具有其无法比拟的符合生理性的优势，在 CRRT 过程中，患者的血流动力学参数能够保持稳定，对液体、溶质等清除能力强，水、电解质、酸碱平衡维持效果更佳，能有效清除尿素氮、肌酐等代谢废物，更重要的是 CRRT 能够通过吸附、对流、弥散等原理对血液中的内毒素、炎性介质等进行非选择性清除，控制机体的全身炎症反应、增强免疫功能，有效地保护血管内皮细胞及脏器功能，从各个方面改善患者的预后、降低死亡率。CRRT 具有持续清除液体的能力，使患者输液不再受到严格限制，保证进行 CRRT 治疗的同时允许静脉营养支持、器官功能支持、常规抗感染治疗，多者联合下可以最大程度地改善患者机体功能。

1.CRRT 的主要优点

（1）血流动力学稳定：是 CRRT 最主要的优点。CRRT 治疗时，由于能够持续缓慢的脱水，血流动力学稳定，低血压的发生率低，不会造成肾缺血，因此，它能减少缺血再灌注的发生，对肾功能的恢复及机体其他脏器的保护都起到很好的作用。CRRT 持续进行，可以不断地补充水分、营养物质、治疗用药，较少顾虑水平衡、氮平衡的问题。

（2）溶质清除率高：CRRT 能更多地清除小分子物质，清除小分子溶质时无失衡现象，还能有效地清除大、中分子物质，能更好地控制氮质血症。间歇性血液透析治疗的患者血浆尿素氮峰值波动较大，而 CRRT 的尿素氮下降水平平稳。研究表明，CRRT 能更好地控制氮质水平。

（3）清除炎症介质：CRRT 可以清除大量炎性介质，包括白介素 -1（IL-1）、IL-6、IL-8、肿瘤坏死因子（TNF-α）、血小板活化因子、花生四烯酸代谢产物、缓激肽、心脏抑制因子、组胺、补体成分等，有利于损伤细胞的恢复。

（4）营养改善效果好：CRRT 高超滤率的特点，允许给予大量的液体，不存在输液限制，有利于营养支持治疗，利于全胃肠道外营养患者加强营养摄入，同时也为一些药物的治疗提供了有利条件。

（5）控制电解质、酸碱平衡：CRRT 时根据患者电解质和血气分析情况，配制个体化置换液，可较好地解决水、电解质和酸碱平衡等的内环境紊乱问题。

（6）设备简单：可以直接在患者床边进行。

2. CRRT 的主要缺点

（1）必须进行连续抗凝：由于 CRRT 需要维持体外循环，易出现血液凝血活化现象，并诱发弥散性血管内凝血和炎症反应，为确保 CRRT 顺利实施，就必须实施持续的抗凝治疗。这也是 CRRT 局限性最重要的表现。

(2) 溶质和液体清除缓慢：由于 CRRT 血流速度较慢，仅为 150 ～ 200ml/h，明显低于血液透析的 180 ～ 300ml/h，如患者有高血钾等威胁生命的情况，必须先用血液透析纠正和稳定病情，然后用 CRRT 进一步治疗。

(3) 治疗费用较高：一方面，CRRT 机器本身价格就比较昂贵，是一般透析机价格的 3 倍以上；同时 CRRT 滤过时间长，所需置换液相对较多,而且各种管路又都是一次性耗材,材料成本较高。另一方面，CRRT 需要连续抗凝，抗凝剂的使用和监测也增加了治疗成本。此外由于 CRRT 的连续性，需要护士连续监测生命体征以保证治疗的顺利进行，人力成本的增加也比较明显。

二、CRRT 的原理与机制

在 CRRT 溶质运转机制中，不同的治疗模式，溶质清除的原理各不相同。常用的溶质清除模式包括弥散、对流和吸附。对流和弥散是溶质清除的主要方式，在实际运用中，完全区分这两种机制很困难，它们在运转时连续且同时发生作用。由于膜结构的改进，吸附也成为 CRRT 溶质清除的重要方式。

（一）弥散（图 17-1）

1. 弥散的动力来自半透膜两侧溶质浓度差，溶质可以透过半透膜从浓度高的一侧向浓度低的一侧移动，最终两侧浓度逐渐达到相等。血液透析主要通过弥散清除溶质。

2. 弥散的速度主要取决于溶质分子的布朗运动，即分子的热运动。相同条件下布朗运动剧烈程度同分子质量呈负相关，分子量越小，布朗运动越剧烈。因此，弥散机制更有利于小分子物质的清除。

（二）对流（图 17-2）

1. 当半透膜两侧的液体存在压力差时，液体就会从压力高的一侧流向压力低的一侧，液体中的溶质也会随之穿过半透膜，这种溶质清

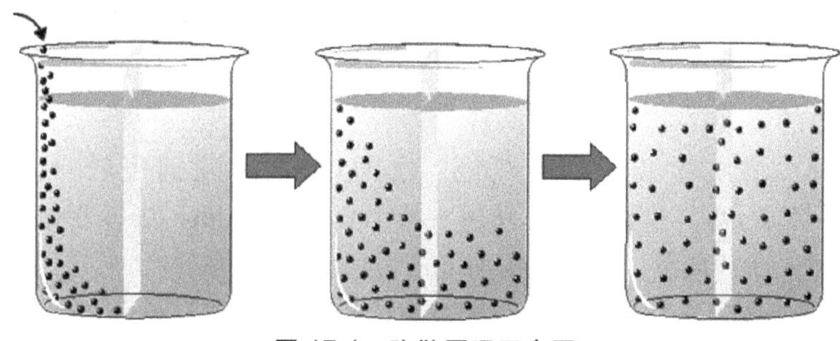

图 17-1 弥散原理示意图

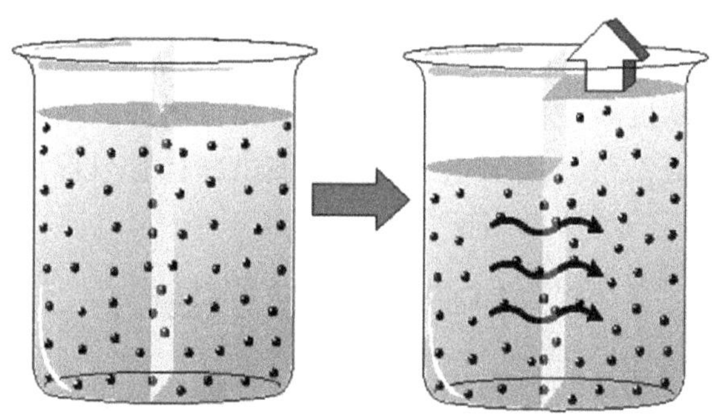

图 17-2 对流原理示意图

除机制即为对流。

2. 对流方式溶质清除的动力来自跨模压，影响对流机制溶质清除的因素有滤过膜的面积、跨膜压、筛选系数和血流量等。中分子量物质可凭借对流予以清除。

（三）吸附（图 17-3）

1. 溶质分子可以通过正负电荷的相互作用或范德瓦尔斯力同半透膜发生吸附作用，为部分大中分子物质清除的重要途径之一。吸附作用与溶质分子的化学特性及半透膜表面积有关，而与溶质分子浓度无关。

2. 炎性介质、内毒素，部分药物和毒素可能通过滤膜的滤过和吸附两种机制清除。当吸附作用达到饱和后，清除效率也会随之下降。吸附作用达到饱和的时间可能同溶质分子的特性和滤膜表面积有关。

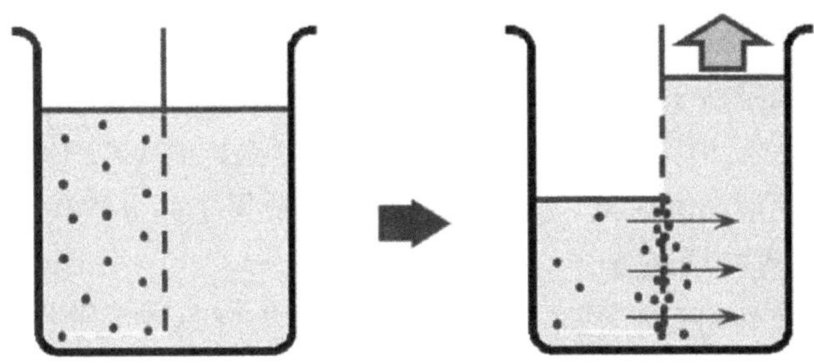

图 17-3　吸附原理机制图

三、CRRT 的治疗模式

对于不同病理生理状态的急重症患者应根据具体情况选用不同的治疗模式。目前临床上常用的 CRRT 模式有连续静脉 - 静脉血液滤过 (Continuous veno-venous hemofiltration)、连续静脉 - 静脉血液透析 (Continuous veno-venous hemodialysis)、连续静脉 - 静脉血液透析滤过 (Continuous veno-venous hemodialysis filtration)，还有一种动静脉连续缓慢滤过 (Continuous slow filtration of arteries and veins)。此外，临床上还会遇到一些特殊情况需要使用特殊的治疗模式，如高容量血液滤过、连续性血浆滤过吸附。

（一）连续性静脉 - 静脉血液滤过

连续性静脉 - 静脉血液滤过是目前最常用的 CRRT 治疗模式。这种治疗方式通过采用高通量透析膜滤器的超滤作用清除多余的水分，并以对流原理清除大、中、小分子溶质。该治疗模式的优点在于，可以较好地模拟人类肾脏的正常生理功能，清除的溶质分子量相对较大，如炎性介质、细胞因子等，临床上常用于败血症、多器官功能衰竭、重症胰腺炎等。

（二）连续性静脉 - 静脉血液透析

这种治疗模式主要依赖弥散和少量对流清除水分和溶质，因此清除的溶质分子量相对较小，难以清除大分子的炎症介质和细胞因子等，但这种模式能更多地清除小分子物质，可以维持血浆尿素氮在 25mmol/L 以下。与 CVVH 相比，滤器不易发生凝血。

（三）连续性静脉 - 静脉血液透析滤过

这种模式整合了 CVVH 和 CVVHD 两种模式，通过对流和弥散两种模式清除大、小分子溶质，但技术相对复杂，对 CRRT 机要求高，同时需要置换液和透析液，费用较高。一般适用于高分解代谢的患者。

（四）缓慢持续超滤

这种模式利用对流模式清除溶质，但因为既不使用置换液也不使用透析液，所以对溶质的清除并不理想，很难保持肌酐在可接受的水平。一般用于治疗严重水肿、难治性心力衰竭等。

四、CRRT 的适应证和禁忌证

很多研究证实 CRRT 治疗中，血流动力学稳定、溶质清除率高、利于营养支持，从而改善重症急性肾衰竭患者的预后。现在，CRRT 已广泛用于重症急性肾衰竭的临床治疗。由于 CRRT 还可以清除炎症介质，从而延缓这些炎症因子导致的多种脏器功能损伤，使得 CRRT 的应用范围不断扩大，广泛应用于非急性肾衰竭的重症抢救领域。

（一）CRRT 的适应证

1. *CRRT 在重症急性肾衰竭中的应用*　急性肾损伤是 CRRT 的首要适应证。肾脏替代治疗指征包括需要急行 CRRT 指征，如无尿、高钾血症、急性肺水肿和严重代谢性酸中毒，其他包括尿毒症相关的脑病、心包炎、神经或肌肉损伤等并发症的治疗；高分解代谢；清除毒素（乙二醇、水杨酸等毒物中毒）等。

2. *CRRT 在非肾脏疾病中的应用*　严重感染或感染性休克、急性重症胰腺炎、多器官功能障碍综合征（multiple organ dysfunction syndrome，MODS）、急性进行性呼吸衰竭（ARDS）或急性心力衰竭容量过负荷时，严重电解质紊乱等患者采用常规治疗无效时，可考虑使用 CRRT。

（二）CRRT 的禁忌证

CRRT 无绝对禁忌证，但存在以下情况时应慎用。

1. 无法建立合适的血管通路。

2. 严重的凝血功能障碍。

3. 严重的活动性出血，特别是颅内出血。

第二节　使用 CRRT 患者的风险分析

随着连续性肾脏替代治疗技术的日益成熟，临床应用范围已超出了肾脏替代治疗的领域，不仅用于急性肾损伤合并心功能不全、水电解质紊乱、高分解代谢状态等，更是发展到全身炎症反应综合征、急性呼吸窘迫综合征、重症急性胰腺炎、热射病、人工肝支持系统的治疗。扩展到各种临床上常见急危重病患者的急救。因此，使用 CRRT 治疗存在较大安全风险，临床应用应高度重视急危重症患者疾病动态变化，降低风险。综合分析使用 CRRT 患者主要存在的临床并发症和技术并发症。

一、CRRT 临床并发症

（一）出血

出血为 CRRT 常见的并发症，包括留置静脉导管引起的出血和使用抗凝剂引起的出血。临床表现为置管处的伤口渗血、全身皮肤及黏膜的瘀点瘀斑形成、消化道等部位的出血等。常见原因如下。

1. 与患者自身原因有关，如凝血功能异常、血小板减少、肝功能障碍及药物影响。

2. 对抗凝剂反应的个体差异化是导致 CRRT 过程中出血的主要原因，表现为全身多部位的出血或血小板减少。

（二）血栓

血栓的形成与运用静脉导管进行 CRRT 治疗有关，表现为回抽导管无血液抽出或回抽费力不畅、CRRT 中血流量不足或静脉压升高，在 CVVH 模式时，静脉局部亦可出现血栓，并有可能扩展至腔静脉。动静脉瘘时临床表现为内瘘部位疼痛、塌陷或硬包块，部分堵塞时，内瘘触摸的震颤及杂音消失，抽出血为暗红色，血流量不足；完全堵塞时，触摸无震颤、听诊无杂音。常见原因如下。

1. 患者高凝状态。

2. CVVH 治疗时管路及滤器有凝血发生，未及时处理。

3. 抗凝剂用量不足。

（三）感染

CRRT 的感染以导管相关性感染较为常见，临床表现为导管出口红肿、疼痛、脓性分泌物，如不及时处理可导致败血症危及患者生命。因为操作污染、置换液及透析液或滤器污染造成的感染很少见。常见原因如下。

1. 管道连接、采样处及管道外露部分都有可能成为细菌侵入的部位。一旦细菌侵入，导致患者体内内毒素水平升高，即有可能发生脓毒症。

2. 与无菌操作不到位、导管留置时间长、患者自身免疫抵抗力低下等有关。

（四）凝血

CRRT 在控制内环境稳定状态方面的优势在于其连续性，而保证治疗连续进行的关键是血液循环回路及滤器的畅通无阻。在治疗过程中，各种原因均可导致体外循环凝血，这不仅会使治疗中止，达不到治疗目的，还可能导致血栓的发生。凝血常见于血管通路、滤器及静脉壶不同程度的凝血。常见原因如下。

1. 血管通路不畅。

2. 循环血容量不足。

3. 未及时处理报警。

4. 机体处于高凝状态导致血液血流速度缓慢。

（五）低血压

CRRT 常见的并发症，发生率高达 30%，是指 CRRT 中收缩压下降＞ 20mmHg 或平均动脉压降低 10mmHg 以上，并有低血压症状。当患者发生低血压后不仅影响 CRRT 的正常开展，更为严重时引起患者病情恶化。常见原因如下。

1. *容量相关性因素*　包括超滤速度过快、设定的干体重（即目标体重，患者既没有水潴留，也没有脱水时的体重，也就是 CRRT 结束时希望达到的理想体重）过低、透析机超滤故障或透析液钠浓度偏低等。

2. *血管收缩功能障碍*　包括透析液或置换液温度较高、应用降压药物、治疗中进食、中重度贫血、自主神经功能障碍（如糖尿病神经病变患者）及采用醋酸盐透析者。

3. 心脏因素　如心脏舒张功能障碍、心律失常（如心房颤动）、心脏缺血、心脏压塞、心肌梗死等。

4. 其他少见原因　如出血、溶血、空气栓塞、透析器反应、脓毒血症等。

（六）溶血

患者在 CRRT 治疗中表现为出现胸痛、胸部压迫感、呼吸急促、腹痛、发热、畏寒等，严重者昏迷，静脉管路内血流呈葡萄酒色。一旦发生应立即寻找原因，并采取措施予以处置。常见原因如下。

1. 血路通管相关因素　狭窄或梗阻等引起对红细胞的机械性损伤。

2. 透析液或置换液相关因素　如透析液或置换液钠浓度过低，透析液或置换液温度过高及受消毒剂、氯胺、漂白粉、铜、锌、甲醛、氟化物、过氧化氢、硝酸盐等污染。

3. 其他　CRRT 中错误输血。

（七）空气栓塞

CRRT 过程中空气进入人体引起的血管栓塞，是 CRRT 过程中的重要事故，是严重的致命并发症。患者常表现为突然胸闷、呼吸困难、咳嗽、气喘、发绀、血压下降，甚至呼吸心脏停搏死亡。常见原因如下。

1. 动脉穿刺针脱落、管路接口松开或脱落等。

2. CRRT 结束时回血失误。

（八）透析器破膜

由于透析器的半透膜破裂，血液从血液室到透析液室的泄漏。破膜时 CRRT 机器漏血报警。常见原因如下。

1. 透析器质量问题。

2. 短时间内超滤量过大，透析器内凝血等因素，使跨膜压超过限度。

3. 动静脉内瘘狭窄或血栓形成导致静脉回路受阻，对透析膜产生影响。

4. 对于复用透析器，如复用处理和储存不当、复用次数过多也易发生破膜。

（九）生物不相容性和过敏反应

生物不相容性和过敏反应是由于使用透析器而产生的一系列症候

群，临床分为两类：A 型透析器反应（过敏反应）和 B 型透析器反应。

1. A 型透析器反应　主要发病机制为快速的变态反应，常于 CRRT 开始后 5min 内发生，少数迟至 CRRT 开始 30min。依据反应轻重可表现为皮肤瘙痒、荨麻疹、咳嗽、喷嚏、流清涕、腹痛、腹泻，甚至呼吸困难、休克、死亡等。常见原因如下。

（1）主要是患者对与血液接触的体外循环管路、透析膜等物质发生变态反应所致，可能的致病因素包括透析膜材料、管路和透析器的消毒剂（如环氧乙烷）、透析器复用的消毒液、透析液受污染、肝素过敏等。

（2）有过敏病史及高嗜酸细胞血症、血管紧张素转化酶抑制剂应用者，也易出现 A 型反应。

2. B 型透析器反应　常于透析开始后 20 ～ 60min 出现，发生率为 3 ～ 5 /100 例次。其发作程度常较轻，多表现为胸痛和背痛。常见原因：B 型反应多认为是补体激活所致，与应用新的透析器及生物相容性差的透析器有关。

（十）营养物质流失

CRRT 在清除尿素氮、肌酐及其他代谢废物的同时也会清除机体内的营养素。CRRT 每天可使机体损失大量热量，临床表现为体温下降，丢失热量过多会使机体削弱对感染和创伤的代谢反应，降低对微生物的免疫能力。常见原因如下。

1. 使用无糖置换液。

2. 出现肾衰竭的糖尿病患者肾脏灭活胰岛素的功能下降。

3. CRRR 治疗时会使胰岛素受体活性增强，并会提高外周组织对胰岛素的敏感性。

4. 血管紧张素转化酶抑制剂类药物可增强组织对胰岛素及口服降糖药的反应性。

（十一）低温反应

患者在 CRRT 过程中体温下降，甚至出现寒战、肌肉痉挛等，影响治疗效果。常见原因如下。

1. 在 CRRT 过程中，使用低温（< 35℃）置换液或置换液量大时，

可使患者热量丢失过多，体温较低。

2.CRRT 大都 24h 连续进行，每天进出机体的液体量可达几十升，同时大量体内血液引起体外循环致热量散发，常引起患者体温过低。

3. 其他，如室温低、天气寒冷、病情影响等。

（十二）失衡综合征

失衡综合征为发生于 CRRT 中或 CRRT 后早期，以脑电图异常和神经系统症状为主的一组综合征，轻者可表现为头痛、恶心、呕吐及躁动，重者出现抽搐、意识障碍甚至昏迷。常见原因如下。

1. 由于 CRRT 快速清除溶质，导致患者血液溶质浓度快速下降，血浆渗透压下降，血液和脑组织液渗透压差增大，水向脑组织转移，从而引起颅内压增高、颅内 pH 改变。

2. 失衡综合征多见于首次透析、透析前血肌酐和血尿素很高、快速清除毒素（如高效透析）等情况。

（十三）心律失常

多数无症状，发生率为 50%，是猝死的主要原因之一。导致 CRRT 中心律失常的主要原因是电解质异常或酸碱平衡紊乱，如高血钾、低血钾、低碳酸血症等，尤其是 CRRT 患者因纠正心力衰竭常服用洋地黄制剂，在同时伴发低血钾的时候最易引起心律失常。

（十四）肌肉痉挛

CRRT 中最常见的并发症之一，特别容易发生在脱水较多及老年患者中，多出现在每次 CRRT 的中后期。一旦出现应首先寻找诱因，然后根据原因采取处理措施，并在以后的 CRRT 中采取措施，预防再次发作。常见原因如下。

1. 超滤过多过快，低钠 CRRT。

2. 低血压、血中钙离子偏低。

二、技术并发症

（一）CRRT 时动脉压报警常见原因

1. 动脉管道夹住或扭结。

2. 动脉采血导管内凝血。

3. 导管在静脉内位置偏移。

4. 患者剧烈咳嗽、身体移动。

（二）CRRT 时空气报警常见原因

1. 预冲管路时，气泡未排尽，空气进入管路。

2. 血流量不足，动脉压低产生气泡。

3. 更换置换液时，空气进入。

4. 静脉壶液面过低。

（三）CRRT 时电源中断常见原因

1. 突然停电、电线老化。

2. 停电报警、血泵停止。

（四）CRRT 中管路脱落常见原因

1. 血液透析管路各连接处不紧密。

2. 穿刺针或深静脉留置导管固定不牢。

3. 患者神志不清、躁动。

第三节 使用 CRRT 患者的预见性护理

CRRT 作为一种新技术，比传统的血液透析治疗有更多的优点，已广泛应用于急危重患者的抢救。但 CRRT 技术护理工作量大，技术要求高，护理问题成为当前 CRRT 技术取得成功的关键。在整个治疗过程中，操作主要由护士完成，因此护士必须具备专业的操作技能和理论知识，熟练的应急处置能力，以及时发现患者病情变化，迅速采取相应护理措施，保证 CRRT 顺利进行，从而达到治疗目的。

一、出血的预见性护理

（一）导管出血的护理

CRRT 治疗后拔出透析导管时必须小心持续按压，以防出血；如出血持续，需尽早手术。如中心静脉导管出现穿刺部位渗血，嘱患者尽量减少局部活动，卧床休息，局部加压包扎、冷敷。

（二）抗凝剂使用的护理

在进行 CRRT 前应对患者的凝血功能、出血倾向等进行全面评估，以选择合适的抗凝方法。在 CRRT 过程中，抗凝剂量应立即达到最大的体外抗凝作用，而对循环系统无作用或作用较小。

（三）病情观察

治疗结束后要重点观察原有的出血情况，同时应密切注意并记录引流液、创口、大便及牙龈等的出血状况，严密监测患者的凝血酶原时间等指标，及早发现，及时处理，防止严重并发症的发生。

二、凝血的预见性护理

1. *血管通路的护理*　行 CRRT 之前用肝素盐水预冲液浸泡滤器及管路 30min 以上，用生理盐水冲净肝素后再开始 CRRT。每次治疗前认真检查管路穿刺肢体和置管部位是否保持合适位置，必要时对患者肢体进行适当的约束，尽量避免屈髋、屈膝、扭颈造成导管打折，甚至脱落。

2. *维持稳定的血压*　注意监测血压的变化，超滤速度根据血压的变化情况适当调整，避免循环血容量减少导致血流速度缓慢。合理设置血泵速度，准确监测循环压力。

3. *及时处理报警*　加强巡视，及时处理报警，避免血泵停转，消除或延缓凝血的发生。

4. *严密观察*　每 30 分钟观察血流量、静脉压、动脉压、跨膜压一次。观察有无血液分层，血液、滤器颜色变深、变黑，静脉壶变硬等凝血征兆，并采取相应的措施，减少严重凝血的发生。

5. *其他*　及时更换凝血的滤器及管路，减少凝血对患者造成的损害。

三、感染的预见性护理

（一）导管感染的预防

1. 置管口局部敷料应保持清洁、干燥，潮湿、污染时要及时换药，避免感染。注意观察局部有无渗血、渗液、红肿等。避免不必要的开放导管，包括采血、肠外营养、反复静脉注射等。

2. 一旦怀疑导管感染，应停止使用导管，并进行血液和（或）分泌物病原学培养，如果培养结果阳性，在选择敏感抗生素的同时，尽早拔出导管。

3. 严密观察，如果发现患者有发热、寒战，未查出其他部位感染灶时，就要高度怀疑导管相关性感染。

（二）CRRT 管路护理

行 CRRT 时要高度警惕，避免管路或滤器的脱落、破裂导致的可能污染，减少治疗期间各种原因导致的管路及滤器更换。

（三）严格无菌操作

配制置换液及更换置换液过程中要注意进出管口的消毒、保护，避免造成污染。

四、血栓的预见性护理

1. 常规监测血管灌注情况（多普勒超声），持续监测体外循环中心静脉压，有助于早期发现血栓并发症。

2. 若有管路或滤器凝血发生，勿强行继续治疗，及时更换管路和滤器。

3. 治疗过程中密切监测抗凝效果，及时调整抗凝剂用量或改变抗凝方式。

4. 对高凝患者，应定期检查血细胞比容，必要时调整适当的抗凝方式。

五、低血压的预见性护理

1. 对于初次行 CRRT、年老体弱患者，可选择生物相容性好的小面积透析器，适当预冲，CRRT 缓慢进行，血流量由大到小逐步增加，脱水不宜过多、过快，严格控制 CRRT 期间体重增加量。

2. 增加钠浓度，增快血浆充盈率，保持血容量。

3. 改进透析技术，应用 CVVH、CVVHDF 模式。

六、溶血的预见性护理

1. 定期检测透析机，防止恒温器及透析液比例泵失灵，血泵松紧要适宜。

2. 防止置换液被化学消毒剂污染，透析器中的消毒剂要冲洗干净。

3. CRRT 结束回输血液时不可使用止血钳反复夹闭血管路。

4. CRRT 中输血应由两人严格查对，杜绝异型输血。

七、空气栓塞的预见性护理

1. 患者上机前严格检查管路和滤器有无破损。

2. CRRT 管路连接要牢固，尤其血泵的泵前部分应做好内瘘针和深静脉插管的固定。

3. 静脉补液时需严密观察，透析过程中内瘘针和插管有无脱落、管路连接有无松动。

4. 现代 CRRT 机有空气检测装置，一旦有空气马上报警，同时夹住管路和停止血泵。

八、透析器破膜的预见性护理

1. 选用质量好的透析器，透析前仔细检查透析器。

2. 单位时间内超滤量要适中，不可过多。严密观察跨膜压，跨膜压不可超过 400mmHg。

3. 及时合理调整抗凝方案，减少透析器凝血危险，定期评估内瘘功能，预防血栓形成等并发症。

九、生物不相容性和过敏反应的预见性护理

（一）A 型透析器反应的预见性护理

1. 立即停止 CRRT，夹闭血路管，丢弃管路和透析器中血液。

2. 遵医嘱给予抗组胺药、激素或肾上腺素药物治疗。

3. 如出现呼吸循环障碍，立即给予心脏呼吸支持治疗。

（二）B 型透析器反应的预见性护理

B 型透析器反应多较轻，给予鼻导管吸氧及对症处理即可，常不需终止 CRRT。

十、营养物质流失的预见性护理

1. 根据血糖监测结果，调整置换液中葡萄糖和胰岛素的用量。

2. 伴有肾衰竭的糖尿病患者主张日间的饮食与胰岛素使用分配合理化，在胰岛素保证情况下，可适当增加碳水化合物摄入量，保证足够热量。

3. 在透析时停用胰岛素，监测血糖，密切观察病情变化，发生心悸、出冷汗等低血糖反应时，及时遵医嘱处理，还可嘱患者进食以补充血糖。

4. 定时监测超滤量和血液中的一些电解质、营养素及药物浓度，及时在置换液中加以补充，同时加强营养支持。

十一、低温反应的预见性护理

1. 严密观察 CRRT 患者末梢循环温度，有无畏寒、寒战，注意给患者加盖棉被保暖，严密监测体温变化及体温下降幅度。

2. 准确记录 24h 出入量及超滤量，警惕因有效循环血量不足或末梢灌注差导致的体温过低。

3. 现在的 CRRT 机都配备有置换液加温系统，可将温度设置高于体温，避免超滤时大量置换液交换致体温下降。

十二、失衡综合征的预见性护理

（一）首次行 CRRT 患者

避免短时间内快速清除大量溶质。首次透析血清尿素氮下降控制在 30% ～ 40%。建议采用低效透析方法，包括减慢血流速度、缩短每次 CRRT 时间、应用面积小的透析器等。

（二）维持性 CRRT 患者

规律和充分透析，增加透析频率、缩短每次 CRRT 时间等对预防有益。

十三、肌肉痉挛的预见性护理

1. 防止 CRRT 中低血压发生，加强健康宣教，指导患者 CRRT 间期体重不宜增长过多。

2. 适当提高置换液钠浓度，但应注意患者血压及 CRRT 间期体重增长。

3. 积极纠正低镁血症、低钙血症和低钾血症等电解质紊乱情况。

4. 鼓励并指导患者加强肌肉锻炼。

目前，CRRT 已成为急危重症患者救治的重要支持措施，为患者的救治赢得了充分的机会和时间。治疗过程中护理配合十分重要。应根据患者的具体情况制订相应的护理措施。由于 CRRT 是长时间持续性治疗，护理人员应当具备熟练的 CRRT 技术操作能力，对患者进行细致、认真的观察和护理，正确判断护理过程中出现的各种数据指标变化，并及时做出相应的处理，严格遵守操作规程，以保证 CRRT 安全进行。

第 18 章

使用体外膜氧合患者

第一节　体外膜氧合概述

一、体外膜氧合定义及原理

体外膜氧合（extracorporeal membrane oxygenation，ECMO）是一种持续体外生命支持疗法。其原理是将体内的静脉血引出体外，经过特殊材质制成的人工心肺进行体外氧合后注入患者动脉或静脉系统，对呼吸和（或）循环系统进行有效支持，实现短期替代患者心肺功能维持人体脏器组织血供的目的，为心肺功能的恢复赢得宝贵时间。

二、体外膜氧合发展历史

体外膜氧合衍生于心外科的体外循环，1937 年被后世尊称为“体外循环之父”的美国 Gibbon 教授将心外科体外心肺循环技术在实验室改良形成初期的体外膜氧合。1953 年 5 月，Gibbon 应用动脉氧合和灌注技术第一次成功地支持了心脏手术。但当时实施起来存在一系列难以解决的问题，如肝素抗凝与出血的矛盾、溶血、生物材料组织相容性差等。1956 年，Clowes 等研发了气体交换膜，第一次将膜肺应用于临床中。1965 年，Rashkind 首次使用了泡沫氧合器治疗 1 例呼吸衰竭婴儿。随着交换膜材料的不断改进，1965 年 Dorson 等首次使用膜式氧合器。1972 年，Hill 等首次长时间应用体外循环支持成功治愈了 1 例 24 岁合并呼吸衰竭的复合伤患者。Bartlett 等报道了首例新生儿急性肺损伤应用体外膜氧合技术治疗。1988 年 Bindslev 等报道使用肝素涂层新型膜肺建立体外膜氧合，可减少肝素用量和出血。1994 年在英国慕斯召开体外膜氧合国际会议，会上做出阶段性的总结：体外膜氧合对新生儿的疗效优于成年人，对呼吸功能衰竭疗效优于心力衰竭。我国体外膜氧合的工作起步较晚，1993 年北京阜外医院成功地用体外膜氧合抢救 1 例心脏术后严重肺衰竭的患者，此后在多家医院得到开展。随着医疗技术、材料技术、机械技术的不断发展，体外膜氧合的支持时间不断延长，成年人的疗效不断提高，从而被更广泛地用于临床危重症的急救。一些医疗中心应用体外膜氧合进行院间转运，使体外膜氧合走向院前而更好地发挥急救功能。

三、体外膜氧合循环支持的管理

（一）体外膜氧合基本结构

体外膜氧合包括血管内插管、管路系统、动力泵（人工心脏）、氧合器（人工肺）、变温箱、监测系统、供氧管。

1. 血管内插管　血管内插管是否成功是进行体外膜氧合的前提条件。它包括三个方面的内容。

（1）血管内导管：从体内引流血液到氧合器的导管称为静脉引流管，而血液经氧合器氧合后泵回体内的导管称为动脉灌注管。商品化的静脉引流管有蓝色标记，而动脉灌注管为红色标记。管路阻力是影响体外膜氧合循环的重要因素，因此，管路选择的原则是尽可能选择较短较粗的管路，以减少阻力达到充分引流和灌注。

（2）插管的途径：静脉插管的途径有右心房、股静脉、颈静脉、其他。动脉插管的途径有主动脉、股动脉、腋动脉、颈动脉、其他。成人尽量采用外周血管插管，而股动静脉插管最为常见。新生儿或低体重婴幼儿可选择颈部插管。已开胸手术后的婴幼儿一般采用经原手术切口右心房和升主动脉插管（此方法也适用于成人患者），以保证充分转流。对于严重左心功能不全者，可增加左心引流管，或房间隔造孔术，减轻左心前负荷。合并有呼吸功能障碍的患者，可将部分氧合血通过上半身血管（如颈动脉、腋动脉、颈静脉）注入，以缓解上半身器官缺血。

（3）置管技术：常见的置管技术有血管切开技术、半切开技术和穿刺技术。

2. 管路系统　目前临床多采用应用肝素表面涂层技术的管路材料。肝素表面涂层（heparin-coated surface，HCS）技术即在管路内壁螯合上肝素，肝素保留抗凝活性，肝素表面涂层技术的成功对体外膜氧合技术的推广有强大的促进作用。肝素表面涂层的抗凝作用可减少体外循环中肝素用量，改善人造膜表面生物相容性，减轻炎性反应，保护血小板及凝血因子，延长体外膜氧合支持时间。

3. 动力泵　其作用是形成驱动力使血液经过膜肺氧合，再回流入患者体内。临床上主要有滚轴泵和离心泵两种类型。滚轴泵通过挤压管路推动血液流动，血流量恒定，但不易移动，对血液损伤大，应用时间短，目前多用于心脏手术等。在急救专业首选离心泵作为动力泵，其优势是安装移动方便，血液破坏小，使用寿命长，在合理的负压范围内有抽吸作用，可解决某些原因造成的低流量问题。

4. 氧合器　其通过模拟肺功能实现气体交换，将膜前乏氧血合成富氧血。现主要有中空纤维氧合器、硅胶氧合器两种类型。氧合器需具备下述三个特征：交换膜足够薄，以利于氧气和二氧化碳自由通过；交换面积足够大，以利于在有限时间内使氧合器内血进行充足的气体交换；血流和气流在膜两侧相向流动，形成所谓的对流以便使气血最大化接触。

5. 变温水箱　主要用于维持血液温度恒定。

6. 监测系统　包括活化凝血时间（activated clotting time，ACT）、动静脉血氧饱和度、氧合器跨膜压差、静脉管路负压监测等。

7. 供氧管　连接氧源即可。

（二）体外膜氧合循环类型

体外膜氧合循环类型即血液在人体和循环管路之间的连接方式，主要有静脉 - 静脉体外膜肺氧合（V-V ECMO）和静脉 - 动脉体外膜肺氧合（V-A ECMO）两种方式。

1. V-V ECMO　血液自静脉引出，经过体外循环管路进行氧合以后，经静脉流入人体的方式（图 18-1）。常于股静脉出、颈内静脉入，主要适用于单纯肺功能受损，无心脏停搏危险的患者。主要作用是弥补肺功能不足，改善肺通气。缺点是只能部分代替肺功能，且血液重复氧合。原理是将静脉血在流经肺之前经氧合器氧合部分血液，弥补肺功能的不足。在体外膜氧合支持下，呼吸机参数调低至氧浓度≤ 60%、气道压≤ 30cmH_2O，从而降低呼吸机相关性肺损伤的发生率。

2. V-A ECMO　将静脉血经静脉引流管引出体外，经氧合器氧合后经动脉插管泵回体内（图 18-2）。V-A ECMO 可同时支持心肺功能，使心肺脏器得到休息，故适用于心力衰竭、肺功能严重衰竭并伴有心脏停搏的患者。成年人通常选择股动静脉，V-A ECMO 的血流灌注可达心排血量的 75%，血液充分氧合后有利于心肌供氧和降低肺血管阻力，有助于心功能的恢复。V-A ECMO 模式的缺点是增加心脏后负荷，使流经肺的血量减少。股动脉低位灌注使冠状动脉和脑组织得不到充

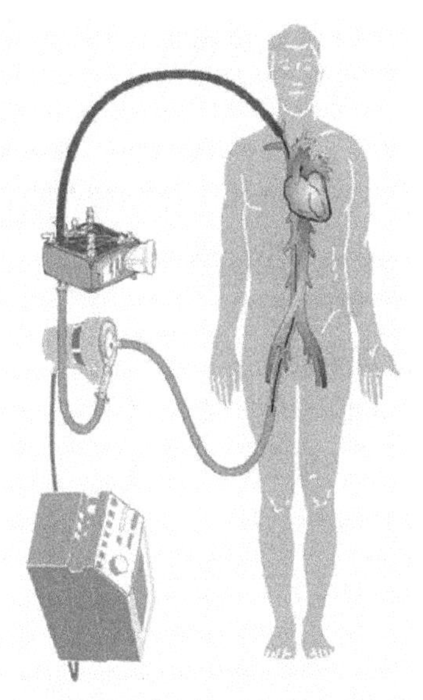

图 18-1　V-V ECMO

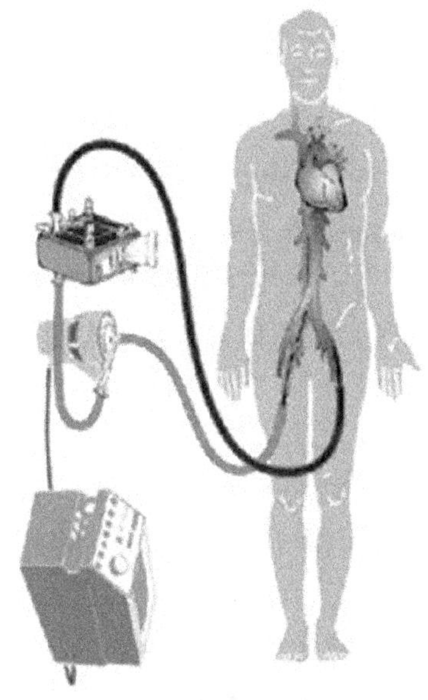

图 18-2　V-A ECMO

分的血液灌注。有学者将动脉插管延伸至主动脉根部以解决这一难题，但增加了血栓形成的风险，并有可能造成动脉机械性损伤。另外，肺循环血量骤然减少，使肺内血液淤滞，增加了肺部炎性反应和血栓形成的危险性。如果超声诊断下心脏完全停止跳动＞3h，则应立即开胸，手术置管转换成 A-A-A ECMO。

体外膜氧合方式的选择：总体来说 V-V ECMO 方法为肺替代的方式，V-A ECMO 方法为心肺联合替代。心力衰竭及心肺衰竭患者选用 V-A ECMO 模式；肺衰竭选用 V-V ECMO 模式；长时间心脏停搏选 A-A-A ECMO 模式。而在病情的变化过程中还可能根据病情变化更改转流方式。

（三）体外膜氧合管路预冲及启动

1. 体外膜氧合管路预充通常使用晶体预充液。为保证合理的血红蛋白浓度，小儿重症患者体外膜氧合管路预充可加入适当的库存红细胞、蛋白或血浆，时间允许的情况下可以对预充液进行适当调整，减少其对机体内环境的影响。

2. 体外膜氧合启动、静脉插管与动、静脉管道连接完成后，检查核对管道，确保无误后，先开放静脉管路，启动体外膜氧合泵至转数在 1500r/min 以上，再开放动脉管路（以防止血液逆流），体外膜氧合开始运转。心脏术后不能脱离体外循环直接过渡为体外膜氧合的患者需要维持机体有效血容量的稳定。中心静脉插管患者要注意右心房的密封状态，以免体外膜氧合静脉引流管负压进气。

（四）应用体外膜氧合的适应证和禁忌证

1. 适应证　体外膜氧合因其强大的心肺功能支持并且操作相对简单而得到迅速推广应用。作为一个医院，甚至一个地区、一个国家的危重症急救水平的一门技术，它适用于以下方面。

（1）各种原因引起的心搏呼吸骤停。

（2）急性严重心力衰竭。

（3）急性严重呼吸衰竭。

（4）严重的酸碱平衡失调、溺水等。

2. 禁忌证　应用体外膜氧合之前，经过合理评估，患者衰竭的器官经过治疗和休息可以得到较好的恢复，可考虑使用。如果不能恢复则不建议应用体外膜氧合。

（1）绝对禁忌证：①严重的出血和弥散性血管内凝血。②慢性疾病或恶性疾病的终末期。③潜在的中重度慢性肺部疾病。④多器官功能衰竭。⑤对治疗无反应的脓毒性休克。⑥无法控制的代谢性酸中毒。⑦不可逆的脑损伤，急性重型颅脑损伤。⑧重度免疫抑制。

（2）相对禁忌证：①年龄＞ 65 岁。②使用免疫抑制药。③轻至中度的急性颅脑损伤。④肝素相关性血小板减少症。⑤体重指数(BMI) ＞ 40kg/m^2。⑥呼吸机支持高通气（吸入氧浓度＞ 90%，平台压＞ 30mmHg）时间≥ 7d。

（五）体外膜氧合脱机指征

当体外膜氧合循环支持流量为患者心排血量的 20%，在小量血管活性药物的条件下，如多巴胺＜ 5μg/（kg • min），多巴酚丁胺＜ 5μg/（kg • min），肾上腺素＜ 0.02μg/（kg • min），血流动力学稳定，成人平均动脉压＞ 60mmHg，小儿平均动脉压＞ 50mmHg，脉压＞ 20mmHg，中心静脉压＜ 10mmHg，左心室压＜ 12mmHg，左心室射血分数＞ 40%，心电图无恶性心律失常，静脉氧饱和度（SvO_2 ＞ 60%），乳酸＜ 2mmol/L，可考虑脱机。逐步调整正性肌力和血管活性药物的剂量，缓慢减少体外膜氧合的流量，当流量减少至仅为患者血流量的 10%时，可考虑停机。停机前，体内适量加一些肝素。

（六）体外膜氧合终止指征

下述情况应可考虑终止体外膜氧合：

1. 不可逆的脑损伤。
2. 其他重要器官功能严重衰竭。
3. 顽固性出血。
4. 心脏功能无任何恢复迹象且无更佳的治疗方法。
5. 不可控感染。

第二节　使用体外膜氧合患者的风险分析

应用体外膜氧合的患者往往病情发展快，疾病程度重，在治疗过程中对应用效果进行有效观察，及时发现问题并立即告知医生，做好相应处理，是尤为重要的。护士通过对临床中存在的风险进行分析，并采取预见性的干预措施，防止意外事件的发生。

（一）出血

使用体外膜氧合的患者出血是最常见的并发症，而脑出血是最严重的并发症。出血的发生率为 10% ～ 30%。出血部位可能发生在深静脉置管处、颅内、腹腔、胸腔甚至腹膜后。出血原因主要与全身肝素化、血小板功能障碍、凝血因子减少有关。血小板低于 $50 \times 10^9/L$ 时可补充血小板。当出现危及生命的出血，其他止血方式失败时可考虑输注凝血因子Ⅶ。肺出血可应用类固醇激素治疗及电子气管镜清理气道。10% ～ 15% 的急性呼吸窘迫综合征患者会出现颅内出血，应定期行神经系统检查或影像学检查。当发生肝素诱导血小板减少症应更换为非肝素抗凝。有些学者使用阿加曲班抗凝，其半衰期较短。为了维持最佳的氧气输送，血红蛋白应维持在 80g/L 以上。

（二）溶血

体外膜氧合辅助过程中溶血的主要原因有：管路血栓形成（尤其是离心泵内）、静脉引流负压过大、管路扭曲、长时间大流量运转等。监测其游离血红蛋白（free hemoglobin，FHb）和尿血红蛋白，发现溶血后积极寻找并去除原因，当游离血红蛋白＞ 500mg/L 时更换体外膜氧合耗材，并给予利尿药或血液滤过以清除游离血红蛋白。输注红细胞使血细胞比容维持在 0.30 以上，并保证相对平稳的血容量。

（三）感染

体外膜氧合辅助患者院内感染发生率为 9% ～ 65%。感染发生的主要原因有疾病严重、肠道菌群移位、导管存在微生物定植和体外膜氧合引起的免疫系统损伤等，长时间体外膜氧合辅助是感染发生的最主要风险因素。体外膜氧合相关的感染可见于血液、肺、插管部位、外科手术切口和尿路，凝固酶阴性葡萄球菌、念珠菌、肠杆菌和铜绿假单胞菌是常见致病菌。

（四）血栓形成

长时间的体外膜氧合运转造成大量血细胞的破坏、抗凝不到位及血小板附着于管壁及氧合器表面等均可形成血栓，造成栓塞。治疗期间护士每 4 小时观察患者的意识瞳孔，尤其观察穿刺侧肢体的皮肤颜色、皮温及足背动脉搏动。同时密切关注每小时的尿量、尿色，若尿液颜色为洗肉水样色或酱油色，及时汇报医生做好相应处理。可定时送检凝血四项，根据化验结果及时调整肝素用量，维持活化凝血时间在 160 ～ 200s 时效果最佳。注意观察离心泵流量变化，如果出现转速流量不匹配或膜肺气体交换能力明显下降的情况时，则需要更换套包。

（五）机械并发症

循环管路形成血栓发生率约为 19%，可引起氧合器氧合障碍、凝血因子消耗、肺及体循环栓塞，肝素涂层技术应用已大大降低了该并发症的发生率。

第三节　使用体外膜氧合患者的预见性护理

在治疗期间，将患者置于单间，须严格限制人员出入，避免交叉感染；医护人员在做各项操作时严格执行手卫生和无菌原则，对穿刺部位每班观察穿刺点有无红、肿、热、痛等感染症状，每日消毒，更换敷料，保持局部无菌干燥。加强气道管理，使用密闭式吸痰管，适时吸痰，预防呼吸机相关性肺炎的发生。密切观察体温的变化，遵医嘱留取血、尿、痰培养，留取标本时严格无菌操作，并及时送检。预防性使用抗生素，并根据培养结果及时做出调整。一旦病情允许，尽可能减少体外膜肺氧合使用时间，每日评估，及早拔管。

（一）导管相关性感染的预见性护理

由于需要体外膜氧合支持的患者本身处于极度危重的状态，常规治疗已经不能维持生命。而在体外膜氧合支持过程中，需要血管内插入体外膜氧合各种插管，再加上中心静脉导管、动脉导管、气管插管、尿管、胸腹腔引流管等各种管道，使得患者在长时间体外膜氧合支持过程中处于医院感染的高危状态。因此，对导管相关性感染的预见性护理就极为重要。

1. 导管护理

（1）严格无菌操作：医务人员须严格按照《医务人员手卫生规范》洗手。置管前严格执行无菌技术操作规范，遵守最大化无菌屏障要求；置管时使用的医疗器械、器具等医疗用品及各种敷料必须达到灭菌水平；置管后应尽量使用无菌透明、透气性好的敷料覆盖穿刺点，对于高热、出汗、穿刺点渗血的患者使用无菌纱布覆盖。定时更换穿刺点覆盖的敷料，如敷料出现潮湿、松动、可见污染等情况应当立即更换。

（2）专人换药：设置专门的换药班，由具有高度的责任心、优秀的操作技术、无菌观念强的高年资护理人员承担该项工作。通过严格的无菌操作技术，对导管进行维护。通过丰富的临床经验，及时发现问题并适时告知医生做相应处理，以达到预防的目的。

（3）合理利用敷料：银离子抗菌敷料是一种抗菌吸收覆盖敷料，具有独特的三维原位吸收性能，同时在吸收渗液时释放银离子来杀菌。具有广谱杀菌及很少产生耐药菌的特点，同时具有较强的吸收能力且透气性能良好，能促进伤口上皮组织的愈合。体外膜氧合应用中需采取全身肝素化，出血的情况无可避免，采用银离子敷料覆盖穿刺点，能加强对穿刺点出血的吸收，并能持续释放银化合物，从而有效抑制穿刺点各种病原菌的增殖和生长，以达到预防的目的，同时也能使导管的使用寿命得以延长，减轻患者的经济负担。

2. 皮肤护理 应用体外膜氧合的患者往往自身免疫系统受损，且体表定植菌多。而氯己定作为一种广谱杀菌剂，对革兰阳性和阴性菌均有抗菌作用。有研究指出，氯己定擦浴可以有效抑制皮肤表面革兰阳性菌和阴性菌的滋生，降低条件致病菌浓度，显著降低耐甲氧西林金黄色葡萄球菌和耐万古霉素肠球菌等多重耐药菌的定植。氯己定全身擦浴，作为屏障预防的重要手段，对预防导管相关性感染的发生有着积极意义，并有助于降低导管相关性感染的发生率。2014年医疗相关感染策略中，建议对ICU患者（年龄> 2个月）每日进行氯己定洗浴。

（二）出血的预见性护理

体外膜氧合治疗中需进行全身肝素化抗凝处理，但肝素化的同时出血风险加大，因此需严密观察患者有无出血倾向。同时体外膜氧合支持治疗过程中应尽量避免侵入性操作或外科操作。

1. *定时监测凝血功能*　避免抗凝不足造成的血栓和抗凝过度引发的出血，并针对原因进行对症处理。

2. *置管处观察*　随时观察动静脉穿刺处有无渗血、出血、皮下血肿等，必要时可加压处理。

3. *引流情况观察*　严密观察引流液的量、颜色、性状及温度；若引流量偏多且有凝血块，突然减少或引流不畅，挤压引流管无效并且伴有血流动力学变化，首先考虑急性心脏压塞的早期征兆，立即通知医师，紧急处理；若触摸引流管温度高或引流液颜色鲜红时，警惕动脉出血，及时通知医师，给予相应处理。

4. *皮肤观察*　严密观察皮肤有无血肿、皮下瘀斑等出血倾向。

5. *伴消化道出血的患者*　严密观察患者胃液,大便的颜色、性状、量。

6. *观察血栓栓塞情况*　观察肢体的血运情况：①观察双侧肢体皮温、皮肤颜色，足背、胫后动脉搏动每 30 分钟一次。②观察有无淋巴管漏（淋巴液无色、无味，应用无菌纱布覆盖便于观察）。

（三）温度异常的预见性护理

在体外膜氧合支持期间，当温度太高时机体氧耗增加，而温度太低易发生凝血功能和血流动力学紊乱，因此需保持血液温度在 36.5 ～ 37.5℃，保持体温在 35 ～ 37℃，准确预见其发生，并提前采取积极有效的措施，需要做到以下几点。

1. 严密监测加温系统的工作状况。

2. 严密观察患者的机体反应。清醒的患者，加强沟通交流，倾听患者主诉，可应用变温箱通过体外膜氧合运行降温，也可应用变温毯调整体温。

3. 早期亚低温可以降低脑及心脏耗氧，保护脑细胞。

（四）意外拔脱管的预见性护理

临床中管路的非计划拔、脱管有很多因素，给患者的治疗和护理工作带来很大的挑战，而预见性的护理工作，能有效避免不良事件的发生，更好地提高护理质量。

1. 导管妥善固定　规范化导管置管流程；采用双重固定方法。

2. 加强健康宣教　清醒的患者需告知管路的重要性，以及拔管带来的风险。解释约束带的作用，以及约束的目的，从而取得患者配合，以便治疗。另需签订保护性约束带使用知情同意书。

3. 适当镇静　应用镇静技术，能减少患者氧耗，减轻患者的痛苦，使其配合治疗。应每 1 小时评估一次患者的神志，根据医嘱适时调整镇静药剂量。

4. 强化培训力度　加强导管维护的培训力度，提高护理操作质量，以减少护理人员操作失误导致的不良事件发生。

5. 合理排班　应用体外膜氧合的患者，病情危重，护理工作量大。因此必须保证护理人员得到充分的休息。

（五）机器运转故障的预见性护理

每小时观察并记录转速、流量及湿度，根据医嘱及时做出调整。妥善固定管路，防止扭曲、打折，出现异常情况及时通知医生并给予相应处理。静脉管路引流不畅或引流不出血液时，管路会出现抖动；负压过高时（> 30mmHg）会出现溶血情况；离心泵底座发热容易导致血栓形成，当转速和流量不符时，出现血红蛋白尿等情况常提示血栓的产生。如有血栓产生，用听诊器听诊离心泵会有异样声音。

（六）生命体征异常的预见性护理

床旁心电监护、呼吸机等相关设备，对于患者生命体征的观察起到很好的辅助作用，对异常的生命体征指标起到一定的警示效果，因此，各参数应设置准确，各相关波形清晰。

1. 呼吸异常的预见性护理　每班听诊双肺呼吸音，注意有无啰音，保证通气，保持呼吸道通畅；观察呼吸频率、幅度、胸廓运动的对称性、有无发绀；呼吸机参数设置为正常范围的最小值，潮气量 8 ～ 10ml/kg，吸入氧浓度 40%，呼吸频率 10 次 / 分；避免肺萎缩，可给予呼气末正压（PEEP）5 ～ 10cmH_2O。使用呼吸机过程中充分供氧，最佳的氧分压维持在 70%；严格遵守无菌操作，预防呼吸机相关性肺炎的发生。

2. 循环异常的预见性护理

（1）密切监测血流动力学变化,维持循环稳定,保证足够的灌注压。

（2）严格控制输液、输血量及速度，防止加重心脏负担，密切观察有无心力衰竭的症状及体征，组织灌注的情况主要根据血乳酸值来估计。

（3）治疗期间使用血管活性药物，应严密掌握输入方式、浓度，注意观察血压变化，防止血管痉挛。

（4）由于给予患者的置换液不含糖，应特别注意血糖变化，前期表现为低血糖，给予高糖维持并监测血糖 1 次 /（1 ～ 2）小时，待血糖稳定后逐步延长监测时间。

（5）抽血查血气分析 1 次 /3 小时，维持水、电解质和酸碱平衡。

（6）准确记录出入量。

第 19 章

重症护理文书

重症护理文书是护士对重症患者的生命体征、出入量、病情变化和转归、治疗情况和所实施的护理措施等护理工作的全面客观、及时动态的记录，是临床护理工作的重要组成部分，是医院和患者重要的档案资料，也是教学、科研、管理及法律上的重要资料，必须书写规范并妥善保存，保证其正确性、完整性和原始性。护士在重症护理文书的记录和管理中必须明确准确记录的重要意义，做到认真细致，并遵守专业技术规范。

第一节 概 述

一、重症护理文书的记录

（一）重症护理文书的分类

1. **重症护理记录单** 凡重症监护患者，需做好特别护理观察记录，以便及时了解和全面掌握患者病情，观察治疗或抢救后的效果。

2. **各类评估单** ①压疮发生危险因素量化评估与告知书（表 19-1）。②坠床危险因素评估表（表 19-2）。③导管滑脱风险评估表（表 19-3）。④导尿管评估表（表 19-4）。⑤中心静脉置管评估表（表 19-5）。⑥气管切开评估表（表 19-6）。

3. **体温单** 体温单主要用于记录患者的生命体征及其他情况，内容如患者的出入院、手术、转科或死亡时间，体温、脉搏、呼吸、血压、大便次数、出入量、身高、体重等。

表 19-1　压疮发生危险因素量化评估与告知书

科室____　床号____　姓名____　性别____　年龄____ 岁 ID____　诊断____

Braden 评分表

评分内容	评分及依据				日 期（　）年				
	1 分	2 分	3 分	4 分					
感觉：对压迫有关的不适感受能力	完全丧失	不完全丧失	轻度丧失	不受损坏					
潮湿：皮肤暴露于潮湿的程度	持久潮湿	十分潮湿	偶尔潮湿	很少发生潮湿					
活动度：体力活动的程度	卧床不起	局限于椅上	偶可步行	经常步行					
可动性：改变和控制体位的能力	完全不能	严重限制	轻度限制	不受限制					
营养：通常摄食状况	恶劣	不足	适当	良好					
摩擦和剪切力	存在问题	有潜在危险	无						
总　分									
责任护士签名									
患者 / 家属签名									

说明：

1. Braden 评分标准：15 ～ 16 分，轻度危险；12 ～ 14 分，中度危险；< 12 分，高度危险。
2. 责任护士每周至少评估 1 次，病情变化随时评估，评估后签名。
3. 家属首次评估需签名，以后评估分值小于首次评估分值才需家属确认签名。

压疮风险告知及护理措施

基于医护人员对患者病情及身体状况的评估，其在住院期间存在压疮风险，为最大限度地避免压疮的发生，保证患者顺利康复，特此告知。同时，请家属阅读以下注意事项并遵照执行。 患者 / 家属签名 ：
□□□□□ 1. 经常翻身，改变体位，鼓励患者活动。
□□□□□ 2. 保持皮肤的清洁、干燥，防止或减少大小便失禁对周围皮肤的浸渍。
□□□□□ 3. 避免频繁热水擦洗和使用有刺激的洗液，避免皮肤过于干燥。
□□□□□ 4. 避免拿捏按摩骨隆突部位。
□□□□□ 5. 协助医护人员用正确的方式运输、改变患者体位。
□□□□□ 6. 保证患者住院期间的营养。
□□□□□ 7. 配合医护人员采取其他的保护措施，如减压用具、保护敷料等的使用。

表 19-2 坠床危险因素评估表

科室____ 床号____ 姓名_____ 性别_____ 年龄___ 住院号______入科日期_____

评估内容	危险因素	评估时间（日 / 月）					
1. 年龄	年老或婴幼儿约束无效						
2. 坠床史	过去的 3 个月内曾有过坠床史						
3. 疾病因素	近期有癔症、癫痫发作史						
4. 视觉功能	视力障碍						
5. 精神状态改变	各种原因引起的烦躁不安、意识障碍、精神异常						
6. 其他方面	依从性差（酗酒或吸毒）						
护士签名							

预防坠床护理措施

日　期（日 / 月）							
根据患者情况可采取的护理措施备选项目		措施	措施	措施	措施	措施	措施
1	床旁加床档并保证其固定好						
2	固定病床轮子						
3	保持病区内一定的照明光线						
4	清醒患者及时告知防止坠床的注意事项						
5	在征得患者家属同意情况下使用约束带						
6	遵医嘱有效进行镇静、镇痛						
7	密切观察						
护士签名							

表 19-3　导管滑脱风险评估表

科室______　床号______　姓名______　性别______　年龄________　住院号______

项目		危险分	评估日期									
年龄	7 岁以下	2										
	70 岁以上	2										
意识	躁动	3										
	嗜睡	2										
	朦胧	2										
	全麻 / 镇静	2										
活动	术后 3d 内	3										
	可自主活动	2										
	不能自主活动	1										
沟通	差，不配合	3										
	一般，能理解	1										
疼痛	难以耐受	3										
	可耐受	1										

续表

<table>
<tr><td colspan="2" rowspan="2">项目</td><td rowspan="2">危险分</td><td colspan="10">评估日期</td></tr>
<tr><td></td><td></td><td></td><td></td><td></td><td></td><td></td><td></td><td></td><td></td></tr>
<tr><td rowspan="6">管道种类</td><td>气管（插管 / 切开）</td><td>3</td><td></td><td></td><td></td><td></td><td></td><td></td><td></td><td></td><td></td><td></td></tr>
<tr><td>中心静脉导管
(2 分 / 个 × N 个)</td><td>2</td><td></td><td></td><td></td><td></td><td></td><td></td><td></td><td></td><td></td><td></td></tr>
<tr><td>尿管(2 分 / 个 × N 个)</td><td>2</td><td></td><td></td><td></td><td></td><td></td><td></td><td></td><td></td><td></td><td></td></tr>
<tr><td>专科导管</td><td>2</td><td></td><td></td><td></td><td></td><td></td><td></td><td></td><td></td><td></td><td></td></tr>
<tr><td>胃管</td><td>2</td><td></td><td></td><td></td><td></td><td></td><td></td><td></td><td></td><td></td><td></td></tr>
<tr><td>外周静脉输液管</td><td>1</td><td></td><td></td><td></td><td></td><td></td><td></td><td></td><td></td><td></td><td></td></tr>
<tr><td colspan="2">合计评分</td><td></td><td></td><td></td><td></td><td></td><td></td><td></td><td></td><td></td><td></td><td></td></tr>
<tr><td colspan="2">风险判断</td><td></td><td></td><td></td><td></td><td></td><td></td><td></td><td></td><td></td><td></td><td></td></tr>
<tr><td colspan="2">评估护士签名</td><td></td><td></td><td></td><td></td><td></td><td></td><td></td><td></td><td></td><td></td><td></td></tr>
</table>

<table>
<tr><td colspan="3">预防导管滑脱护理措施</td></tr>
<tr><td>Ⅰ度风险</td><td>Ⅱ度风险</td><td>Ⅲ度风险</td></tr>
<tr><td>1. 悬挂警示牌</td><td>1. 悬挂警示牌</td><td>1. 悬挂警示牌</td></tr>
<tr><td>2. 进行预防导管滑脱的健康宣教</td><td>2. 进行预防导管滑脱的健康宣教</td><td>2. 进行预防导管滑脱的健康宣教</td></tr>
<tr><td>3. 主动告知导管滑脱的注意事项</td><td>3. 主动告知导管滑脱的注意事项</td><td>3. 主动告知导管滑脱的注意事项</td></tr>
<tr><td>4. 固定导管保持通畅</td><td>4. 固定导管保持通畅，有导管标识</td><td>4. 固定导管保持通畅，有导管标识</td></tr>
<tr><td>5. 加强巡视，班班床旁交接</td><td>5. 必要时按要求使用约束带</td><td>5. 必要时按要求使用约束带</td></tr>
<tr><td>6. 情况变化时随时评估</td><td>6. 加强巡视，班班床旁交接</td><td>6. 加强巡视，班班床旁交接</td></tr>
<tr><td></td><td>7. 熟悉脱管应急预案</td><td>7. 熟悉脱管应急预案</td></tr>
</table>

备注：

1. 专科导管由各科根据患者留置的专科导管性质进行评分，同时留置多个专科导管的按照各导管的总评分填写（专科导管如膀胱造瘘管、胸腹腔引流管、鼻空肠管等）。

2. 评估范围：凡留置导管者均需进行评估，初次评估结果记入护理记录，有病情变化及时记录。

3. 风险判断：Ⅰ度，合计评分＜ 8 分；Ⅱ度，合计评分 8 ～ 12 分；Ⅲ度，合计评分＞ 12 分。

4. 此表每日白班护士评估一次，并在相应的方格内画“√”。

表 19-4　导尿管评估表

<table>
<tr><td colspan="18">科室：　　床号：　　姓名：　　性别：　　年龄：　　住院号：</td></tr>
<tr><td colspan="18">置管时间：　　年　　月　　日</td></tr>
<tr><td colspan="8">导管评估</td><td colspan="4">尿道口</td><td colspan="2">尿液</td><td colspan="2" rowspan="3">膀胱冲洗/会阴擦洗</td></tr>
<tr><td rowspan="3">尿管留置时限(d)</td><td rowspan="3">插管天数</td><td colspan="2">尿管更换</td><td colspan="2">通畅</td><td colspan="2">更换尿袋</td><td rowspan="3">清洁</td><td rowspan="3">出血</td><td colspan="2">分泌物</td><td rowspan="3">淡黄</td><td rowspan="3">血性</td></tr>
<tr><td rowspan="2">是</td><td rowspan="2">否</td><td rowspan="2">是</td><td rowspan="2">否</td><td rowspan="2">是</td><td rowspan="2">否</td><td rowspan="2">无</td><td rowspan="2">脓性</td></tr>
<tr><td>有</td><td>无</td></tr>
<tr><td></td><td></td><td></td><td></td><td></td><td></td><td></td><td></td><td></td><td></td><td></td><td></td><td></td><td></td><td></td><td></td></tr>
<tr><td></td><td></td><td></td><td></td><td></td><td></td><td></td><td></td><td></td><td></td><td></td><td></td><td></td><td></td><td></td><td></td></tr>
</table>

表 19-5　中心静脉置管评估表

<table>
<tr><td colspan="15">科室：　　床号：　　姓名：　　性别：　　年龄：　　住院号：</td></tr>
<tr><td colspan="15">□中心静脉置管：(□股静脉置管 □锁骨下静脉置管 □颈内静脉置管)</td></tr>
<tr><td colspan="15">置管时间：　　年　　月　　日</td></tr>
<tr><td colspan="7">导管评估</td><td colspan="4">穿刺点评估</td><td colspan="4">导管维护</td></tr>
<tr><td rowspan="3">置管天数</td><td rowspan="3">外露长度(cm)</td><td colspan="2">有效固定</td><td colspan="2" rowspan="2">通畅</td><td rowspan="3">臂围（cm）(穿刺点上10cm)</td><td colspan="2" rowspan="2">渗血渗液</td><td colspan="2" rowspan="2">分泌物</td><td colspan="2" rowspan="2">贴膜更换</td><td colspan="2" rowspan="2">输液连接管/连接头更换</td></tr>
<tr><td rowspan="2">缝线</td><td rowspan="2">固定翼</td></tr>
<tr><td>是</td><td>否</td><td>有</td><td>无</td><td>有</td><td>无</td><td>是</td><td>否</td><td>是</td><td>否</td></tr>
<tr><td></td><td></td><td></td><td></td><td></td><td></td><td></td><td></td><td></td><td></td><td></td><td></td><td></td><td></td><td></td></tr>
<tr><td></td><td></td><td></td><td></td><td></td><td></td><td></td><td></td><td></td><td></td><td></td><td></td><td></td><td></td><td></td></tr>
<tr><td></td><td></td><td></td><td></td><td></td><td></td><td></td><td></td><td></td><td></td><td></td><td></td><td></td><td></td><td></td></tr>
</table>

表 19-6　气管切开评估表

<table>
<tr><td colspan="18">科室：　　床号：　　姓名：　　性别：　　年龄：</td></tr>
<tr><td colspan="18">气管切开时间：　　年　　月　　日</td></tr>
<tr><td colspan="9">导管评估</td><td colspan="5">气切伤口评估</td><td colspan="4">气道评估</td></tr>
<tr><td rowspan="3">气管切开天数</td><td colspan="2" rowspan="2">更换气切套管</td><td colspan="2" rowspan="2">通畅</td><td colspan="2" rowspan="2">气囊压力正常</td><td colspan="2">固定带</td><td colspan="3">切口处</td><td colspan="2" rowspan="2">更换气管垫</td><td colspan="4">痰液</td></tr>
<tr><td rowspan="2">松动</td><td rowspan="2">牢固</td><td rowspan="2">未见异常</td><td rowspan="2">出血</td><td rowspan="2">脓性分泌物</td><td rowspan="2">黏稠</td><td rowspan="2">稀薄</td><td rowspan="2">黄色</td><td rowspan="2">白色</td></tr>
<tr><td>是</td><td>否</td><td>是</td><td>否</td><td>是</td><td>否</td><td>有</td><td>无</td></tr>
<tr><td></td><td></td><td></td><td></td><td></td><td></td><td></td><td></td><td></td><td></td><td></td><td></td><td></td><td></td><td></td><td></td><td></td><td></td></tr>
</table>

4.医嘱记录单　医嘱是医生根据患者病情的需要，为达到诊治的目的而拟定的书面嘱咐，由医护人员共同执行。相关内容：①医嘱记录单，包括长期医嘱单和临时医嘱单，存于病历中，作为整个诊疗过程的记录之一和结算依据，也是护士执行医嘱的依据。②医嘱执行单，包括服药单、注射单、输液单、治疗单、饮食单、护理单等，护士每执行一项，就在医嘱执行单上打勾签全名签时间，以便于治疗和护理的实施。

（二）记录的意义

1.提供信息　重症护理文书是患者病情变化、诊疗护理、抢救、治疗、病情转归全过程的客观记录，是医护人员进行正确诊疗、护理的依据。重症护理文书记录内容，如体温、脉搏、呼吸、血压、出入量、病情观察等，它是医生了解患者的病情进展，进行明确诊断并制订和调整治疗方案的重要参考依据，是医疗文书的重要组成部分，也是护士对患者进行病情了解和交接班的重要依据。

2.提供教学科研资料　标准、完整的重症护理文书体现出理论在实践中的具体应用，是最好的教学资料。一些特殊病例还可以作为进行个案教学分析与讨论的良好素材。完整的护理记录也是科研的重要资料，尤其是对回顾性研究具有重要的参考价值。同时它也为流行病学研究、传染病管理、防病调查等提供了统计学方面的资料，是卫生管理机构制订和调整政策的重要依据。

3.体现护理质量　重症护理文书是护理服务质量的核心要素之一，可在一定程度上反映护理管理质量和整体学术及技术水平。它既是医院护理管理的重要信息资料，又是体现对重症患者护理工作质量的重要参考内容。

4.护患纠纷判定法律责任的重要佐证　重症护理文书是具有法律效应的文件，是为法律所认可的证据。其内容反映了重症患者住院期间接受救治与护理的具体情形，在法律上可作为医疗纠纷、人身伤害的证明。凡涉及诉讼案件，调查处理时都要将护理记录作为依据加以判断，以明确医院及医护人员有无法律责任。因此，只有认真对待各项记录的书写，对患者住院期间的病情治疗和护理做好及时、完整、准确的记录，才能为法律提供有效的依据并保护护理人员的合法权益。

（三）记录的原则

重症护理文书的记录原则是及时、准确、完整、简要、清晰。

1. *及时*　重症护理文书记录必须及时，不得拖延和提早，更不能漏记、错记。如因抢救未能及时记录的，当班护士应在抢救结束后 6h 内据实补记。

2. *准确*　重症护理文书记录的内容必须在时间、内容及可靠程度上真实无误，尤其对患者的主诉行为应进行详细、真实、客观的描述，不应是护理人员的主观解释和有偏见的资料，而应是临床患者病情进展的科学记录，记录者必须是执行者，记录的时间应为实际给药、治疗和护理的时间，而不是事先安排好的时间。有书写错误时，应用红笔在错误字词处画双横线，然后用蓝黑笔在其上方写上正确的内容，并随后用红笔写上修改时的日期、时间和修改者全名，一处错误不能超过 3 个字，且一张完整的重症护理记录单修改不能超过 3 处，任何修改均应保证原字词清晰可辨。

3. *完整*　眉栏、页码必须填写完整。各项记录应按要求逐项填写，避免遗漏。记录应连续，不留空白。每一个时间点记录书写后签全名，以示负责。

4. *简要*　重症护理文书记录内容应突出重点，简洁、流畅。应使用医学术语和公认的缩写和英文字母表述，避免笼统、含糊不清或过多修辞，以便快速获取所需信息。此外，重症护理文书记录单可以采用表格式，以节约书写时间，使护理人员有更多时间和精力为患者提供直接护理服务。

5. *清晰*　按要求分别使用蓝黑和红色签字笔书写。字迹清楚，字体端正，不得涂改、剪贴和滥用简化字。

二、重症护理文书的管理

重症护理文书是病案的重要组成部分，也是医疗诉讼中举证倒置的重要证据之一，更是医院重要的信息资源。目前以各类护理记录汇总形成的护理文书除具有法律层面的举证价值外，其科研学术价值也正更多地得以显现。将重症护理文书规范管理、分层管理，实现信息化管理与检索查询、多种形式开发和利用其价值，提升护理专业学术地位，是未来护理管理者重点关注的方向，因此要重视重症护理文书的内在价值和对重症护理文书的管理。

（一）规范重症护理文书层级

1. 规范归档层级　归档文书是指患者出院或死亡后根据要求必须分类归档管理的护理文书。根据国家卫生部、军队及地区相关文件，并不是所有护理文书均归入病案，而是将与患者在院诊疗过程中具有特定印证特性的部分文书列入病案归档，以供医患双方共同参考的依据。但在实际工作中，为保存和利用护理资料，除病案归档的护理文书部分外，还有部分具有科研和学术价值的护理文书，需加以妥善保管和收集整理。因此，可分三个层级对归档文书进行规范管理。

（1）病案归档：是指具有法律效力的病案归档。主要包括医嘱记录单、体温单、重症护理记录单等。

（2）院级保管：对行业内部各级要求酌情进行院级保管，不归入病案，可采取在病案室建立专区或以电子形式保存在医院信息系统中，随时备查。主要包括重症患者护理计划单、各类评估单等。

（3）科级保管：将具有医院或科室自身特点的文书纳入科级保管，由科室保存。例如，医嘱执行单一般保存 7d，打印出的纸质医嘱保存 3 年。

2. 规范运用表单

（1）班班交接。

（2）必须保持重症护理文书清洁、整齐、完整，防止污染、破损、拆散、丢失。

（3）护士长有定期审阅、修改下级护理人员书写的重症护理文书的责任。

（二）把握规范原则

1. 依法管理原则

（1）患者及家属不得随意翻阅重症护理文书，不得擅自将重症护理文书带出病区。

(2) 重症护理文书应妥善保存。重症护理文书作为病历的一部分随病历放置，患者出院或死亡后送病案室长期保存，是可复印的文书之一。当发生医疗争议时，病历是医疗事故技术鉴定中记录医疗护理过程的重要文书，是处理医疗争议的法律依据。

2. *分级质量控制原则*　根据不同的归档层级其质量控制等级应不同，体现质量持续改进和有效管理。对于病案归档的文书，应重点做好环节质量与终末质量控制，确保归档后无重症护理文书的原则性问题。

3. *规范一致原则*　重症护理文书是具有法律效力的文件，必须严格遵照科学性、真实性、及时性、完整性及与医疗文件同步的原则。重症护理文书与医疗密切相关，应在符合法律规范，并与医疗不相悖的前提下保证医疗文件的一致性。

第二节　危重患者重症护理记录单

一、重症护理记录单记录内容和特点

（一）重症护理记录单内容

1. *眉栏*　床号、姓名、性别、年龄、体重、日期、住院号、页码、病区、科室。

2. *生命体征*　包括体温、脉搏、血压、呼吸、血氧饱和度、腹压、中心静脉压、血糖等（表 19-7）。

(1) 体温：在重症护理记录单表格栏内用蓝黑笔画“×”，相邻体温用蓝黑笔相连，测体温频次一般是 1 次 /4 小时。①当体温超过 38.5℃时，隔 30min 后需要复测体温并记录。②当体温低于 35℃时，为体温不升，应在 35℃线以下相应时间纵格内用蓝黑笔写“不升”二字，不再与相邻体温相连。③若患者因拒测、外出检查等未能测量体温时，则在体温 40 ～ 42℃横线之间用蓝黑笔在相应时间纵格内写拒测或检查等，并且前后两次体温断开不相连。

表 19-7 危重患者重症护理记录单

内容 \ 时间				08	09	10	11	12	13
SpO_2（%）	T（℃）	HR（次 / 分）	BP（mmHg）						
98		180	180						
97		170	170						
96	40	160	160						
95		150	150						
94	39	140	140						
93		130	130						
92	38	120	120						
91		110	110						
90	37	100	100						
89		90	90						
88	36	80	80						
87		70	70						
86	35	60	60						
CVP（cmH_2O）/PAWP（mmHg）									
呼吸机条件	呼吸机模式								
	VT（ml）								
	FiO_2（%）								
	F（次 / 分）								
	PS（cmH_2O）								
	PEEP（cmH_2O）								
注射用药									
泵入药									
摄入量（ml）	鼻饲								
	口服								

（2）脉搏：在重症护理记录单表格栏内用红点表示，相邻脉搏之间用红线相连。

（3）血压：包括收缩压和舒张压，在重症护理记录单表格栏内用蓝黑笔在相应时间纵格内用竖向的大于、小于符号表示。当收缩压高于 200mmHg 或舒张压低于 50mmHg 时，不能画在表格栏内，只能在重症护理记录单的记录栏内表示，当测量的是下肢血压时，要加以注明。

（4）呼吸：是指在重症护理记录单表格栏内在相应的时间点内用蓝黑笔写上呼吸次数。

3. 出入量

（1）入量：包括静脉输液量、输血量、饮食水、服药等。

（2）出量：包括尿、大便、汗液、胃液、呕吐物、咯血咳痰、各种引流液、出血量、超滤量、创面渗液及其他。

（3）各班次均各自计算当班的出入量，早晨 7：00 还要计算全天的出入量并计算出平衡量。正常人体每日液体的摄入量和排出量之间保持着动态的平衡。当摄入水分减少或是由于疾病导致水分排出过多，都可以引起机体不同程度的脱水，应及时经口或静脉补液以纠正脱水；相反，如果水分过多聚集在体内，则会出现水肿，应限制水分摄入。为此，护理人员有必要正确测量和记录患者每日液体的摄入量和排出量，以作为了解病情、做出诊断、决定治疗方案的重要依据。常用于休克、大面积烧伤、大手术后或心脏病、肾脏疾病、肝硬化腹水等患者。

4. 意识、瞳孔

（1）意识：可分为神志清楚、意识模糊、嗜睡、昏迷（评分细则见表 19-8）、谵妄等。在重症监护室的危重患者需要用药物镇静，此时患者处于一种镇静状态（评分细则见表 19-9）。

（2）瞳孔：①瞳孔的直径正常范围为 2 ～ 4mm。②双侧瞳孔是否等大等圆，是否有眼疾。③瞳孔的对光反射是灵敏、迟钝还是消失。

5. 通气方式

（1）有创呼吸机辅助呼吸。

表 19-8　格拉斯哥昏迷量表（GCS）

E（睁眼反应）	V（语言反应）	M（运动反应）
4 分 自主睁眼	5 分 回答切题	6 分 遵嘱运动
3 分 呼唤睁眼	4 分 回答错误	5 分 疼痛定位
2 分 疼痛刺激时睁眼	3 分 言语混乱	4 分 疼痛躲避
1 分 对疼痛刺激无反应	2 分 仅能发声	3 分 刺激时屈曲
	1 分 无反应	2 分 刺激时过伸
		1 分 无反应

注：刺激由轻到重，疼痛刺激不应针对下肢，指令应简单明了，记录最佳状态，记录方法：①睁眼反应（E，eye opening）；②语言运动（V，verbal response）；③肢体运动（M，motor response）；④记录方法：如 GCS 评分 8 分（E1V2M5）。

表 19-9　镇静评分表（sedation-agitation scale, SAS, 适用于清醒患者在镇静状态）

分值	状态	临床症状
1	不能唤醒	对伤害性刺激无反应或有轻微反应，无法交流或对指令应答
2	非常镇静	对身体的刺激能唤醒，但无法交流或指令回答，能自发移动
3	镇静	能被呼喊或轻微唤醒，但随后又入睡，能对简单指令应答
4	安静合作	安静、易醒，能对指令应答
5	激惹	紧张、中度激惹、试图坐起，口头提醒能使其平静
6	非常激惹	尽管经常口头提醒仍不能平静，咬气管导管，需要约束患者肢体
7	危险激惹	患者试图拔出气管导管或输液管，攀越床栏，攻击医护人员，不停翻滚对伤害性刺激无反应

（2）有创或无创高流量呼吸机辅助呼吸。

（3）无创面罩呼吸机辅助呼吸。

（4）吸氧。

6. 各种管道

（1）一类导管：经口 / 鼻气管插管、气管切开。

(2) 二类导管:锁骨下静脉、颈内静脉、股静脉置管,胸腹腔引流管、各种外科术后引流管。

(3) 三类导管：胃管、空肠喂养管、尿管或膀胱造瘘管。

7. *皮肤情况*　评估患者有无压疮，若有压疮判断属于几期，并记录皮肤护理情况。

8. *病情动态、护理措施、药物疗效及反应*　及时客观完整地记录每一个时间点监测到的生命体征、病情变化、临床表现和检查情况，采取的治疗和护理措施及疗效，专科护理、生活护理、饮食等。

9. *临床化验危急值*　重症护理记录单要记录钾离子浓度、D- 二聚体、血小板、白细胞、血红蛋白、谷草转氨酶、谷丙转氨酶、总胆红素、肌酐、全血肌钙蛋白等化验结果的回报值。

（二）重症护理记录单的特点

1. 重症护理记录单具有客观、真实、时效、准确、完整、专科特色、一致性的特点。

2. 与一般护理记录单相比，有以下特点。

(1) 重症护理记录单有反映患者全身重要器官功能状态的完整记录，如各项指标监测结果记录和治疗用药情况的记录。

(2) 重症护理记录单有连续、动态反映病情的记录。重症监护室的患者病情变化快，记录间隔的时间以 30min 至 1h 为宜。当然，还应根据具体的病情来决定观察和记录的重点内容和时间间隔，对于重点监测内容的监测其间隔时间应短一些。

(3) 重症监护护理记录单一部分以表格的形式出现，可以节约护理人员书写护理记录的时间，并可以做到一目了然。

二、重症护理记录单记录要求

（一）适用范围

1. 病危病重患者。

2. 大手术后患者。

3. 入住监护室的患者。

4. 特级护理患者。

（二）记录要求

1. 班班书写，可用蓝黑和红色签字笔书写。每班对患者的病情动态、治疗和护理措施做一简明扼要的总结，并签全名。

2. 数字一律采用阿拉伯数字。

3. 日期用公历年，时间用北京时间，时间记录采用 24h 制，文书使用的计量单位一律采用中华人民共和国法定计量单位。

4. 重症护理文书书写应当字迹工整、易辨认、无错别字，表述准确、语句通顺、标点正确，不得采用刮、涂、粘的方式掩盖错误的书写。

5. 重症护理文书书写中应当使用中文和医学术语、通用的外文缩写，无正式译名的症状、体征、疾病名称等可以使用外文。

6. 轮转进修护士或试用期护士在带教老师指导下书写重症护理文书，签全名，然后在前面画斜线，并由带教老师检查无误后在斜线前面签全名。

7. 为了保持医疗护理记录的一致性，负责护士与主管患者的医师应多沟通交流。

8. 实时客观记录。在表格对应点记录每小时生命体征（如脉搏、血压、呼吸）、血氧饱和度、尿量，根据医嘱频次记录相应点监测到的体温、中心静脉压、腹压等。

9. 特殊重要的时间段，记录时间应具体到分，观察到什么、做什么处理就记录什么。

10. 病情记录要有连续性，应连续、动态地反映病情状态、护理措施和结果。

（三）内容要求

1. 各项医嘱执行的情况、用药的效果及反应，护理措施执行的情况及效果。护理措施不是指准备采取的措施，而是将已经执行的事实记录下来。护理效果包括达到和没有达到预期效果，甚至出现不良反应。记录的原则是只要有护理措施就必须有效果评价。

2. 患者有异常症状但医生未给处理意见，则记录遵医嘱继续观察，观察同样是医嘱，需要嘱观察的医生在护士签名后面画斜线签全名。

3. 药物过敏试验在皮试 15 ～ 20min 记录皮试结果，标注阴性还是阳性。

4. 各种引流液、大小便、胃液、呕吐物，需描述其颜色、性状、量，各种管道的护理情况和引流效果，是否在位且固定通畅。

5. 抢救记录的书写：对发生的情况，所采取的抢救措施要记录具体时间，抢救结束后，务必准确记录停止抢救的时间。抢救过程中，如不能及时完成记录，应在抢救结束后 6h 内及时补全记录。

6. 重症护理记录单中必须记录的事项如下。

(1) 用护理方法后仍不能解除的症状。

(2) 疾病初期症状、体征和并发症的先兆。

(3) 器官功能出现障碍的症状和体征。

(4) 经治疗和护理后改善或恶化的症状和体征。

(5) 意外事件的发生经过和结果。

(6) 情绪特别不稳定、重度焦虑不安、过度沮丧的心理状态。

(7) 患者经解释和劝告后仍拒绝接受治疗或护理时应记录原因。

参考文献

北京儿童医院，2016. 儿科临床操作手册 [M]. 2 版 . 北京 ：人民卫生出版社 .

蔡娟，文慧懿，胡颖，等，2017. 微量泵与输液泵输注硝酸甘油治疗高血压急症的疗效比较及护理 [J]. 岭南急诊医学杂志，22(3):281-283.

蔡琴，张天华，2016. ICU 低年资护士预见性思维能力的培养 [J]. 护理管理杂志，16(1):53-54.

蔡余，2018. 输液泵注射硝普钠在治疗 195 例高血压脑出血术后患者中的护理体会 [J]. 中国继续医学教育，10(5):161-162.

常昕，李欣，郭震，等，2016. 体外膜肺氧合 61 例并发症回顾性分析 [J]. 中华外科杂志，54(5):384-388.

陈泓伯，刘俊，陈利钦，等，2014. 每日唤醒在 ICU 机械通气镇静患者中应用效果的 Meta 分析 [J]. 中华护理杂志，49(09):1029-1034.

陈巧琼，郭敏，张洪菊，2018. 护理专案改善在降低血液透析导管相关性血流感染中的应用 [J]. 实用临床护理学杂志，3(17):13-18.

陈晓翠，曾登芬，何海燕，等，2014. ICU 危重症患者的护理风险及其管理对策 [J]. 护理管理杂志，14(4):254-255.

成涛，2015. 肝胆外科术后腹腔引流管细菌培养的临床分析 [D]. 长春 ：吉林大学 .

邓晓贤，夏兰芬，2016. 预见性护理在手术室患者麻醉中的应用效果 [J]. 医学信息，29(27):226-227.

丁倩，张允，2016. ECMO 在救治重症肺炎患者中的护理 [J]. 医药前沿，6(36):79-80.

杜爱华，2016. 预见性护理联合循证护理对手术室护理质量及患者满意度的影响 [J]. 中华现代护理杂志，22(6):845-847.

高原，李自如，袁军，2018. 神经重症监护患者深静脉导管相关性血流感染的研究进展 [J]. 中国医药，13(2):300-303.

郭爱香，杨会香，2014. 持续质量改进对 ICU 多药耐药菌感染的控制效果 [J]. 中华医院感染学杂志，24(8):1907-1909.

郭京，王欣然，韩斌如，等，2013. 血管活性药输注异常的护理风险防范 [J]. 中国护理管理，13(3):4-6.

郝巍巍，江智霞，2017. ICU 成人患者身体约束的研究进展 [J]. 中国护理管理，17(3):414-418.

胡延秋，程云，2016. 成人经鼻胃管喂养临床实践指南的构建 [J]. 中华护理杂志，51(2):133-140.

黄海燕，王小芳，罗健，等，2016. ICU 机械通气患者早期四级康复训练效果 [J]. 护理学杂志，31(15):1-5.

黄璜，2017. 个性化口腔护理在预防人工气道患者肺部感染中的应用价值 [J]. 当代护士（上旬刊），(10):150-152.

黄勋，邓子德，倪语星，等，2015. 多重耐药菌医院感染预防与控制中国专家共识 [J]. 中国感染控制，14(1):1-9.

贾学会，胡必杰，2015. 多重耐药菌感染干预效果多中心研究 [J]. 中国感染控制杂志，14(8):524-529.

鞠万霞，2018. 深静脉置管的临床应用及其护理研究 [J]. 医学信息，31(4):50-52.

李家华，杨华莎，王建磊，等，2017. 预见性护理在 ICU 重症患者感染控制中的应用研究 [J]. 世界最新医学信息文摘，10(16):240.

李丽蓉，陈甲信，傅桂芬，2017. PICC 相关感染危险因素的 Meta 分析 [J]. 中华医院感染学杂志，27(1):1254-1257.

李桥，2013. 引流管冲洗术与腹部手术后引流患者并发症关系研究 [D]. 吉林：吉林大学，4-5.

李淑迦，巩玉秀，2015. 护理学分册 [M]. 北京：人民军医出版社.

李雄菊，2017. 品管圈在降低神经内科鼻胃管非计划拔管中的应用 [D]. 昆明医科大学.

林珊，陈雅娥，江萍，2014. 泌尿外科留置尿管患者预防尿路感染的护理研究 [J]. 临床医学工程，21(8):1033-1034.

刘大为，2017. 实用重症医学 [M]. 2 版. 北京：人民卫生出版社.

刘大为，2017. 重症医学 [M]. 北京：人民卫生出版社.

刘丽琼，张平，朱琼，2014. 输液泵临床应用风险及管理对策 [J]. 医疗卫生装备，35(6):96-98.

刘励璇，2013. 预见性管理思维在 ICU 护理质量管理中的应用 [J]. 中国医药指南，11(10):384-386.

刘萍，李倩，杨海燕，2015. 集束化护理在 EICU 患者微泵输注血管活性药物的应用 [J]. 医药前沿，5(35):313.

刘晓华，刘振临，周传坤，等，2017. 输液泵使用风险因素调查分析及管理对策研究 [J]. 医疗卫生装备，38(12):138-141.

刘晓霞，彭南海，2013. 经鼻肠管行肠内营养的安全护理 [J]. 肠外与肠内营养，20(3):190-192.

龙村，2014. 体外膜肺氧合循环支持专家共识 [J]. 中国体外循环杂志，12(2):65-67.

卢艳霞，尹洪花，刘新平，等，2016. ICU 患者导管相关性感染危险因素 logistic 回

归分析与预防措施 [J]. 中华医院感染学杂志 , 26(5):1047-1049.
陆雅芬 , 2014. 意识障碍患者常见护理安全隐患与干预措施 [J]. 大家健康 (学术版), 8(14):289-290.
陆铸今 , 陆国平 , 闫钢风 , 等 , 2015. 体外膜肺发展历史及原理 [J]. 中国小儿急救医学 , (5):355-357.
潘春芳 , 陈凤琴 , 2018. 血管活性药在危重患者中的应用与护理 [J]. 实用临床医学杂志 (护理版), 4(2)36-40.
潘翠青 , 蔡维 , 2015. 敏流管留置不同时间对泌尿外科手术患者术后感染影响分析 [J]. 中华医院感染学杂志 , 25(16):3768-3770.
潘炜 , 2015. 风险管理在呼吸内科护理管理中的应用 [J]. 解放军护理杂志 , (8):66-67.
荣丽娟 , 钟振锋 , 2014. 持续质量改进在多重耐药菌感染控制中的应用 [J]. 护理学报 , 21(7):19-22.
邵晓芳 , 2015. 护理风险管理在 ICU 病区应用的效果分析 [J]. 医院管理论坛 , 32(1):22-23.
宋季萍 , 2018. 深静脉置管感染相关因素的分析及护理对策 [J]. 中外女性健康研究 . 4:159.
苏靖 , 2011. ICU 患者输液泵输液预见性干预的护理探讨 [J]. 医学信息 , 24(12):382.
孙建华 , 刘大为 , 王小亭 , 等 , 2016. 氯己定擦浴对预防 ICU 患者中心静脉导管相关性血流感染的 Meta 分析 [J]. 中华护理杂志 , 51(2):148-154.
汤栋生 , 许新建 , 林海东 , 等 , 2018. 医用输液泵的质量控制检测分析与维护保养 [J]. 中国医学装备 , 15(5):154-156.
陶娟 , 周蓉 , 2013. 使用冰力降温贴降温后复测体温的时间探讨 [J]. 中国伤残医学 , 21(1): 135-136.
佟青 , 张一兵 , 2013. 医院感染多系统网络信息化交互性管理的实践与实效 [J]. 中华医院感染学杂志 , 23(23):5759-5761.
王婵 , 张薇 , 2016. 深静脉置管患者并发症的护理现状 [J]. 当代护士 , 3:9-10.
王刚 , 孙志军 , 杨波 , 2014. PICCO 监测血流动力学的临床意义 [J]. 心血管康复医学杂志 . 23(5):581.
王刚 , 王蕊 , 高祀龙 , 2018. 重症急性呼吸窘迫综合征患者应用体外膜肺氧合治疗的护理 [J]. 护理实践与研究 , (9):27-30.
王美兰 , 钱相云 , 2014. 风险管理在重症监护室血管活性药使用中的效果分析 [J], 全科护理 , 14(35):3741-3743.
王为民 , 战明侨 , 2013. 重症监护技术 [M]. 济南 : 山东大学出版社 :48-51.
王小玲 , 蒋雪妹 , 2014. 鼻肠管的运用及护理研究进展 [J]. 中华护理杂志 ,

49(12):1506-1509.

王小玲，蒋雪妹，2017. 1 例鼻空肠营养管异物堵管的护理 [J]. 全科护理，15(17):2172-2174.

魏秀娟，邵艳玲，2018. 肝素抗凝在 ECMO 支持患者中的监测与护理进展 [J]. 当代护士 (下旬刊), (5):31-33.

文艳秋，2010. 实用血液净化护理培训教程 [M]. 北京：人民卫生出版社 .

翁红辉，周云康，2014. 浅谈心电监护仪血压袖带漏气的维修方法 [J]. 世界最新医学信息文摘，(15):216-216.

吴聪，2017. 老年患者深静脉置管后静脉炎的预防性护理方法及效果 [J]. 大家健康，11(22):23-24.

吁英，张成娟，王爱红，等，2014. ICU 人工气道非计划性拔管风险评估及措施落实的探讨 [J]. 广州医药，(5):47-49.

徐磊，鹿兴，2017. 体外膜肺氧合在 ICU 中的应用与管理 [J]. 中国医师进修杂志，(1):13-16.

徐兴红，王钰，2013. 化疗性静脉炎的预见性防范策略 [J]. 罕少疾病杂志，20(6):30-32.

许云妥，陈凌群，2018. 失效模式、效应与危害性分析在预防非计划性拔管中的应用 [J]. 护理实践与研究，(2):130-131.

严莉，李原莉，余明超，等，2012. 不同水温行物理降温的效果比较 [J]. 护理学杂志，27(6):16-17.

杨宝峰，2013. 药理学 [M]. 8 版 . 北京：人民卫生出版社 :77-86.

杨雅婷，胡静，2014. 多重耐药菌患者隔离措施的防护效果 [J]. 中国消毒学杂志，31(6):656-657.

杨艳青，谭春兴，吴木富，等，2015. 风险管理在急诊科护理中的应用效果观察 [J]. 中国当代医学，22(8):177-179.

尤黎明，吴瑛，2017. 内科护理学 [M]. 6 版 . 北京：人民卫生出版社 .

尤荣开，缪心军，陈玉熹，2013. 急救常用仪器使用与维护 [M]. 北京：人民军医出版社 .

于淑玲，王振清，马铁玉，等，2011. 温热乙醇擦浴降温效果评价 [J]. 中国中医药现代远程教育，9(8):97.

岳萌，姚培宇，崔楚云，等，2016. 机械通气患者早期活动效果的系统评价 [J]. 中华护理杂志，51(05):551-557.

曾惠莉，徐春婷，陈艳华，等，2016. 预见性护理干预对中心静脉导管相关性感染发生率和患者满意度的影响 [J]. 中国临床护理，8(2):109-110.

张红梅，缴艳，付雅峰，2018. 重症医学科患者使用约束带存在的问题及护理对策

[J]. 世界最新医学信息文摘，18(14):223-226.

张晖，曹钰婷，杨晓霞，2017. 重症监护患者保护性使用约束带的风险评估及对策[J]. 临床医药文献，4(6):1079.

张惠燕，叶衍涓，甘华秀，2015. 一例气管切开处伤口愈合不良的护理 [J]. 中国实用护理杂志，(31):2387-2389.

张平，刘丽琼，袁丹江，2014. 输液泵给药系统的风险指标研究 [J]. 中国医疗设备，29(7):82-84.

张萍，于春华，石崛，等，2016. 新编实用重症监护学 [M]. 青岛：中国海洋大学出版社.

张清艳，2018. 输液泵临床应用中常见问题及护理对策 [J]. 医疗装备，31(2):174-175.

张晓静，张会芝，周玉洁，等，2015. 住院患者非计划性拔管风险评估体系的建立[J]. 中华护理学杂志，11(50):1331-1334.

Arias CA, Murray BE, 2009. Antibiotic-resistant bugs in the 21st century-a clinical super-challenge[J]. N Engl J Med, 360(5):439-443.

Bernard DJ, Sylvie BG, Pascal F, et al, 2005. Sedation algorithm in critically ill patients without acute brain injury[J]. Crit Care Med, 33:120-127.

Clarke DE , Raffin TA, 2010. Infectious complications of indwelling long term central venous catheters[J]. Chest, 97(4):966.

Devlin JW, Tanios MA, Epstein SK, 2006. Intensive care unit sedation: Waking up clinicians to the gap between research and practice[J]. Crit Care Med, 34:556-557.

Kiekkas P, Aretha D, Panteli E, et al, 2013. Unplanned extubation in critically ill adults:clinical review[J]. Nurs Crit Care, 18(3):123-134.

Kourbeti IS, Vakis AF, Ziakas P, et al, 2015. Infection in patients undergoing craniotomy:risk factors associated with post-craniotomy meningitis[J]. J Neurosurg, 122(5):1113-1119.

Shin SJ, Han D, Song H, et al, 2014. Continuous high-pressure negative suction drain:new powerful tool for closed wound management:clinical experience [J]. J Craniofac Surg, 25(4):1427-1431.